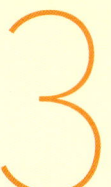

Nursing Canvas Book 3

認定看護師が教える！

看護師国家試験

状況設定問題

監修 中田 諭
聖路加国際大学大学院看護学研究科
成人・高齢者と家族の看護領域 周麻酔期看護学 助教

Gakken

〔監修者・執筆者一覧〕

〈監修〉

| 中田　諭 | 聖路加国際大学大学院看護学研究科 成人・高齢者と家族の看護領域 周麻酔期看護学 助教 |

〈執筆〉執筆順

山本　由美	公立昭和病院 救命救急センター 看護師長／集中ケア認定看護師
萩　亮介	東京医科大学八王子医療センター 特定集中治療部・ICU臨床指導係／集中ケア認定看護師
齋藤　美和	さいたま赤十字病院 ICU・救急外来 看護師長／集中ケア認定看護師
鈴木　雅子	埼玉医科大学国際医療センター 小児救急看護認定看護師
中野　英代	佐賀大学医学部附属病院 救命救急センター 救急看護認定看護師
稲城　陽子	がん研有明病院 頭頸科病棟師長／集中ケア認定看護師
芹澤　貴子	公益社団法人地域医療振興協会横須賀市立市民病院 副看護部長／透析室看護師長／透析看護認定看護師
木内　恵子	埼玉医科大学病院 内分泌・糖尿病内科外来 糖尿病看護認定看護師
加藤　滋代	藤田保健衛生大学病院 看護主任／認知症看護認定看護師
黒田　直子	がん研有明病院 副看護師長／がん化学療法看護認定看護師
太田　尚伸	札幌市病院局市立札幌病院 精神医療センター 看護師
東谷　敬介	札幌市病院局市立札幌病院 3階外来 精神看護専門看護師
中村　めぐみ	独立行政法人国立病院機構三重中央医療センター 緩和ケアチームがん性疼痛看護認定看護師
杉山　清香	北海道大学病院 腫瘍内科 がん性疼痛看護認定看護師
高津　咲恵子	防衛医科大学校病院 慢性疾患看護専門看護師
佐藤　加寿美	防衛医科大学校病院 西4階病棟 主任／脳卒中リハビリテーション看護認定看護師
若林　世恵	富山大学附属病院 看護師長／集中ケア認定看護師
武石　優子	JA秋田厚生連 平鹿総合病院 乳腺外来 乳がん看護認定看護師
松永　希	独立行政法人労働者健康福祉機構香川労災病院 褥瘡専従管理者／皮膚・排泄ケア認定看護師
山口　千恵子	東海大学医学部付属病院 循環器内科 副主任／慢性心不全看護認定看護師
鳴滝　由佳	兵庫県立こども病院 感染対策管理室 感染管理認定看護師
井上　理恵子	独立行政法人労働者健康福祉機構大阪労災病院 助産師
村上　香織	近畿大学医学部附属病院 急性・重症患者看護専門看護師／救急看護認定看護師

編集担当：Nursing Canvas編集室
本文デザイン・DTP：㈱サンビジネス
表紙イラスト：シバチャン
本文イラスト：シバチャン，渡辺富一郎

認定看護師が教える！
看護師国家試験 状況設定問題

Contents

第 1 問	慢性閉塞性肺疾患(COPD)患者の看護	[第99回・午後問題103～105]	5
第 2 問	くも膜下出血(SAH)患者の看護	[第96回・午後問題49～51]	13
第 3 問	心筋梗塞患者の看護	[第97回・午後問題58～60]	21
第 4 問	川崎病患児の看護	[第95回・午後問題67～69]	29
第 5 問	硬膜下血腫患者の看護	[第99回・午前問題103～105]	37
第 6 問	肺がん患者の看護	[第102回・午前問題91～93]	45
第 7 問	慢性腎不全患者の看護	[第94回・午後問題46～48]	53
第 8 問	糖尿病患者の看護	[第102回・午後問題94～96]	61
第 9 問	認知症をもつ高齢者の看護	[第102回・午前問題109～111]	69
第 10 問	急性骨髄性白血病患者の看護	[第96回・午後問題46～49]	77
第 11 問	統合失調症患者の看護	[第98回・午後問題118～120]	85
第 12 問	食道がん患者の看護	[第101回・午後問題94～96]	93
第 13 問	胃がん患者の看護	[第102回・午前問題94～96]	101
第 14 問	冠動脈バイパス術後の看護	[第102回・午後問題91～93]	109
第 15 問	がん患者への緩和ケア	[第101回・午前問題94～96]	117
第 16 問	摂食・嚥下障害のある患者の看護	[第97回・午後問題31～33]	125
第 17 問	ファロー四徴症患児の看護	[第98回・午後問題106～108]	133
第 18 問	乳がん患者の看護	[第100回・午前問題103～105]	141
第 19 問	ストーマ(人工肛門)造設患者の看護	[第94回・午後問題52～54]	149
第 20 問	ペースメーカー挿入患者の看護	[第96回・午後問題40～42]	157
第 21 問	嘔吐下痢症の小児の看護	[第96回・午後問題70～72]	165
第 22 問	正常産褥期の看護	[第100回・午後問題109～111]	173
第 23 問	災害時の看護	[第103回・午後問題118～120]	181

認定看護師が教える！看護師国家試験 状況設定問題

第1問

慢性閉塞性肺疾患（COPD）患者の看護

● 看護のポイントは？ ●

適切な情報収集・観察によって疾患の進行を防ぐ

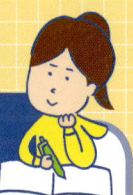

なぜ？　COPDには全身にさまざまな併存症がみられるため

慢性閉塞性肺疾患（COPD）の患者さんには、全身性炎症、栄養障害、骨格筋機能障害、心・血管疾患、骨粗鬆症、抑うつなど、全身併存症がみられます。これらの症状は患者さんの重症度やQOLに影響することから、入院時に全身性疾患と捉えて情報を得る必要があります。

なぜ？　COPDが進行すると、日常生活に支障をきたし、さらには命にもかかわるため

COPDの症状は、ありふれた症状であるため見過ごしてしまいがちで発見の遅れにつながります。COPDが進行すると少し動いただけでも息切れし、日常生活もままならなくなります。さらに進行すると呼吸不全や心不全を起こす命にかかわる病気ですので、早期発見・早期治療が重要です。

なぜ？　COPDは短時間に急性増悪を起こすことがあるため

通常、慢性化した病態は、急性期を脱した後は慢性期となりますが、COPDは慢性期のみの病態だけではなく、短時間に急性増悪を起こして、急性呼吸不全の病態を呈します。また、長期のCOPD患者さんでは肺性高血圧、肺性心を生じ、最終的には右心不全を起こします。

（執筆：山本 由美）

COPD：chronic obstructive pulmonary disease、慢性閉塞性肺疾患

問題 （第99回・午後問題103～105）

次の文を読み103～105の問いに答えよ．

88歳の男性．慢性閉塞性肺疾患〈COPD〉を長年患っている．他に慢性疾患の既往はなく日常生活動作はほぼ自立している．1週間前から息苦しさが増強し，昨日から38.0℃の発熱があって受診した．経皮的動脈血酸素飽和度〈SpO$_2$〉82％．動脈血ガス分析（room air）：PaO$_2$ 45Torr，PaCO$_2$ 50Torr．胸部エックス線撮影の結果，右肺上葉に陰影を認め肺炎と診断された．

103 このときの所見でみられる可能性が高いのはどれか．
1. 胸部の打診での過共鳴音
2. 吸気と呼気との長さの比がほぼ2：1
3. 右胸の下肺野付近の皮膚に皮下気腫
4. 胸郭の前後径と左右径との比がほぼ1：2

104 入院し，抗菌薬の点滴静脈内注射と酸素投与が開始された．今後の発生に最も注意が必要なのはどれか．
1. 腹水
2. 脱水症状
3. 高血糖症状
4. CO$_2$ナルコーシス

105 その後順調に回復したため退院が決まった．患者はエレベータのない公営住宅の4階に1人で暮らしており，近隣に家事を手伝ってくれる親戚や友人はいない．食事は不規則でインスタント食品ばかりである．
退院指導で入れるべき内容はどれか．**2つ選べ．**
1. 嚥下訓練
2. 水分制限
3. 毎日の散歩
4. 外出後の手洗い
5. 配食サービスの紹介

この問題を解いておきたい理由

設問からは，COPD患者さんの身体所見や病期・重症度の把握，治療上の注意点，呼吸のフィジカルアセスメントといった観察ポイントなど，あらゆるCOPD管理にいたる患者さんの全体像を理解でき，臨床にすぐに役立つ知識を身につけることができます．

本問をじっくりひも解くことで，COPDの急性増悪を見抜ける力をつけることができ，急性呼吸不全に対する知識にもつながります．また，慢性呼吸不全患者さんへの包括的な呼吸リハビリテーションに興味を持つこともできるため，じっくり取り組みましょう．

各設問のポイント

103 COPDの身体所見，重症度の理解
今後の治療方針や看護を決定するために必要な情報収集として，まずCOPDの身体所見，重症度（病期分類）を判断するための設問です．COPDの患者さんの身体的特徴や病期をおさえることがポイントです．

104 COPDの急性増悪時に生じる症状
肺炎によるCOPD急性増悪の見きわめと酸素療法における管理上の注意点の理解がポイントです．患者さん自身が疾患に対する理解を深め，安定期と増悪期におけるセルフケアマネジメントと意欲を持たせることがポイントです．

105 COPDの管理
患者さんごとに総合的に評価し日常生活上の注意点を指導する際には，同居者の有無や協力者の存在，生活様式，習慣などの情報をいかに得るかが重要です．

解答と解説

問題 103

選択肢 1 胸部の打診での過共鳴音 → ○

COPDは肺が過膨張となるため、叩くと高いポンポンという過共鳴音が聴かれます。よって○です。
肺炎や無気肺では濁音が聴取されます。設問では右上葉肺炎があるため、右鎖骨下周囲の打診では濁音がする可能性もあります。また、聴診では呼吸音が減弱して聴取され、喀痰が多くなると連続性・断続性副雑音が聴取されます。

選択肢 2 吸気と呼気との長さの比がほぼ2:1 → ✕

長期の経過をたどるCOPD患者さんは、呼吸困難を感じた場合、呼気：吸気＝2～5:1の口すぼめ呼吸や横隔膜呼吸（腹式での呼吸）をしています。よって✕です。
COPDでは、呼気の気道抵抗の増加、肺の弾性収縮力の低下から空気とらえこみ減少（air trapping）が生じて肺が過膨張となり、呼気が吐きにくくなります。口すぼめ呼吸は呼気を長く吐けるため、効果的です。
しかし、未治療や隠れCOPDの患者さん（p.11参照）など、呼吸方法を指導されていない患者さんは呼気が吐きにくいので、呼気：吸気が自然と2:1になってしまうと考えられます。

選択肢 3 右胸の下肺野付近の皮膚に皮下気腫 → ✕

皮下気腫は気胸の患者さんにみられます。COPD自体では皮下気腫は発生しないため、✕となります。
ただし、急性増悪では気胸を合併するリスクが高く、NPPV管理中の場合は、さらにリスクが高まります。そこで胸部の聴診と触診を行います。皮下気腫があれば気胸を疑い、ただちに医師へ報告して緊急対応を行います。

選択肢 4 胸郭の前後径と左右径との比がほぼ1:2 → ✕

COPDでは肺胞の収縮力が弱くなるため、胸郭が樽状胸郭になり、胸郭前後径はほぼ等しく増大するので✕です。
経過が短い場合は樽状胸郭とならないこともあります。

正答 1

実践！ 臨床では打診よりも聴診、視診、触診のほうがより実践されるフィジカルアセスメントの観察です。

差がつく知識

呼吸補助筋

- 臨床で呼吸を観察する場合は、「呼吸補助筋が動いているかどうか」の観察が重要です。呼吸困難が強くなると、吸気の際には呼吸補助筋の筋力を動員するからです。

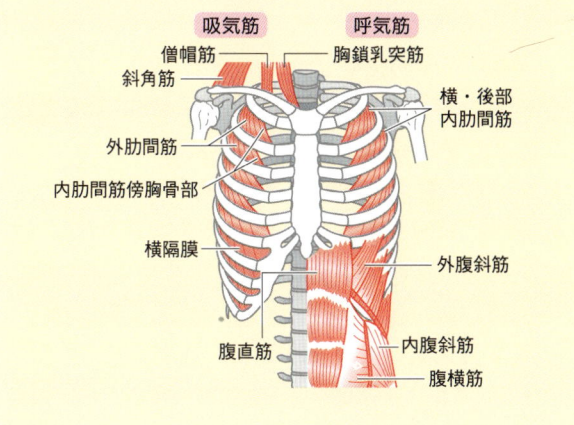

実践！ COPDでは呼気が吐き出しにくくなるため、口すぼめ呼吸が効果的です。

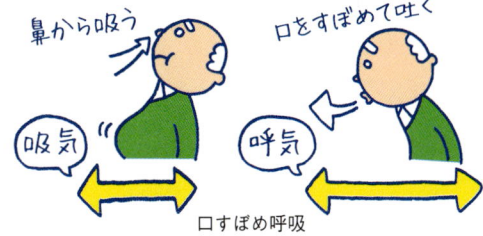

実践！ COPDの視診では、以下のような所見がみられないかを観察します。

- ★樽状胸郭（肺の過膨張により胸郭の前後径が増大）
- ★チアノーゼ
- ★奇異呼吸
- ★ばち状指（COPDでは少ないが、肺がんの合併も考えて観察）
- ★頸静脈怒張、下肢浮腫（右心不全徴候）

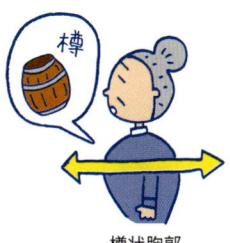

NPPV：non invasive positive pressure ventilation、非侵襲的陽圧換気

問題 104

選択肢 1 腹水 → ✕

　腹水が生じる原因は，肝機能障害における低アルブミン血症に代表されるようにさまざまありますが，設問にはそうした情報はありませんので，✕です．
　腹水がある場合には，横隔膜の動きが制限されるため，呼吸に悪影響を及ぼします．設問の患者さんが肝障害による腹水を合併していたとしたら，呼吸パターンの変化や酸素化障害の有無など，よりくわしい観察が必要になります．

選択肢 2 脱水症状 → ✕

　脱水の十分な観察は必要ですが「今後の発生に最も注意が必要」とまではいえないため，✕となります．
　ただし，肺炎による発熱，88歳の高齢者であることから，症状はなくても入院時は脱水の可能性が高いと考えます．とくに，高齢者の全身水分量は成人より10％程度少ないという特徴があり，軽度の脱水であっても危険です．
　設問の「抗菌薬の点滴」は，補液になりません．また，脱水は気道感染による痰の喀出を困難とするため，口渇，舌や皮膚の乾燥，尿量減少などがないか十分な観察は重要です．

選択肢 3 高血糖症状 → ✕

　既往歴に糖尿病がない場合は，高血糖症状の出現はないと考えますので，✕です．

選択肢 4 CO_2 ナルコーシス → ◯

　COPDは風邪などで突然の症状出現や短期的に急性に呼吸状態が悪化することがあります．その際に陥りやすい症状であるCO_2ナルコーシス（→KEYWORD）は，注意が必要です．よって◯です．
　初期症状が疑われた場合は，医師へ報告して動脈血ガス分析により急性増悪であるかを判断する必要があります．とくに長期のCOPD患者さんでは無症状のこともあるため（p.11参照），注意が必要です．

正答　4

差がつく知識
COPDのX線所見

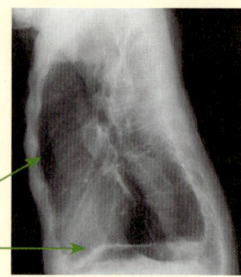

※左側面からのX線撮影

- COPDではX線写真も特徴的で，横隔膜が平坦化し肋間腔が開大するため，正常肺と比較するとよくわかります．

　　肋間腔の開大
　　横隔膜の平坦化

桂秀樹先生(東京女子医科大学八千代医療センター呼吸器内科)のご厚意により提供

差がつく知識
炎症反応の継続による血糖上昇

- 強い炎症反応状態が続く場合，一時的にストレスホルモン（内因性アドレナリンなど）の影響により血糖値が上昇することがあります．
- 侵襲時（たとえば手術後など）は，糖尿病がなくても血糖値を測定すると普段より高値を示しますので覚えておくとよいでしょう．

実践！ 急性増悪は，急性呼吸不全に陥り生命予後を悪化させます．十分な薬物治療や酸素療法を行っても改善しない場合は，マスクを用いた換気補助療法（NPPV）が第一選択となります．

KEYWORD　CO_2 ナルコーシス

　酸素投与中に不用意に供給酸素濃度を上げると，高濃度の酸素を肺機能が処理しきれずにCO_2ナルコーシスを引き起こす場合があるため，注意が必要です．
　初期症状として呼吸促迫や頻脈，発汗，頭痛，血圧上昇，不随意運動が現れ，その後，意識障害や自発呼吸の減弱，高度の呼吸性アシドーシスなどが現れます．
　酸素流量はPaO_2 60Torr以上，あるいはSpO_2 90%以上になるように設定し，微量流量計を選択して慎重に行います．
　PaO_2が高すぎるとCO_2ナルコーシスのリスクが高まりますが，CO_2ナルコーシスをおそれて低酸素状態を放置していけません．

1 慢性閉塞性肺疾患（COPD）患者の看護

問題 105

選択肢 1 嚥下訓練 → ✗

嚥下障害の情報は設問にないので×です．

ただし，高齢者の特徴として嚥下に関する筋力の低下があります．誤嚥（とくに不顕性誤嚥）があると，肺炎につながりCOPDの急性増悪を起こします．そのため，高齢者では入院時に嚥下障害や機能低下の有無を観察し，嚥下障害がある場合は，退院前に訓練指導が必要です．

選択肢 2 水分制限 → ✗

水分制限は，COPDの患者さんでは必要ないので×です．

高齢者は体内の水分量が少ないため1年を通じて水分摂取は欠かせません．また，設問では肺炎による発熱から，不感蒸泄量が増えていることが予測されます．このような状態で水分制限をすると容易に脱水状態に陥ります．

選択肢 3 毎日の散歩 → ✗

設問の選択肢のなかでは優先順位は低いため，×です．

過度の運動は身体への負担が大きいため，呼吸困難増強や症状の悪化につながります．

選択肢 4 外出後の手洗い → ○

急性増悪の原因は，気道感染が最も多いため，手洗いやうがいによる感染予防は必要であり，○です．

水を使って洗うことが困難な場合には，速乾性アルコールによる手指衛生の指導も効果的です．さらに，インフルエンザワクチンの接種は，COPD増悪頻度を有意に減少させるため，接種をすすめます．

選択肢 5 配食サービスの紹介 → ○

食事が不規則でインスタント食品ばかりでは，栄養素の偏りやエネルギー不足になりがちです．定期的に配食されるサービスの紹介は適切なので○です．

ただし，配食サービスに頼り外出や運動量が減ってしまうことは望ましくないため，注意が必要です．また，家事の負担を減らせる介護保険の利用もすすめます．

正答 4，5

実践！ 嚥下障害があるCOPD患者さんでは，嚥下機能が回復しない場合は予後不良の要因になるため，胃管や胃瘻増設による栄養管理を検討しなければなりません

差がつく知識
冠動脈疾患や心不全では水分制限を考慮する
- 慢性心不全の患者さんでは，1日の水分量制限や塩分制限を指導します．
- 長期のCOPD患者さんは，冠動脈疾患や心不全を併発していることがあるので，確認したうえで指導の必要性を判断します．

実践！ COPD患者さんでは呼吸困難のための不活動に伴う廃用により，身体機能の失調，社会的孤立，抑うつに陥りがちです．とくに高齢者で協力者がいない場合は，外出の機会も減ってしまいます．よって，日常生活の中で無理なく簡単に継続できるストレッチなどの運動を取り入れて症状の改善を目指します．もし選択肢が「定期的な運動や散歩」であれば○となりますね．臨床では，患者さんと話し合って，毎日可能な範囲の運動を決定し指導します．

差がつく知識
口腔ケアで肺炎予防
- 口腔内細菌は，誤嚥により肺炎を起こす原因になりますので，口腔ケアも重要です．設問にもし「正しい口腔ケア指導」といった選択肢があれば，○となります．

実践！ COPD患者さんでは，安静時エネルギー消費量（REE）は予測値の1.2〜1.4倍に増加しており，体重減少や栄養障害が多く認められます．栄養管理は，食事摂取時の息切れや腹部膨満感の有無，咀嚼や嚥下状態を評価し，不足するエネルギーや栄養素の是正を行う必要があります．栄養管理の基本は高蛋白食・高エネルギー食で，食事は少量ずつ数回に分けゆっくり摂取してもらうことなど指導します．

REE：resting energy expenditure, 安静時エネルギー消費量

情報収集のポイント　データを読み解く

> ここでは，患者さんがどのような状況にあるのか，問題文のデータからくわしく読み解いていきます．

問題文

88歳①の男性．慢性閉塞性肺疾患〈COPD〉を長年患っている②．他に慢性疾患の既往はなく日常生活動作はほぼ自立している．1週前から息苦しさが増強③し，昨日から38.0℃の発熱があって受診した．経皮的動脈血酸素飽和度〈SpO_2〉82％．動脈血ガス分析（room air）：PaO_2 45Torr，$PaCO_2$ 50Torr④．胸部エックス線撮影の結果，右肺上葉に陰影を認め肺炎と診断された．

② 慢性閉塞性肺疾患〈COPD〉を長年患っている

病状がどの程度進行しているか？

COPD病態の把握には，COPD（病期）分類が用いられ，呼吸機能検査（スパイロメトリー）の結果から判定できます．病気がどの程度進行しているかを把握することにより今後の治療計画が決まります．COPDはFEV_1％（1秒率）が70％未満であることから診断されますが，重症度は％FEV1（％1秒量）と相関しています．

③ 1週前から息苦しさが増強

栄養障害，脱水症状の出現を予測！

COPDの患者さんは息苦しさに伴い消費エネルギーの増加や食欲や摂食量の低下があり，慢性呼吸不全患者さんの中でも栄養障害をきたしやすくなっています．そのため，"1週前から息苦しさが増強"という点は，さらなる栄養障害の悪化や脱水症状の出現が予測されるため見逃せない情報です．入院中は必要に応じてNST（栄養サポートチーム）の活用が行われます．

呼吸困難の程度の把握には，これまでHugh-Jones（ヒュー・ジョーンズ）の分類が知られていましたが，国際的にはBritish Medical Research Council（ブリティッシュ メディカル リサーチ カウンシル）（修正MRC）息切れスケールが指標として用いられます．歩くペースや距離などによる症状の出現を確認します．普段と現在とでは，どのくらい症状が変化しているのかなどを把握します．

● COPD（病期）分類

病期		定義
Ⅰ期	軽度の気流閉塞	％FEV_1 ≧ 80％
Ⅱ期	中等度の気流閉塞	50％ ≦ ％FEV_1 < 80％
Ⅲ期	高度の気流閉塞	30％ ≦ ％FEV_1 < 50％
Ⅳ期	きわめて高度の気流閉塞	％FEV_1 < 30％

気管支拡張薬投与後の1秒率（FEV_1/FVC）70％未満が必須条件

文献1）p.30より引用

> "％FEV_1"は％1秒量＝最初の1秒間に吐き出せる息の量，"FVC"は努力性肺活量＝思い切り息を吸ってから強く吐き出したときの息の量，"FEV_1％"は1秒率＝FEV_1をFVCで割った値です．個人差がありますが，Ⅱ期から日常生活に支障をきたすようになります．

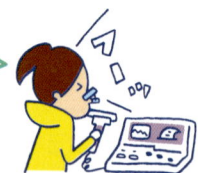

呼吸機能検査（スパイロメトリー）

● 息切れの重症度を評価するための British Medical Research Council（修正MRC）質問票

あてはまるものにチェックしてください（1つだけ）

修正MRCグレード0	激しい運動をしたときだけ息切れがある．
修正MRCグレード1	平坦な道を早足で歩いたり，穏やかな上り坂を歩いたりするときに息切れがある．
修正MRCグレード2	息切れがあるので，同年代の人よりも平坦な道を歩くのが遅い，あるいは平坦な道を自分のペースで歩いているとき，息切れのために立ち止まることがある．
修正MRCグレード3	平坦な道を約100メートルあるいは数分歩くと息切れのために立ち止まる．
修正MRCグレード4	息切れがひどく家からでられない，あるいは衣服の着替えをするときにも息切れがある．

文献2）p.11より引用一部改編

④ 経皮的動脈血酸素飽和度〈SpO₂〉82％．動脈血ガス分析(room air)：PaO₂ 45Torr，PaCO₂ 50Torr

CO₂の蓄積に注意！

　COPDは肺胞低換気をきたし，低酸素血症とPaCO₂の蓄積を伴う呼吸不全（Ⅱ型呼吸不全）となるのが特徴です．
　正常値から考えてもPaCO₂ 50Torrは高値ですが，長期のCOPD患者さんは日頃からある程度CO₂が蓄積状態のため無症状のこともあり，ただちに意識障害などの症状が出現しないことがあります．その場合はpHが正常かアシドーシスかによって，慢性的か急性的かの状態を判断します．
　酸素療法は，動脈血酸素分圧（PaO₂）60Torr未満，あるいは経皮的動脈血酸素飽和度〈SpO₂〉90％未満の場合が適応です．SpO₂は100％を目指しますが，COPD患者さんでは，酸素投与によりPaO₂が高すぎるとCO₂ナルコーシス（p.8参照）のリスクが高まります．目標は，PaO₂ 60Torr，あるいはSpO₂ 90％以上です．

① 88歳

高齢による機能低下に注意！

　高齢者は加齢に伴う身体的・精神的な変化や不可逆的な全身機能の低下，予備力低下が起こります．肺炎などの感染を受けると，抵抗力の低下から重症化しやすくなることがあります．
　さらに，入院生活では環境の変化などせん妄の要因も多くなり，COPDの症状悪化を訴えることができなくなるなど，急性増悪の発見の遅れにつながります．

臨床に出るまで覚えておいてほしいこと

> フィジカルアセスメントを駆使して，隠れCOPD患者を見つけよう！
> 触診，聴診，打診，視診による観察力が大切．

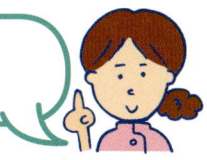

　COPDは，たばこの煙や大気汚染物質などの有害な粒子やガスを吸入することにより生じる，肺の慢性的炎症状態です．気道の炎症と肺構造の破壊のため，肺の過膨張，呼吸仕事量の増加による呼吸不全や換気不全をきたします．
　慢性の咳嗽や喀痰，労作性の息切れ，長時間の喫煙歴や職業性の粉塵曝露歴などは，COPDを疑いますが，病期分類Ⅰ程度（p.10参照）では，症状や条件があっても普通に生活している人は多くいます．別の疾患で入院し検査を進める中でCOPDが診断され，病期Ⅱ期まで進行しているケースは少なくありません．
　そのためCOPD患者さんは，呼吸器科に入院するばかりではなく，既往歴を持つ患者さんはあらゆる病棟に入院してきます．手術予定の患者さんが術前の呼吸機能検査により偶然COPDと診断されるケースもあり，COPDにより術後の呼吸器合併症の危険性が高くなります．
　COPDは，触診，聴診，打診，視診などフィジカルアセスメントを駆使した看護師の観察力が問われる疾患でもあります．たとえ入院してきた患者さんの既往にCOPDがなくても，COPDの特徴を理解したうえで観察することにより，隠れているCOPDの症状を見つけることができるかもしれません．

引用・参考文献
1) 日本呼吸器学会COPDガイドライン第3版作成委員会，社団法人日本呼吸器学会編：COPD（慢性閉塞性肺疾患）診断と治療のためのガイドライン．第4版，メディカルレビュー社，2013．
2) GOLD日本委員会監：Global initiative for Chronic Obstructive Lung Disease 日本語版――慢性閉塞性肺疾患の診断，治療，予防に関するグローバルストラテジー．2011年改訂版，2012．
3) 高橋仁美ほか編：動画でわかる呼吸リハビリテーション．第2版，中山書店，2008．

MEMO

認定看護師が教える！
看護師国家試験 状況設定問題

第2問

くも膜下出血(SAH)患者の看護

● 看護のポイントは？ ●

疾患によって生じる症状を理解し，適切なアセスメントを行う

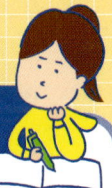

なぜ？　くも膜下出血は，突然発症し救急搬送されることが多いため

くも膜下出血(SAH)の発症原因のほとんどは，脳動脈瘤(cerebral aneurysm)の破裂によるものです．突然死の原因の1つともされており，院外で発症し，救急搬送されてくることがほとんどです．そのため，この状況によく遭遇するのは救急外来や術前・術後管理を行うICU・SCUといえます．

なぜ？　脳血管障害の症状を理解して，適切なケアを展開する必要があるため

本問を通して，脳血管障害の発症を疑われる患者さんの観察ポイントや，看護師の行うケア内容によっては患者さんの生命予後そのものが左右されるということをおさえておきましょう．

そして，ケアを展開するにあたっては，疾患・病態をよく理解し，アセスメントを行っていくことが重要であることを理解していきましょう．

（執筆：萩 亮介）

SAH：subarachnoid hemorrhage，くも膜下出血
ICU：intensive care unit，集中治療室
SCU：stroke care unit，脳卒中集中治療室

問題 （第96回・午後問題49～51）

次の文を読み49～51の問いに答えよ．

48歳の男性．職場での会議中にこれまで経験したことのない頭痛におそわれ，頭を抱えるように椅子に座りこんだ．さらに，猛烈な吐き気により嘔吐した．

病院に到着後，CT検査が行われた．

49 来院時の症状・徴候として出現する可能性があるのはどれか．
1. 耳出血
2. 項部硬直
3. 眼底出血
4. 髄液鼻漏

50 検査後，緊急手術が予定され術前準備が開始された．妻が「だいぶ吐いたようですし，夫はきれい好きなので入浴はできませんか」と看護師に尋ねた．
清潔援助の方法で適切なのはどれか．
1. ベッド上に臥床した全身清拭
2. ベッドに腰掛けての全身清拭
3. 椅子を使用したシャワー浴
4. ストレッチャーを使用したリフトバス

51 中大脳動脈に動脈瘤がありクリッピング手術が行われたが，患部が深く手術時間が長引いた．術後意識は回復したが，錯語が多くコミュニケーションが成立しなくなった．
この男性の失語症はどれか．
1. 全失語
2. 名称失語（健忘失語）
3. ブローカ（Broca）失語
4. ウェルニッケ（Wernicke）失語

この問題を解いておきたい理由

今回の状況設定では，"急激"な"激しい"頭痛を訴え，嘔吐をしています．この経過は脳卒中の中でも，くも膜下出血（SAH）の発症を疑う典型例といえます．

各設問のポイント

49 救急搬送時の疾患・症状の予測

救急搬送される患者さんでは，救急隊の情報や到着したときの状態を通じて，何の疾患かを予測できることが，その後の適切な対応のために重要となります．そのため，選択肢の症状・徴候が何によって起きるのかおさえておきましょう．

50 脳血管障害の緊急手術前の注意点

SAHに対する緊急手術前の管理に関する設問です．「何が第一目的なのか」を考えて選択しましょう．

51 脳血管障害によって生じる症状

脳血管の走行および，その支配領域，また支配領域が障害された場合に起こりうる神経症状についての設問です．とくに本問のような失語に関する設問は多いです．言語に携わる領域は広く，障害部位によって現れる症状も微妙に異なってくるので，細やかな観察が必要です．

解答と解説

問題 49

くも膜下出血の症状は頭蓋内圧亢進症状（→KEYWORD）と髄膜刺激症状の2つが混在して起こります．髄膜を構成するくも膜からの出血では，当然，髄膜刺激症状が出現します．本問は，髄膜刺激症状はどれかを問う内容です．

選択肢 1 耳出血　選択肢 4 髄液鼻漏　→ ✕

耳出血や髄液鼻漏は，くも膜下出血が直接の原因となりません．よって✕です．

これらは頭部外傷による頭蓋底の骨折などによってよくみられます．耳や鼻と頭蓋内は骨だけで接しており，骨折により容易に交通します．その際に髄液が鼻腔や耳に漏れ出すと，髄液鼻漏や髄液耳漏となります．大抵の場合は出血を伴い，サラサラした止まりにくい鼻出血や，耳出血としてみられます．髄液は50〜80mg/Lの糖分を含有しているので，テステープ*等を使用して簡易鑑別することもあります．

選択肢 2 項部硬直　→ ○

髄膜刺激症状では，項部硬直やケルニッヒ徴候，ブルジンスキー徴候とよばれる特有の症状を呈します．よって○です．

髄膜刺激症状とは，出血や感染などの炎症刺激を受けている髄膜や，そこを貫通する神経根が，追加される伸展刺激を緩和するための防御反応といえます．

選択肢 3 眼底出血　→ ✕

眼底出血は，くも膜下出血が直接の原因となりません．よって✕です．

しかし，SAHによる急激な脳圧亢進が眼球に影響し，網膜硝子体出血を起こすことがあります（Terson症候群）．また眼底出血の多くは糖尿病や高血圧症，外傷などによって起きます．高血圧症を有するSAH患者さんでは，眼底出血を認める確率は高くなるかもしれません．

正答　2

*テステープ：糖尿病の検査に用いられる試験紙のこと．尿をかけ，その反応により尿糖をチェックする．

実践！ 項筋や大腿屈筋が攣縮することで以下のような症状を呈し，髄膜の伸展を抑えます．ただし，出血直後は髄膜刺激症状がみられないこともあり，注意が必要です．

● 髄膜刺激症状

- 頭頸部を前屈させると抵抗を生じる → 項部硬直
- 股関節・膝関節を屈曲させた状態から膝関節を伸展させようとすると抵抗を生じる → ケルニッヒ徴候
- 頸部を前屈させると自然に膝が持ち上がる → ブルジンスキー徴候

KEY WORD　頭蓋内圧亢進症状

頭蓋腔は硬い骨で覆われた閉鎖空間であり，その空間内は脳組織・血液・髄液で満たされています．このときの頭蓋内圧の基準値は5〜10mmHgほどです．

しかし，くも膜下出血などによりこの閉鎖空間内に出血が生じると，出血した分だけ既存の内容物が圧迫され，頭蓋内圧が上昇します．

出血が少なかった場合は意識障害が軽度ですむことがありますが，多くの場合は重度な意識障害を呈するので，JCS（Japan Coma Scale）やGCS（Glasgow Coma Scale）で的確な意識の評価を行うことも必要となります．

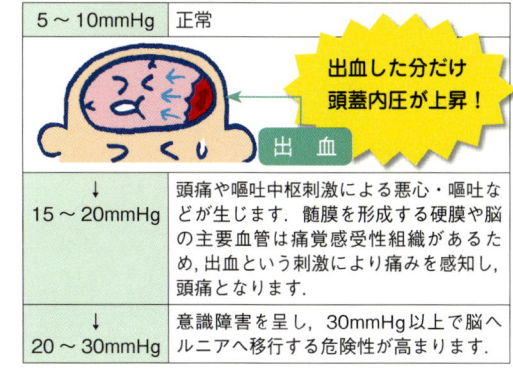

出血した分だけ頭蓋内圧が上昇！

5〜10mmHg	正常
15〜20mmHg	頭痛や嘔吐中枢刺激による悪心・嘔吐などが生じます．髄膜を形成する硬膜や脳の主要血管は痛覚感受性組織があるため，出血という刺激により痛みを感知し，頭痛となります．
20〜30mmHg	意識障害を呈し，30mmHg以上で脳ヘルニアへ移行する危険性が高まります．

問題 50

本設問は緊急手術前であり，動脈瘤はまだ根治的に止血されていません．この時点における最重要目標は，動脈瘤の再破裂・再出血の予防です．状況によってすみやかな血圧コントロールと必要に応じた鎮静管理がされ，ありとあらゆる刺激を避ける必要があります．そのため，選択肢の中でいちばん刺激が少ない，選択肢1 ベッド上に臥床した全身清拭を選びます．

しかし，極力これも避けたいところが本音です．このような場合には，家族にはまず，いま何がいちばん重要なのかを伝えます．そのうえで，行うならばとくに循環変動に注意し，できる範囲での清拭や，術着に替える必要があるときはそれに合わせるなど，極力負担を小さくする努力が必要です．

もし「清潔援助を行わない」という選択肢があれば，それが正解になるとも考えられます．

実践！ くも膜下出血における3大合併症として，①再出血，②脳血管攣縮，③正常圧水頭症，があげられます．再出血・再破裂に注意が必要な時期には，神経学的検査（対光反射の光刺激や意識状態確認のためのよびかけ等の音刺激など）や採血などの刺激的な検査・処置も必要最低限とし，処置の内容によっては鎮静薬や鎮痛薬を投与後に処置をすることもあります．

●くも膜下出血の3大合併症

①再出血	発症後24時間以内（とくに6時間以内が多く，2週間以内に約20％の人が再破裂する．死亡率も高くなる）
②脳血管攣縮	発症後72時間～2週間
③正常圧水頭症	発症後数週以降

正答　1

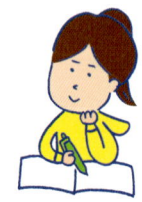

差がつく知識

動脈瘤の好発部位と脳血管の走行

- 破裂動脈瘤は部位や出血量によって各神経症状を起こすこともありますが，脳内血腫を伴ったときや，脳血管攣縮というくも膜下出血の合併症よる脳虚血・脳梗塞の発症によって，麻痺や失語などの各神経症状を発症することが多くなります．
- 動脈瘤には好発部位があります．脳血管の走行や養っている脳の領域をしっかり把握しておきましょう．これはくも膜下出血のみならず，脳血管疾患をみていくうえでとても重要な知識です．

●代表的な脳血管と動脈瘤好発部位

血管名
①内頸動脈　internal carotid artery
②椎骨動脈　vertebral artery
③脳底動脈　basilar artery
④前大脳動脈　anterior cerebral artery (ACA)
⑤前交通動脈　anterior communicating artery (A-com)
⑥中大脳動脈　middle cerebral artery (MCA)
⑦後交通動脈　posterior communicating artery (P-com)
⑧後大脳動脈　posterior cerebral artery (PCA)

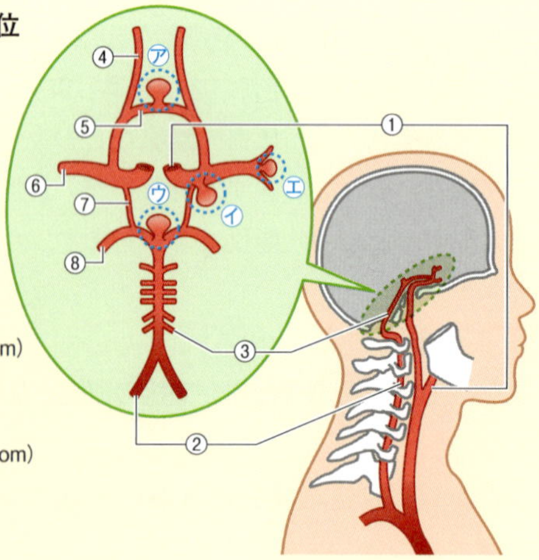

動脈瘤好発部位
㋐前交通動脈 A-com
㋑（内頸-後交通）分岐部 IC-PC
㋒脳底動脈終末部 basilar top
㋓（中大脳動脈）第一分岐部 MCA

●脳動脈灌流領域

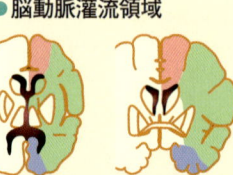
水平面　冠状面

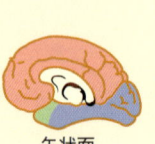
矢状面

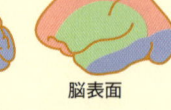
脳表面

前大脳動脈領域
中大脳動脈領域
後大脳動脈領域

16

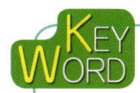
2 くも膜下出血(SAH)患者の看護

問題 51

失語(→KEYWORD)は脳の左半球の障害によって生じます．言語中枢は多くの割合で優位半球に存在するためです．前頭葉言語野である下前頭回後部(ブローカ野・運動性言語野)と側頭葉言語野である上側頭回後部(ウェルニッケ野・感覚性言語野)などからなります．

設問では「錯語が多くコミュニケーションが成立しなくなった」とあるため，選択肢 4 ウェルニッケ(Wernicke)失語が正解となります．

正答 4

実践！ 言語活動は「話す」「聞く」「読む」「書く」などの活動で，多くの領域が連合しています．この活動が1つでも障害されれば，失語症となります．障害部位によって，現れる症状は多岐にわたります．「古典モデル」を用いると理解しやすいです．
患者さんとかかわるにあたり，発語量や流暢性，構音の程度，錯語(さくご)の有無や，患者さんの言おうとしていることがわかるか，「手を挙げてください」などの指示に応じる言語了解があるか，復唱ができるか，物品の名前が言えるか(呼名)，などを評価し，どのタイプの失語症か把握することが重要です．そのうえで有効なコミュニケーション回路の構築を図るため，言語聴覚士らとともに協働していくことが重要です．

● 古典的モデル

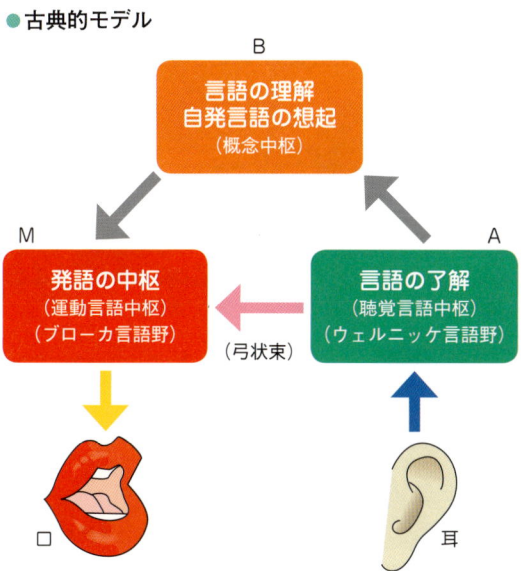

KEYWORD 失語

● 失語の種類

失語は障害されている部位によって症状が違ってきます．以下の4種類について，それぞれの特徴をおさえておきましょう．

ブローカ(Broca)失語	ブローカ野の障害．言語の了解は良好だが，会話は非流暢，言語発動の障害．復唱の障害は必発
ウェルニッケ(Wernicke)失語	ウェルニッケ野の障害．相手の話していることを理解できない，言語の了解が悪い状態．一方で会話の流れは非常に流暢で，出る言葉が不適切な錯語や，会話中に言いたい言葉を思い出せない語健忘などが特徴
名称失語(健忘失語)	意図した言葉が出てこない，喚語障害を主体とした失語
全失語	ブローカ野とウェルニッケ野のいずれも障害された状態．まったく言葉が出てこない

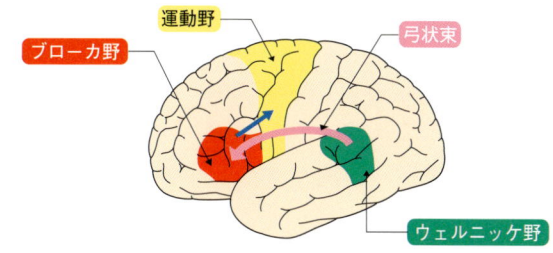

	障害部位		口語言語		
			自発言語	言語理解	復唱
運動失語群	ブローカ失語(皮質運動失語)	M	× 非流暢性失語	△	困難
	皮質下運動失語(純粋運動失語)	M⇒口	× 非流暢性失語	△	困難
	超皮質運動失語	B⇒M	× 非流暢性失語	△	○
感覚失語群	ウェルニッケ失語(皮質感覚失語)	A	○ 流暢性失語/錯語	著しく障害	困難
	皮質下感覚失語(純粋感覚失語)	耳⇒A	保持 錯語/多弁目立たない	×	×
	超皮質感覚失語	A⇒B	可能 軽度の錯語/多弁傾向	×	可能
伝導失語		A⇒M	理論的に可能 流暢性失語/音韻性錯語	○	強く障害
全失語	左半球言語野の広範な領域		× 意味のない感嘆詞/造語	×	×
失名詞失語(健忘失語)	語彙の検索		△ 喚語困難がみられる	○	○

情報収集のポイント　　データを読み解く

> ここでは，患者さんがどのような状況にあるのか，問題文のデータからくわしく読み解いていきます．

問題文

48歳の男性．職場での会議中にこれまで経験したことのない頭痛①におそわれ，頭を抱えるように椅子に座りこんだ．さらに，猛烈な吐き気により嘔吐②した．病院に到着後，CT検査が行われた．③
（中略）
中大脳動脈に動脈瘤がありクリッピング手術が行われた④が，患部が深く手術が長引いた．

① これまで経験したことのない頭痛
② 猛烈な吐き気により嘔吐

▼

脳血管系の疾患を考慮し情報収集！

経過をみると脳血管系の疾患が疑われ，とくにSAHの可能性が高いといえます．このような患者さんは救急搬送されることがほとんどで，実際は救急隊から多くの情報提供があります．

脳血管疾患を考慮した場合に必要な情報として，**意識状態の程度や経時変化，麻痺の有無，呼吸状態，循環状態**をおさえましょう．

③ 病院に到着後，CT検査が行われた

▼

出血部位を確認！

脳血管障害が疑われるときは，ほとんどの場合は頭部の単純CTでいずれのタイプか診断がつきます．出血はCTでは白く映り，SAHではくも膜下腔が白く描出されますが，代表的なCT所見としてペンタゴンがあり，内頸動脈領域の出血の際によく見られます．

CTによる診断がつかない場合は，MRIや腰椎穿刺による髄液検査を行います．SAHと診断された場合は，CTアンギオなどで出血源の動脈瘤を確認することになります．

● **意識状態の程度や経時変化**
SAHの患者さんは出血時の脳圧の急激な亢進により，脳灌流圧が低下し意識消失することが多くあります．出血が少なければ，その後次第に意識は回復しますが，意識障害が継続している場合は重症です．

● **麻痺の有無**
SAHは麻痺などの巣症状を伴うことは少ないですが，出血部位や出血量によっては脳内血腫を伴い，神経症状が出現することもあります．意識障害が軽微である場合は，膝立（仰臥位で膝関節を曲げて立たせ，膝を支えていた手を離すと麻痺側が外側に倒れる）やバレー徴候を確認して，動きの左右差を確認しますが，血圧管理が第一となりますので注意が必要です．

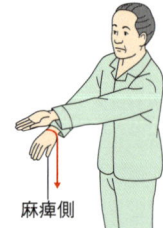
麻痺側
バレー徴候

● **呼吸状態**
交感神経の急激な興奮などから，後負荷の増大における左心不全や肺血管透過性の亢進により神経原性肺水腫を発症し，呼吸不全に陥る方もいます．中枢神経症状だけにとらわれずに，全身の情報を収集しましょう．

● **循環状態**
出血の程度によっては視床下部への血流低下に伴うカテコールアミンの放出に伴い，心電図上のQT時間の延長と，それによる心室性不整脈が出現しやすくなったり，心尖部の動きが極端に低下し，急性冠症候群様の症状を呈するたこつぼ心筋症を発症することもあります．

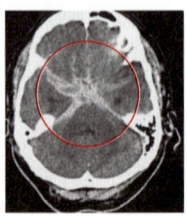
ペンタゴン
（脳底槽に白い星型の高吸収域を認める）

井上智弘先生（富士脳障害研究所附属病院
脳神経外科部長）のご厚意により提供

18

④ 中大脳動脈に動脈瘤があり クリッピング手術が行われた

手術によって新たに生じる症状に注意！

動脈瘤が発見された場合，適応（Hunt and Kosnik の重症度分類でグレードⅠからⅢおよびⅣの一部）があれば手術となります．

開頭術では，動脈瘤の頸部をチタン製のクリップで結紮するネッククリッピング術が行われます．瘤の形状によってはネッククリップがかけられず，瘤の近位と遠位を結紮するトラッピングや，親血管の閉塞をせざるを得ないときもあります．術後，クリップにより末梢の血流が減少する可能性があるため，神経症状が新たに出現していないか観察することが重要です．

最近は血管内手術のコイル塞栓術（プラチナ製のコイルを動脈瘤内に充填する方法）を行うことも多く，より重症度の高い場合や，クリッピング術が困難な場合に用いられることもあります．

● Hunt and Kosnik の重症度分類

グレード 0	未破裂例
グレード Ⅰ	意識清明で神経症状がないか，あってもごく軽度の頭痛，項部硬直がみられる
グレード Ⅰa	意識清明で急性症状がなく神経症状が固定している
グレード Ⅱ	意識清明で中等度から激しい頭痛，項部硬直があるが神経症状はない
グレード Ⅲ	意識障害は傾眠，錯乱状態，軽度の局所神経障害（巣症状）があることもある
グレード Ⅳ	意識障害は昏睡，中等度から高度の片麻痺，ときに除脳硬直，自律神経障害の初期症状を伴うこともある
グレード Ⅴ	深昏迷，除脳硬直，瀕死の状態

※以下を認めるときにはグレードを1つ下げる
①重症の全身疾患（高血圧，糖尿病，高度の動脈硬化症，慢性肺疾患）
②脳血管写真上高度の脳血管攣縮像

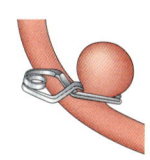
クリッピング術

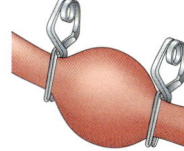
トラッピング

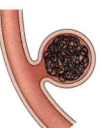
コイル塞栓術

臨床に出るまで覚えておいてほしいこと

> 脳の解剖生理を理解し，異常の早期発見に努めよう！
> 脳血管の走行と支配領域，解剖生理の理解が不可欠

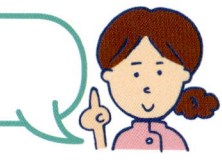

今回の設問でもあったように，手術時間が延長し，処置の位置が深部であった場合などは，手術を行った血管領域が障害される可能性が高くなります．

設問では左中大脳動脈にある瘤への処置ですから，この支配領域にどのような機能があるのか解剖生理をおさえておけば，術後の観察において，どこにより注意を払うべきかが明確化されます．そして，これが結果として患者さんの異常や合併症の早期発見につながっていくと考えます．

脳血管障害において，脳血管の走行並びに血管の支配領域を把握しておくことはとても重要です．また，脳における機能局在を今回の言語中枢以外もしっかりおさえておきましょう．

今回はSAHの症例でしたが，各設問の要所は，脳内出血や脳梗塞といった脳血管障害にも応用できます．

解剖生理を正しく押さえておくことこそが，今回の脳血管障害のみならず，病態把握の近道と思います．

正常を知らないで，異常を見つけることはできません．臨床での患者さんの些細な変化を感じ取り，異常を早期発見するためにも，基礎知識をしっかり身につけておきましょう．

MEMO

認定看護師が教える！看護師国家試験 状況設定問題

第3問

心筋梗塞患者の看護

● 看護のポイントは？ ●

再発の防止に向けて，急性期から広い視点で支援する

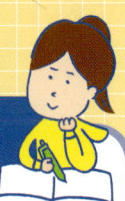

なぜ？　50歳代と80歳代に多く，それぞれの背景に合わせた支援が必要であるため

心筋梗塞は急性冠症候群として心筋虚血を呈する症候群の1つであり，不安定狭心症や心臓が原因と思われる突然死まで包括した疾患の概念に含まれます．2013年度の日本国民の死因としては，1位の悪性新生物に次ぐ2位を占め，年代別にみると50～80歳代で多くなっています．それぞれの背景と疾患の特徴をふまえた看護が要求されます．

50歳代の患者さんであれば，壮年期として職場や家庭での役割が大きいことで，合併症を予防し早期に退院できること，また心臓リハビリテーションと生活改善を行い，再発を予防することが目標となります．80歳代の患者さんであれば，治療・看護の必要性を理解し，せん妄を発症せずに治療できることが重要です．せん妄の発症は半年後の死亡率に大きく影響を及ぼします．

なぜ？　早期に再灌流を行い，急性期から再発を防ぐ看護が必要であるため

まずは早期治療・介入を優先します．なぜならば再灌流までの時間が，1年後の予後に大きく影響すると言われているからです．心筋梗塞患者の看護では，急性期の対応から心臓リハビリテーションへ移行する時期を見極め，退院指導に反映させることで再発を防ぐ，という広い視点で看護する能力が求められます．

（執筆：齋藤 美和）

問題 （第97回・午後問題58〜60）

次の文を読み58〜60の問いに答えよ．

80歳の男性．78歳の妻と2人暮らし．共働きの長男夫婦が隣町に在住している．妻は軽度の認知症であるが日常生活は自立している．男性は1日30分程度の妻との散歩を日課にしている．商店街で買い物の途中，急いで帰宅しようとして急に胸が締めつけられるような痛みと冷汗とが出現し失神した．病院に搬送され急性心筋梗塞と診断された．

58 搬送時の意識は清明．緊急に経皮的冠動脈形成術（PTCA）を受けることになり，駆けつけた長男とともに医師から治療の説明を受けた．
緊急手術に向けた援助で適切なものはどれか．
1. 水分摂取を促す．
2. トイレに誘導する．
3. 手術への理解を確認する．
4. シャワー浴を介助する．

59 手術後CCUに入室した．穿刺部の固定部位や点滴静脈内注射の輸液チューブを見ながら触っている．「ここはうるさいから家に帰る．」と興奮し起きあがろうとしている．長男が面会に来ても，誰なのか理解できない様子である．
対応でもっとも適切なものはどれか．
1. 家族の面会を制限する．
2. 医療機器のアラームを切る．
3. 手を握りながらそばに寄り添う．
4. カーテンを閉めて部屋を暗くする．

60 手術翌日，一般病棟へ転棟した．高血圧を指摘されたが経過は良好なため，手術後2週で退院が決定した．「病気の母さんが待っているから早く元気になりたい」と病室内を歩いている．
退院指導で適切なのはどれか．
1. 水分を控えましょう．
2. 散歩する時はゆっくり歩きましょう．
3. 階段の上り下りの訓練をしましょう．
4. 血圧の薬は体調によって調整しましょう．

この問題を解いておきたい理由

循環器疾患の最大の問題は，心不全への移行です．その原因として多くの疾患が存在しますが，それに対して根本原因の治療，合併症の予防また心不全の再発に努めていくことが，私たち看護師の役割です．

虚血性心疾患の問題は国家試験でも大きな比重をしめていますので，しっかりと学習しておきましょう．

各設問のポイント

58　緊急手術を受けるときの援助
虚血性心疾患（心筋梗塞・狭心症）は急性期に早急に対応すべき病態です．発症時の治療を1分1秒でも早期に開始することで，予後に大きな影響を及ぼします．

59　せん妄が出現したときの看護
この患者さんはせん妄を発症していると考えられます．せん妄の発症因子を取り除く看護を考えていきます．

60　退院後の生活についての指導
今後の心機能は，患者さんの日常生活・社会生活の継続とその質（QOL）を左右します．患者さんの心機能のレベルにあわせて活動レベルを上げていきます．

QOL：quality of life，生活の質

解答と解説

問題 58

選択肢 1　水分摂取を促す　→ ✗

積極的に水分摂取を促す時期ではないため，✗となります．

疾患による侵襲と，入院・手術というストレスとで緊張状態にある患者さんは，交感神経が優位であり，消化器の活動は抑制されています．胃・腸管内に内容物が貯留・停滞して嘔吐の原因となるため水分の過剰な摂取は避けます．ただし少量の水での内服や乾燥を湿らす程度なら問題ありません．

選択肢 2　トイレに誘導する　→ ✗

治療前に歩くことによって心筋酸素消費量が増大し心負荷がかかると，病態が増悪する可能性があります．安静を保持したまま，排泄の管理をする必要があるため，✗となります．

治療後の水分出納管理も必要なので，膀胱留置カテーテルの使用や，尿器を使用した床上排泄を検討します．

選択肢 3　手術への理解を確認する　→ ○

急性期には患者さんはもちろん，ご家族も精神的・心理的危機状況におかれ，高度な医療・治療・看護により大きな期待を寄せています．アウトカムを出すためには患者さんと家族が主体的に問題解決に取り組めるように目的を共有し，導いていく必要があります．よってこの選択肢が○となります．

緊急時には，分刻みの限られた時間の中で，患者・家族の適応能力を把握します．十分な適応が困難であれば，サポートシステムを構築するようにします．

選択肢 4　シャワー浴を介助する　→ ✗

シャワー浴や入浴は心負荷が大きく，治療前の患者さんには禁忌であるため，✗です．

PTCA（KEYWORD）は外科的開創術ではないため，洗浄は必要ありません．シャワー浴や入浴は治療後に心臓リハビリテーション（p.25 KEYWORD）の一環として，心機能を評価しながら医師の指示のもとに許可していきます．

正答　3

実践！　設問の患者さんは，胸の締めつけられ感と失神という身体的危機を同時に経験します．そのため，身体的ケアや苦痛の軽減も並行して行います．ここで適切な説明と処置（それによる症状の軽減や消失）がなければ，PTSD（心的外傷後ストレス障害）に移行するなど，後遺症となることもあり得ます．

差がつく知識

自律神経のはたらき

- 生命の危機的状況などのストレスに対して，内臓の働きや知覚を調節する神経が自律神経です．交感神経と副交感神経の2つがあり，拮抗して調整をします．

　←→　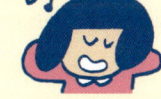

興奮，恐怖，不安などのストレスに対応　　　　ストレスから回復していく過程で活動

- これらの働きをふまえ，患者さんの置かれている状況を判断し，安静が必要な時期か，回復に向けてエネルギーが蓄えられて活動を促進していく時期か，考えながら看護ケアの実践をしていく必要があります．

KEY WORD　経皮的冠動脈形成術（PTCA）

カテーテルを用いた冠動脈拡張術です．橈骨動脈，上腕（肘部），動脈大腿（鼠径部）動脈のいずれかを穿刺して，カテーテルを挿入します．現在はさまざまな治療方法が確立され，経皮的冠動脈インターベンション（PCI）と称されます．

心筋梗塞ではすみやかに狭窄を解除することが予後の改善につながります．よって診断後は，医師，看護師，臨床工学技士，放射線技師が連携し，できるだけ早くPCIを開始できるように準備を進めます．

そうした慌ただしい環境のなかで，患者さんと家族は不安を強めます．私たち看護師は，準備を進めながら患者さんに説明して理解を促し，身体的・精神的双方の支援を行うという大きな役割を担います．

PTSD：post-traumatic stress disorder，心的外傷後ストレス障害
PCI：percutaneous coronary intervention，経皮的冠動脈インターベンション

問題 59

この患者さんはせん妄（→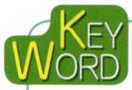）を発症していると考えられます．せん妄の発症因子は，①準備因子，②誘発促進因子，③直接因子の3つに分類されます．これらを取りのぞく看護が必要となります．

選択肢1　家族の面会を制限する　→ ✗

せん妄の改善・悪化予防には，少しでも日常の環境に近づける援助が効果的なため，この選択肢は×です．

いつもそばにいる人の存在や，いつも聞いている声が聞けることは，患者さんの安心感につながります．必要であれば家族の付き添いも考慮します．

選択肢2　医療機器のアラームを切る　→ ✗

循環動態のモニタリングは，循環器疾患患者の管理に必要不可欠です．よって，絶対にアラームを切ってはいけません．アラームは不整脈の出現やその他異常の早期発見に有用であるため，患者さんには，そうしたアラームの必要性を説明しておきます．CCUではモニターをしっかり監視し，アラームの発現前に異常の早期発見，早期対処をする能力が求められます．

選択肢3　手を握りながらそばに寄り添う　→ ◯

この選択肢が◯となりますが，看護師はただ手を握りながらそばに寄り添うだけでなく，それ以前に徴候を発見し，予防につなげる努力と，発症した場合の適切な対応（全身状態のアセスメントや，必要時には薬剤の使用を検討する，家族との連携など）が求められます．

同時に，いつもと異なる患者さんの様子に，家族は大きな衝撃を受けます．自分のことを忘れられてしまった家族に対する援助も必要です．

選択肢4　カーテンを閉めて部屋を暗くする　→ ✗

選択肢1と同様に，できるだけ日常生活に近づけます．よって×です．患者さんが時間の感覚を維持できるように，昼夜を認識し，自分のおかれている状況を理解できるような環境を整えます．暗い環境は，不安と恐怖を助長するだけです．

正答　3

KEYWORD　せん妄

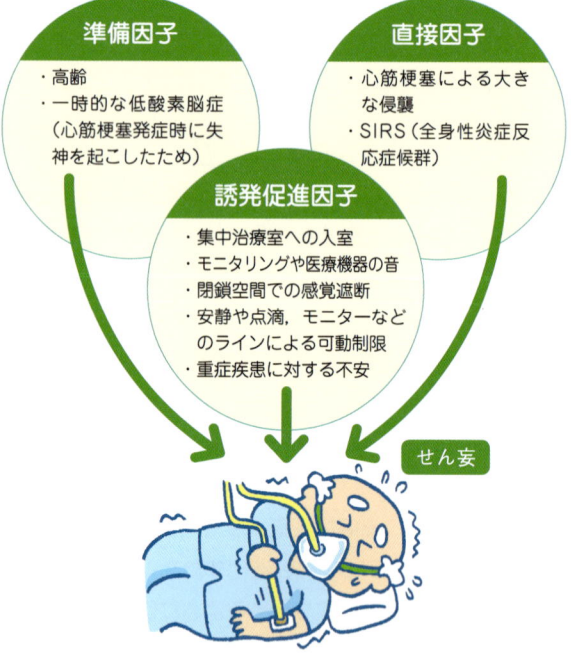

せん妄は，かつてはICU症候群とよばれていました．いまでは病態生理が解明されつつあり，急性脳症候群（ABD）という臓器不全の1つとされています．

心筋梗塞においても，重大な合併症の1つとされていて，適切に治療・対応しなければ，過剰な心負荷による心機能の低下などから予後に悪影響を及ぼします．

せん妄の看護では，発症因子を分析し，それらを取り除くかかわりが必要となります．

準備因子
・高齢
・一時的な低酸素脳症（心筋梗塞発症時に失神を起こしたため）

直接因子
・心筋梗塞による大きな侵襲
・SIRS（全身性炎症反応症候群）

誘発促進因子
・集中治療室への入室
・モニタリングや医療機器の音
・閉鎖空間での感覚遮断
・安静や点滴，モニターなどのラインによる可動制限
・重症疾患に対する不安

→せん妄

実践！ せん妄は出現してしまうと，予後・死亡率に大きく影響します．よってせん妄を発症させない看護が必要です．検査・治療・看護ケアの必要性を説明し，理解して納得の上すすめられるようにかかわります．しかし緊急の中，治療が優先される中ですべてを行うことはとても困難です．看護師1人で行うのでなく，救急外来，CCU，カテーテル室と，それぞれの看護師が協力しあって患者さん・家族を継続してサポートする連携が求められます．

【患者さんとかかわるときのポイント】
★患者さんの目線にあわせる
★わかりやすい言葉を選択する
★聞こえる音量で理解できるスピードで話す
★医師の説明の後は，必ず理解度を確認する
（ときには患者さんがわかる言葉に変換して，看護師が説明する）

ABD：acute brain syndrome，急性脳症候群

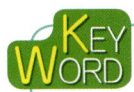
❸ 心筋梗塞患者の看護

問題 60

選択肢 1 水分を控えましょう → ✗

不要な飲水制限は脱水による再狭窄が懸念されるため，✗です．心機能に応じて，水分摂取量を検討していきます．

ただし，意識して不必要に水分をとりすぎると，心不全発症のリスクが高くなります．医師と相談し，塩分制限・体重コントロールとともに，水分管理もしっかりと行う必要があります．

選択肢 2 散歩する時はゆっくり歩きましょう → ○

心筋梗塞発症のメカニズムには，高血圧，脂質異常症，糖尿病，肥満といった生活習慣病を背景に発生した動脈硬化が基盤となっています．心臓リハビリテーションにおける運動療法は，その予防・改善に効果を発揮するため，○です．

しかし，過剰な負荷は心不全を引き起こし，予後を悪化させるので注意が必要です．梗塞部位は壁運動が低下します．それとともに非梗塞部にも影響を与え，負荷は心筋肥大を招きます．これは生理的反応ですが，負荷が持続することで心不全を招きます．したがって，患者さんの心機能のレベルにあった心臓リハビリテーションの指導が必要です．

選択肢 3 階段の上り下りの訓練をしましょう → ✗

心機能に応じて，活動レベルをどこまで上げていくかは，医師と相談して決める必要があります．そのため，ここでは✗です．

心臓リハビリテーションをどのように進めるかは，医師・理学療法士とともに介入する必要があります．

選択肢 4 血圧の薬は体調によって調整しましょう → ✗

内服薬の自己調整をしてはいけません．血圧の変動が激しくなることで，合併症の発生につながります．また，外来での医師の内服調整が困難になり，継続した心機能の維持が難しくなることで，再発のリスクが高くなります．

正答　2

KEY WORD　心臓リハビリテーション

心臓リハビリテーションは，①医学的な評価，②運動処方，③冠危険因子の是正，④教育およびカウンセリング，からなる，長期にわたる包括的プログラムです．

心筋梗塞は心臓の栄養をつかさどる冠動脈が障害を受ける病態ですが，心臓リハビリテーションによって血液の状態を最適にすることで，心臓や血管への負荷を抑えられます．心臓リハビリテーションの有用性はすでに実証されており，具体的には以下のような内容で行います．

運動療法
生命予後の改善効果が明らかで，健常人にとっても循環器疾患の予防効果につながります．主に，急性期の早期離床（これはCCUですすめられます）では，合併症に注意し安全に行うことが求められます．そのためリハビリの開始基準と中止基準を設け，モニタリングをすすめながら段階的に安静度を拡大していきます．

栄養管理
塩分の量，脂質の質と量，摂取カロリーと血糖値をコントロールします．食事の調整だけで困難であれば，内服が必要になります．

血圧の調整
血管に直接かかる圧の負担を軽減します．これには塩分・水分のコントロールが必要です．同様に内服が必要になります．

生活指導
心筋梗塞発症時の苦痛を軽減し，再発させない・合併症を併発させないために，急性期の看護において細かく説明と理解を繰り返していく教育が必要です．心臓リハビリテーションは生涯を通して継続する必要があるため，日常生活指導は大変重要です．

設問のように，順調にすすむと2週間ほどの入院期間で退院を迎えられます．短い期間で運動療法・栄養指導・生活指導・服薬指導を，それぞれの専門職種と連携をとり，チームとして包括的支援を行います．

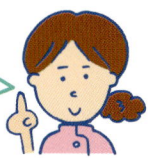

情報収集のポイント　データを読み解く

> ここでは，患者さんがどのような状況にあるのか，問題文のデータからくわしく読み解いていきます．

問題文

　80歳の男性．78歳の妻と2人暮らし．共働きの長男夫婦が隣町に在住している．妻は軽度の認知症であるが日常生活は自立している．男性は1日30分程度の妻との散歩を日課にしている．商店街で買い物の途中，急いで帰宅しようとして急に胸が締めつけられるような痛みと冷汗とが出現し失神した①．病院に搬送され急性心筋梗塞と診断された．
　（中略）
　搬送時の意識は清明．緊急に経皮的冠動脈形成術(PTCA)を受け②ることになり，駆けつけた長男とともに医師から治療の説明を受けた．
　（中略）
　手術翌日，一般病棟へ転棟③した．高血圧を指摘されたが経過は良好なため，手術後2週で退院が決定④した．「病気の母さんが待っているから早く元気になりたい」と病室内を歩いている．

---

① 急に胸が締めつけられるような痛みと冷汗とが出現し失神した

発作の強さ，持続時間など状況をくわしく確認！

　心筋梗塞の場合，発症時間と症状（強さ，持続時間など）の状況を確認し，バイタルサインに採血結果・心電図所見などの検査結果を合わせて診断・治療を決定します．すべての数値が病態生理とどのように関連しているかアセスメントする必要があります．
　20～30分以上継続した胸部症状があり，安静で寛解しない場合は心筋梗塞が疑われます．心電図でSTの変化が認められ，採血でH-FABPとTnTの上昇，白血球数，CKやCK-MBの上昇などが確認できれば，さらに確定診断につながります．

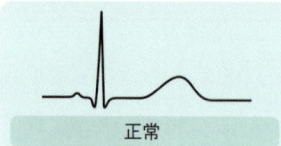
正常

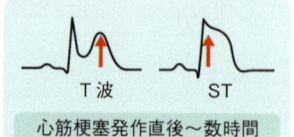
T波　ST
心筋梗塞発作直後～数時間

H-FABP：heart type fatty acid-binding protein，ヒト心臓由来脂肪酸結合蛋白
TnT：troponin T，トロポニンT
CK：creatine kinase，クレアチンキナーゼ
CK-MB：creatine kinase MB，クレアチンキナーゼMB

② 緊急に経皮的冠動脈形成術(PTCA)を受け
③ 手術翌日，一般病棟へ転棟
④ 手術後2週で退院が決定

すみやかな治療後，退院後の生活に向けた援助を開始！

　すみやかなカテーテル治療後は，心機能の評価をしながら早期リハビリテーションにつなげられるような観察と看護介入を行います．退院後の指導につなげられるように，患者さんに心機能の状態理解を促し，思考を整理します．それには入院前の生活基礎情報を集め問題点を分析し，退院後の生活指導にどのように反映できるか，まずは患者さん自身が問題意識を持てるようなかかわりが必要です．
　この症例では「妻と1日30分の散歩が日課であった」とのことですので，また散歩をするためには「現在の安静が必要である」ことを話し，今後の早期リハビリテーションの計画を，クリティカルパス*を用いるなどして説明します．
　また，「病気の母さんが待っているから，早く元気になりたい」と病室内を歩いていることから，術後翌日にどこまでの運動負荷を行うか，心機能を評価することも必要です．負荷をかけすぎて心不全を発症しないように，十分な説明が必要です．

3 心筋梗塞患者の看護

そして，自宅に帰る際にも，患者さんのみに家事と介護の負担がかからないよう，長男夫婦の協力も相談していく必要も検討する必要があります．

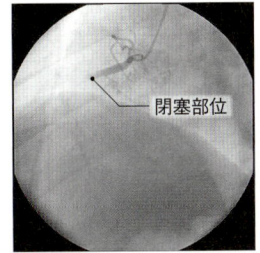
PCI 施術前

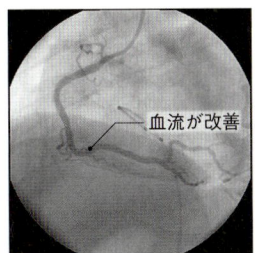
PCI 施術後

落合慈之監：循環器疾患ビジュアルブック．p.148，学研メディカル秀潤社，2010．より転載

心臓リハビリテーション導入の流れ

- 医師より疾患と治療の説明
  （カテーテルの画像を見せて説明すると，心筋梗塞であったという理解がしやすいため，疾患を納得して受け入れやすくなります）
- 内服の必要性を説明
- 運動療法の必要性を説明
- 食事療法について説明（塩分制限，水分管理など）

CCUでは急性期であるため，今後の方向性を示し，目標をもてるように話を進めていきます

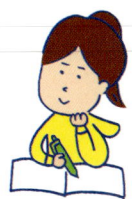

＊クリティカルパス：医療チームが共同で実践する治療・看護などを時間軸にそってまとめた計画書．

臨床に出るまで覚えておいてほしいこと

「すみやかな情報収集」と「個別性に合わせた患者指導」が大切！
早期治療，急性期から退院後まで継続的な心臓リハビリテーション，在宅での長期管理が予後を左右する

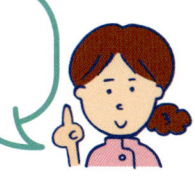

心筋梗塞についての重要なポイントは，早期治療（再灌流療法などの一刻も早い介入）です．これにより患者のディコンディショニング（長期間の安静・臥床の結果，運動耐容能すなわち運動能力の低下，心拍数や血圧調節の異常，骨格筋の萎縮，骨粗鬆症などといった身体調節機能の異常）が減少傾向となっているのは事実です．

よって自覚症状や検査データを読み込み，かつ早期に診断ができるような情報収集が必要です．ガイドラインでは10分以内の病歴聴取と記載されており，当院では20～30分以内の再灌流療法のための穿刺開始を目標としています．

また，現在の診療報酬体系では入院期間が短く，入院中はクリティカルパスが導入されます．パスでの療養の中で，いかに個別性に合わせた看護・指導ができるかが問われます．

とくに急性期の早期リハビリテーション後から，運動負荷試験に基づく運動処方への移行ができ，退院後の心臓リハビリテーションの指導ができることは必須です．ほかにも，服薬指導と栄養指導を含め，在宅への長期的管理は大変重要です．

そのような知識と技術があり，薬剤師や理学療法士と協力して患者指導に携われる看護師の育成が課題となっています．循環器疾患看護に携わる看護師には，問題のような状況下で適切に対応できる能力が問われます．

MEMO

認定看護師が教える！
看護師国家試験 状況設定問題

第4問 川崎病患児の看護

● 看護のポイントは？ ●

合併症や治療の注意点を把握し，家族の協力を得ながら十分な観察を行う

なぜ？ 川崎病では，突然死にもつながる冠状動脈の病変を合併することがあるため

川崎病は全身の血管の炎症を特徴とする原因不明の急性熱性疾患で，4歳以下の乳幼児に多くみられます．主な症状として5日以上続く発熱，眼球結膜の充血，口唇の紅潮やいちご舌など口腔内の症状，不定形発疹，四肢末端の浮腫や膜様落屑，非化膿性頸部リンパ節腫脹，後遺症として冠動脈の拡張や動脈瘤などがあげられます．冠状動脈の病変は心筋梗塞による突然死をまねく可能性があるといわれています．

なぜ？ 疾患を告知された患児の親には心理的負担が生じるため

川崎病の初発症状の多くは発熱です．発熱は乳幼児の病院受診理由の中で最も多いとされます．子どもが川崎病と診断されたときに，多くの親は自責の念をもったり，混乱したりします．そのため看護師は，患児への看護とともに家族の思いを傾聴しねぎらい，医師から必要な情報が提供され，家族が理解し治療に向かえるように対応することが求められています．

なぜ？ 乳幼児の疾患では，家族からの情報収集が重要になるため

患児の多くは数日間発熱が続き，急性期には免疫グロブリン療法と抗血栓療法が併用されます．乳幼児が多いため患児自身からの情報収集が難しく，家族からの情報収集と観察が重要となってきます．
川崎病は急性期から回復期へ症状が変化するとともに，観察ポイントや看護ケアが変化します．とくに後遺症である冠状動脈の病変の有無により管理基準が異なりますが，病状から長期的なかかわりが必要であり，家族との信頼関係を築くことが重要です．

（執筆：鈴木 雅子）

問題 （第95回・午後問題67〜69）

次の文を読み67〜69の問いに答えよ.

1歳6か月の女児. 父親と専業主婦の母親との3人家族である. 6日前から発熱と左頸部リンパ節腫脹があり, 近医を受診していた. 熱が下がらず, 体幹に発疹が出現し眼球結膜の充血, いちご舌があり, 紹介されて入院した. 入院時, 体温39.5℃, 呼吸数32/分, 心拍数145/分. 川崎病と診断された.

67 入院当日, 女児は機嫌が悪く泣いており, 母親が帰宅しようとすると, さらに激しく泣き叫んだ.
このときの対応で最も適切なのはどれか.
1. 母親に面会を延長してもらう.
2. お気に入りの毛布を持ってきてもらう.
3. 身体を使った遊びや散歩に誘う.
4. 他児のおもちゃを借りる.

68 血液検査の結果, 白血球15,000/μL, 血小板45万/μL, CRP4.8mg/dLであり, γ-グロブリン製剤の点滴静脈内注射が開始された. 開始10分後に女児は腹部をかきはじめ, 喘鳴と口唇のチアノーゼが出現した.
女児に起こっているのはどれか.
1. アレルギー反応
2. けいれん発作
3. 心筋梗塞
4. クループ

69 病日17日の心エコー検査で軽度の冠状動脈瘤の形成が認められた. 主治医からの検査結果の説明後, 母親は児の将来を悲観し泣きじゃくっている.
対応で最も優先されるのはどれか.
1. 川崎病のパンフレットを渡す.
2. 父親と連絡をとるように勧める.
3. 母親からじっくり話を聞く.
4. 川崎病の親の会を紹介する.

この問題を解いておきたい理由

この状況設定問題からは, 川崎病の急性期から回復期の病期の把握や治療, 治療中の患児の全身の観察ポイント, 幼児期の看護のポイント, 家族への看護を理解することができます.

この問題を学習することで, 症状の急な変化を見極める力をつけることができ, 小児看護への興味をもちながら, 臨床に役立つ知識を身につけることにもつながります.

各設問のポイント

67 入院する小児への対応
川崎病急性期, 発熱が続いている状態で入院直後の, 1歳6か月の患児への適切な看護を選択する設問です.

68 免疫グロブリン療法の注意点
検査データの正常値を知ることも大切ですが, 薬剤投与中の注意点や観察がポイントです.

69 合併症を告知された患児の家族への看護
川崎病の急性期から回復期の病態の把握や患児への看護も重要ですが, 合併症を告知されたときの患児の家族への看護がポイントです.

解答と解説

問題 67

選択肢 1　母親に面会を延長してもらう　→ ○

患児は入院や検査による不安や恐怖を体験した状況です．ここでは，基本的信頼関係のある母親の面会時間の延長などが優先と考えられるため，○です．

6日前からの発熱，頸部リンパ節腫脹など急性期症状による全身の苦痛があることと，入院により環境因子の変化があることから，身体的苦痛の緩和や心身ともに穏やかに過ごせるような看護が求められます．乳幼児が心の落ち着きを取り戻すには，スキンシップが有効とされています．

選択肢 2　お気に入りの毛布を持ってきてもらう　→ ✕

急性期の症状による苦痛，興奮や不安，病院という環境因子により，睡眠が妨げられている状況です．毛布を用いることで早期に母子分離をすることは適切ではないため✕です．

1～2歳ごろは寝るときに不機嫌になったり，寝付くまで時間がかかったりする時期です．

選択肢 3　身体を使った遊びや散歩に誘う　→ ✕

6日前から発熱が続いており不感蒸泄が増加し，いちご舌など口腔内の充血や出血の症状により食欲が低下していることが予測される状況です．十分な安静や睡眠が取れるような環境調整，安静を重視した遊びの工夫が必要ですので，身体を使った遊びや散歩は✕です．

選択肢 4　他児のおもちゃを借りる　→ ✕

発熱を伴う疾患の患児が入院する環境であり，他児のおもちゃを共有することで感染伝播など，感染管理上問題となる可能性がありますので✕です．

また，設問では，急性期症状の苦痛や不快により機嫌が悪く，母親との分離によりさらに激しく泣き叫んでいる状況ですので，やはり母親との接触を優先的に考えます．

正答　1

差がつく知識
消化器症状・脱水症状に注意！

- 急性期では血管外に血液のHb，Na，Albなどが漏出しやすく，体重が優位に増加します．
- 麻痺性イレウス，下痢，嘔吐など消化器症状，脱水症状などの観察も重要です．
- 毎日同様の条件での体重測定や，尿量の測定，水分の測定などが必要となることがあります．

実践！
幼児が就寝する際には，特定の毛布やタオルを持つことに執着する，指しゃぶりをするなど習癖がみられることがあります．親と離れるときなどに自分なりにみつけた安心感を得るための方法です．

実践！
発熱と口腔内の発赤などによる食欲低下がある場合，やわらかいものやきざんだものなど食事形態や温度の工夫が必要です．また，全身の血管の炎症，口腔内の出血や充血がみられるため，口腔ケアで細菌の増殖を防ぐことが大切です．

差がつく知識
抗血栓療法では薬剤の内服が重要！

- 川崎病の抗血栓療法では急性期から回復期まで継続した内服が必要ですが，薬は散剤で苦みがあります．とくに急性期には，口腔内充血や出血により内服にさらに苦労することがあるため，下記のような工夫が必要です．

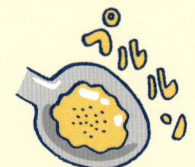
シロップやゼリーの使用

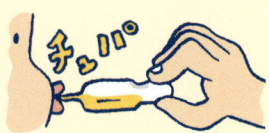
スポイトやスプーンの使用

実践！
硬性浮腫がある場合，皮膚は脆弱で傷つきやすいため，清潔に保ち，モニター電極や点滴固定時のテープの工夫，皮膚症状の観察が必要です．BCG接種部位に限局した発赤や化膿がみられることもあります．また，ベッド周囲の環境は安全に配慮して整えます．

問題 68

選択肢 1　アレルギー反応　→ ◯

　γ-グロブリン製剤点滴静脈注射開始10分後，瘙痒，喘鳴と口唇チアノーゼなどの症状があらわれていますので，即時型アレルギーが出現したと考えられます．

　抗原に対する過剰な免疫応答が原因で，毛細血管拡張を引き起こします．Ⅰ型アレルギー症状と考えられ，抗原が体内に入るとすぐに生じ，アレルギー性鼻炎，気管支喘息，蕁麻疹などがあげられます．薬剤の副作用により**アナフィラキシーショック**に陥ることがあり，異常の早期発見，早期対処が重要ケアとなります．

選択肢 2　けいれん発作　→ ✕

　けいれん発作とは不随意に筋肉が激しく収縮することによって起こる発作です．けいれんは多様な型がありますが，手足をガクガクと震わせる発作ですので，ここでは当てはまりません．

選択肢 3　心筋梗塞　→ ✕

　血栓による冠状動脈の閉塞からくる心筋の虚血で，主な症状として，不機嫌，激しい啼泣，胸痛，呼吸困難や嘔気，冷汗などがあげられるため，ここでは✕です．

選択肢 4　クループ　→ ✕

　クループは，喉頭を中心とする急激な上気道狭窄で，犬吠様咳嗽，吸気性喘鳴，嗄声などを示した症状ですので，✕です．

正答　1

KEY WORD　免疫グロブリン療法

　川崎病の後遺症には冠状動脈瘤があります．急性期の治療が最も重要とされ，免疫グロブリン大量療法により，発生が著明に低下します．

　免疫グロブリン製剤は血液由来のため，アレルギー反応やアナフィラキシーショックを起こすことがあり，副作用を意識して投与後の観察をすることが大切です．

　通常，免疫グロブリン投与により解熱が認められますが，投与後も解熱が認められない場合や，再度発熱が認められた場合は，冠状動脈病変予防目的で追加で免疫グロブリンが投与されます．場合によりステロイドパルス療法を行うこともあります．初回の免疫グロブリン投与後の発熱は，医師へ報告しましょう．

●アレルギー反応による症状

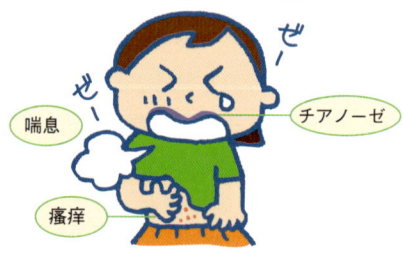

差がつく知識

免疫グロブリン療法と予防接種

- 川崎病は乳幼児の罹患が多いため，免疫獲得過程で予防接種が終了していない場合があります．免疫グロブリン製剤投与後は予防接種の効果が得られないため，生ワクチンは6か月，不活化ワクチンは3か月以上の間隔を空ける必要があります．

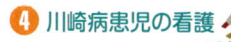

4 川崎病患児の看護

問題 69

選択肢 1 川崎病のパンフレットを渡す → ✗

川崎病のパンフレットを用いて予測される経過を説明する時期とは考えにくいので✗です．

病日17日頃には急性期症状が改善し，皮膚の落屑（らくせつ）などがみられ回復期とされる時期です．指先の皮膚が落屑している場合，感染予防を目的とした手指の清潔などが必要となります．また冠状動脈瘤の残存は心筋梗塞の危険を伴うとされています．

選択肢 2 父親と連絡をとるように勧める → ✗

この場合，母親への看護で対応可能と考えられるため✗です．

患児にとって，入院による母子分離はストレスフルな状態です．基本的信頼関係が構築されている母の面会時間は，患児の精神的な安定を図るためにも重要です．母親の不安の表出とねぎらい，子どもと過ごす時間の工夫が重要です．

選択肢 3 母親からじっくり話を聞く → ○

家族の不安な気持ちは，患児にも伝わります．患児の精神的な安定のためにも，母親の思いを表出できる環境を提供し，親としてできることを一緒に考えることが必要とされるため，○です．

川崎病を告知された親は，「原因不明」という説明にショックを受けます．また，急性期症状の苦痛や不快のある子どもを目の当たりにして，自責の念を抱きます．後遺症としても，重大なものとして冠状動脈瘤の形成，それに伴う心筋梗塞とされているため，ショックは大きいことが考えられます．

選択肢 4 川崎病の親の会を紹介する → ✗

冠状動脈瘤の診断直後であり，心筋梗塞による突然死の不安がある状況です．家族会などに参加して体験の共有や情報収集を勧める時期とは考えにくいので，✗となります．

正答　3

KEY WORD 川崎病による冠状動脈瘤

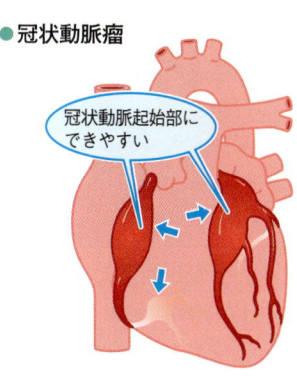

●冠状動脈瘤

冠状動脈起始部にできやすい

川崎病に伴う心血管病変には，心筋炎などの心筋障害と，冠状動脈障害による心筋虚血があります．

急性期には冠状動脈瘤を生じ心筋梗塞をきたす危険があります．冠状動脈瘤は長期的には縮小することが多いですが，狭窄病変となることもあり，心筋症，心筋梗塞の合併症の危険があります．

心電図の観察は早期に発見するうえで重要です．波形の変化を発見したら，ただちに医師へ報告します．

●心筋梗塞の心電図波形

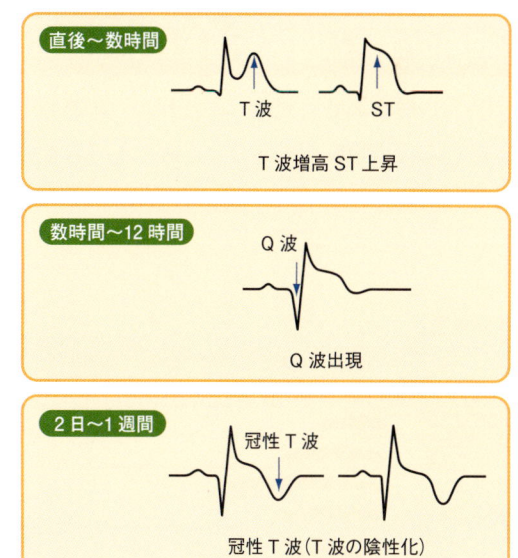

直後～数時間　T波　ST
T波増高 ST上昇

数時間～12時間　Q波
Q波出現

2日～1週間　冠性T波
冠性T波（T波の陰性化）

情報収集のポイント　データを読み解く

> ここでは，患児がどのような状況にあるのか，問題文のデータからくわしく読み解いていきます．

問題文

1歳6か月の女児①．父親と専業主婦の母親との3人家族である．6日前から発熱②と左頸部リンパ節腫脹③があり，近医を受診していた．熱が下がらず，体幹に発疹が出現し眼球結膜の充血，いちご舌があり④，紹介されて入院した．入院時，体温39.5℃，呼吸数32/分，心拍数145/分⑤．川崎病と診断された．

血液検査の結果，白血球15,000/μL，血小板45万/μL，CRP4.8mg/dLであり，γ-グロブリン製剤の点滴静脈内注射が開始⑥された．開始10分後に女児は腹部をかきはじめ，喘鳴と口唇のチアノーゼが出現した．

病日17日の心エコー検査で軽度の冠状動脈瘤の形成⑦が認められた．主治医からの検査結果の説明後，母親は児の将来を悲観し泣きじゃくっている．

② 6日前から発熱
③ 左頸部リンパ節腫脹
④ 体幹に発疹が出現し眼球結膜の充血，いちご舌があり
⑦ 冠状動脈瘤の形成

川崎病の症状と出現時期をおさえておく

いずれも川崎病の診断基準に含まれる，典型的な症状です．これらは出現時期もあわせておさえておく必要があります．

●川崎病の診断基準

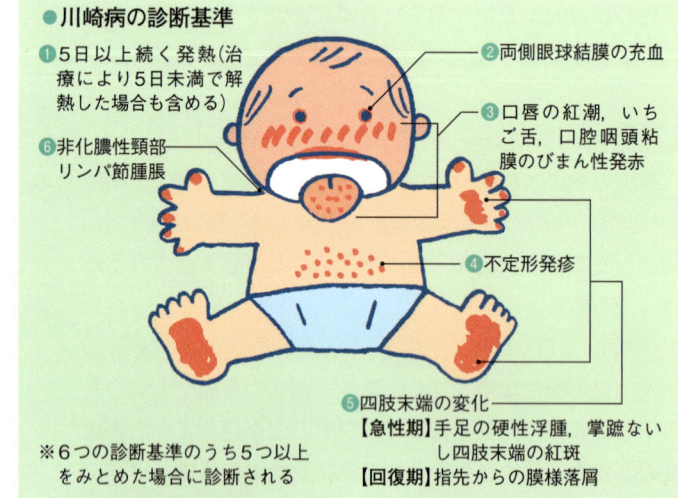

❶5日以上続く発熱（治療により5日未満で解熱した場合も含める）
❷両側眼球結膜の充血
❸口唇の紅潮，いちご舌，口腔咽頭粘膜のびまん性発赤
❹不定形発疹
❺四肢末端の変化
　【急性期】手足の硬性浮腫，掌蹠ないし四肢末端の紅斑
　【回復期】指先からの膜様落屑
❻非化膿性頸部リンパ節腫脹

※6つの診断基準のうち5つ以上をみとめた場合に診断される

●病期経過図

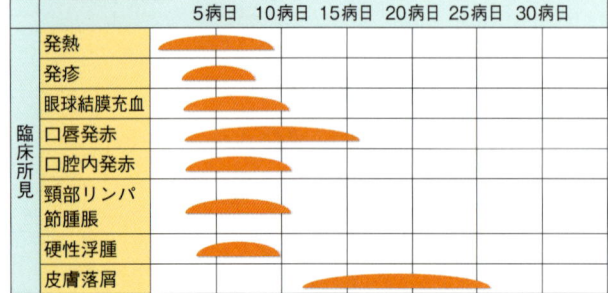

上村茂ほか：川崎病の診断と必要な検査，小児看護24（2）：189～195，2001．より引用

●手掌の発赤・腫脹

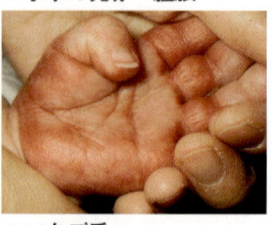

●いちご舌

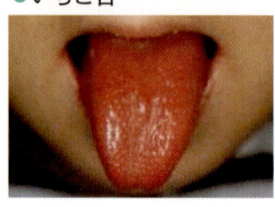

●発疹

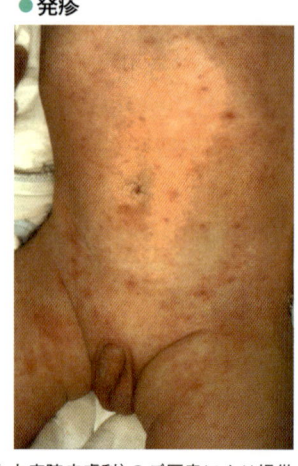

日野治子先生（関東中央病院皮膚科）のご厚意により提供

④ 川崎病患児の看護

① 1歳6か月の女児

▼

発達段階を把握し母親と離れる不安に注意する

　エリクソンの心理・社会的発達理論では乳児期の課題について，「基本的信頼感」の獲得，幼児期前期は「自立性」としています．母への愛着行動は2～3歳頃まで見られます．母親という安全な基地を確認し次の探索行動に向かうことができるのです．母親からの自立の願望と離れることへの不安が共存する時期です．

　1歳～1歳半頃は「マンマ」「ワンワン」などの単語中心の表現ができる時期とされています．1歳半～2歳頃に2語文を話すようになり，コミュニケーションにおける言葉の果たす役割が拡大するといわれています．発達段階の理解が重要となります．

⑤ 体温39.5℃，呼吸数32/分，心拍数145/分

▼

乳幼児のバイタルサインの基準値をおさえる

　乳幼児のバイタルサインも基準値を把握して，異常をしっかりとおさえられる必要があります．
　1～2歳児の目安としては，呼吸数20～40/分，心拍数100～130/分，血圧105/65mmHgです．

⑥ 白血球15,000/μL，血小板45万/μL，CRP4.8mg/dLであり，γ-グロブリン製剤の点滴静脈内注射を開始

▼

免疫グロブリン療法の開始

　冠状動脈瘤を防ぐために，急性期に免疫グロブリン療法を行います．

臨床に出るまで覚えておいてほしいこと

> 乳幼児の特性を理解し，不安や恐怖を取り除く工夫をしよう！
> **母親の気づきを大切にした情報収集**，**正確なバイタルサイン測定**のための工夫が不可欠

　乳幼児の多くは発熱を主訴に受診します．また発達段階上，患児本人は言語的なコミュニケーションが難しく，母親の「いつもと違う」という気づきを大切にして情報収集することや，看護師の観察が重要となってきます．

　また，正しくバイタルサインを測定するには少し工夫が必要です．安心基地である母親の協力を得ることも大切です．

　乳幼児のバイタルサインの測定では，児がじっとしていられなかったり，慣れない環境による恐怖があるために抵抗することがあります．啼泣や体動による測定値への影響を考慮し，心拍数や呼吸数，血圧，体温の順に測定するとよいでしょう．遊びを交えたり，絵本やおもちゃを用いて気を紛らわせるような工夫をして短時間で実施する必要があります．

　乳幼児の血圧は触診法で測定することがありますが，拡張期圧の変動により冠状動脈病変の異常の指標となることがあり，安静時に聴診法で拡張期と収縮期血圧を測定することが望ましいとされます．小児の体格によりマンシェットのサイズの選択が必要で，上腕または大腿・下腿の2/3～3/4を覆うものを選びましょう．

引用・参考文献
1) 厚生労働省川崎病研究班：川崎病（MCLS，小児急性熱性皮膚粘膜リンパ節症候群）診断の手引き．改訂5版，2002．
2) 石井正浩，五十嵐隆：川崎病のすべて．小児科臨床ピクシス9，中山書店，2012．
3) 石黒彩子，浅野みどり編：発達段階からみた小児看護過程＋病態関連図．医学書院，2008．
4) 奈良間美保ほか：系統看護学講座 専門分野Ⅱ 小児看護学[1] 小児看護学概論 小児臨床看護総論．医学書院，2007．
5) 奈良間美保ほか：系統看護学講座 専門分野Ⅱ 小児看護学[2] 小児臨床看護各論．医学書院，2011．
6) 浅倉次男監：子どもを理解する．へるす出版，2008．

MEMO

認定看護師が教える！

看護師国家試験 状況設定問題

第5問

硬膜下血腫患者の看護

● 看護のポイントは？ ●

血腫の形成・増大によって生じる症状を理解し，異常の早期発見に努める

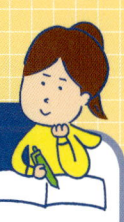

なぜ？ 血腫の増大によりさまざまな神経症状が現れるため

頭部外傷などにより，頭蓋内で出血が起こり血腫を形成します．頭蓋内血腫には出血の部位によって硬膜外血腫，硬膜下血腫，脳内血腫に分けられ，それらの血腫が増大することで脳が圧迫され，麻痺や失語などさまざまな神経症状が現れることがあります．

なぜ？ 二次性脳損傷を早期に発見して予後の改善をはかるため

頭部外傷には外部からの直接的な衝撃によって起こる一次性脳損傷と，一次性脳損傷による出血や浮腫などが脳組織を圧迫して損傷が起こる二次性脳損傷があります．一次性脳損傷を受けた脳細胞を回復させることは困難ですが，二次性脳損傷を早期に発見し，適切に対処することで予後は大きく異なってきます．そこで，ここでは硬膜下血腫の病態や看護について学ぶことにより，二次性脳損傷予防の意識づけにつながることを期待しています．

（執筆：中野 英代）

問題 （第99回・午前問題103～105）

次の文を読み103～105の問いに答えよ．

62歳の男性．妻との2人暮らし．55歳から高血圧で内服治療中．朝の散歩を日課としていたが，2日前から歩行時に右下肢がもつれる感じがあった．今朝の散歩時，立位がとれない状態になったため，妻に伴われて救急外来を受診した．頭部CTで左硬膜下血腫が脳実質を圧迫しており，緊急手術目的で入院した．入院時，意識は清明．体温36.7℃．呼吸数16/分．脈拍66/分．血圧140/70mmHg．経皮的動脈血酸素飽和度〈SpO$_2$〉97％．瞳孔両側2mm，対光反射は正常．頭痛と嘔吐とはなく，全身状態も安定していた．

103 手術開始が2時間後と決まった．意識状態に変化はない．手術が開始されるまでに最も出現しやすい症状はどれか．
1. 頭痛
2. 頻脈
3. 体温上昇
4. 左下肢のしびれ

104 医師から手術が必要と説明を受けた妻は「右足がもつれただけで，緊急手術になると聞いて頭が真っ白になり，医師からの説明も何も聞こえませんでした」と看護師に話す．
妻への説明で適切なのはどれか．
1. 「命にかかわらない右足のことは今は考えないでください」
2. 「手術は2時間後の予定ですから落ち着いてください」
3. 「手術をすれば状態が改善する可能性があります」
4. 「奥さんが動揺してはいけません」

105 左穿頭血腫洗浄ドレナージ術が施行され帰棟した．術直後の観察では，意識は刺激しなくても覚醒しているが，いまひとつはっきりしない状態である．頭痛と嘔吐とはない．体温36.7℃．呼吸数20/分．脈拍82/分．血圧190/90mmHg．経皮的動脈血酸素飽和度〈SpO$_2$〉99％．硬膜下ドレーンから少量の排液がみられる．
術直後のアセスメントで正しいのはどれか．
1. 血圧を下げる必要がある．
2. 意識レベルはJCS II-10である．
3. ベッドの30度挙上が必要である．
4. 頭蓋内圧亢進症状が出現している．

この問題を解いておきたい理由

頭蓋内で血腫が形成され進行すると，頭蓋内圧亢進や脳ヘルニアにいたる場合があります．症状の経過を理解し，バイタルサインや意識状態などの神経学的所見の観察をしっかりと行うことで，変化を早期に発見し，脳の損傷を抑えることができます．

各設問のポイント

103 硬膜下血腫の症状経過
硬膜下血腫は発症時期によって急性または慢性に分けることができます．まず，この問いはどちらの硬膜下血腫なのかを区別することがポイントです．

104 緊急手術を受ける患者の家族へのケア
夫の突然の手術に対して妻の動揺が伺えます．そのため，看護師は妻の擁護者として，妻の不安を緩和させるためにどのような対応をとればよいのかを見極めることがポイントです．

105 脳の手術後の管理
術後に考えられる合併症とは何かを考えながら，経過を観察していくことがポイントです．

解答と解説

問題 103

選択肢 1 頭痛 → ○

受傷機転は不明ですが，右下肢のもつれや立位困難，意識清明という症状から，この患者は慢性硬膜下血腫（KEYWORD）であることがわかります．慢性硬膜下血腫の主な症状として，頭痛，認知障害，歩行障害，片麻痺などがあり，現在は頭痛の出現がなくても今後出現する可能性があると考えらえます．よってこの選択肢は○です．

選択肢 2 頻脈 → ✕

時間が経つにつれ血腫が増大すると，脳が圧迫され頭蓋内圧が亢進し，血圧上昇と徐脈がみられます（クッシング現象）．よってこの選択肢は✕です．

選択肢 3 体温上昇 → ✕

体温は視床下部にある体温調節中枢で調節されています．この問いでは頭蓋内圧亢進症状はなく，体温調節中枢が障害されているとは判断できません．また，発熱はなく，感染症状などを表す血液データもないため，体温上昇の可能性を示唆することは困難であると考えます．よってこの選択肢は✕です．

選択肢 4 左下肢のしびれ → ✕

慢性硬膜下血腫の主症状として片麻痺があり，現在右下肢に麻痺を呈しています．また，頭部CTの所見でも左硬膜下血腫を認めているため，右側に症状が出現することが予測できます．よってこの選択肢は✕です．

正答 1

KEY WORD 慢性硬膜下血腫

慢性硬膜下血腫は，軽度な受傷を契機に生じ，血腫が増大して，3週間以上経過してから徐々に症状が出現してきます．

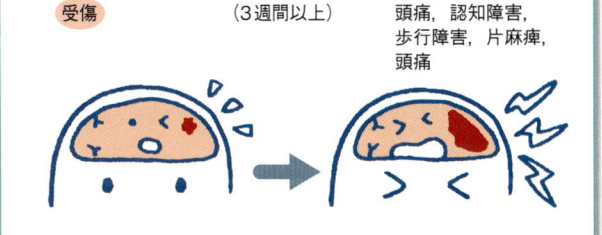

受傷 →（3週間以上）→ 頭痛，認知障害，歩行障害，片麻痺，頭痛

差がつく知識

クッシング現象

- 頭蓋内圧の上昇により頭蓋内への血液の流入が困難になると，それを補うために血圧が上昇します．また，血圧を一定に保つために徐脈となり，拍動性の強い徐脈を触診できるようになります．

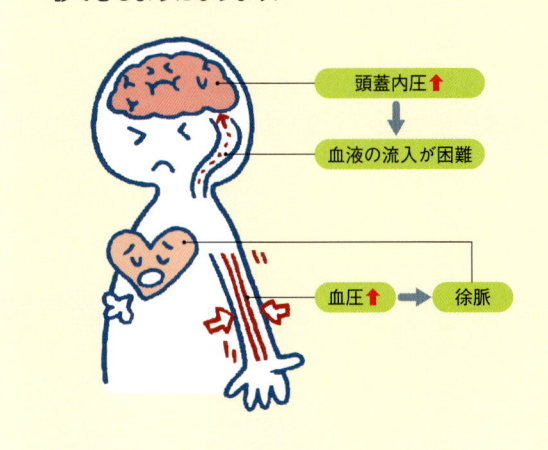

頭蓋内圧↑ → 血液の流入が困難
血圧↑ → 徐脈

問題 104

選択肢 1 「命にかかわらない右足のことは今は考えないでください」 → ✗

妻は緊急手術になることを不安に感じており、右足のもつれのことを不安に感じているわけではありません。よってこの選択肢は✗です。

選択肢 2 「手術は2時間後の予定ですから落ち着いてください」 → ✗

この選択肢のように、手術がいつ頃始まるのか妻に説明することも重要ですが、妻は頭が真っ白になり医師からの説明をまったく理解できていない状態です。そのため、優先順位を考え、まずは手術の必要性を妻へ説明することのほうが重要であると考えます。よってこの選択肢は✗です。

選択肢 3 「手術をすれば状態が改善する可能性があります」 → ○

現在の状況が手術を行うことによって改善する見込みがあるということを妻に説明することが重要です。よってこの選択肢は○です。

しかし、「手術をすれば良くなります。」というような断定した言い方はよくありません。手術することで症状が良くなるか悪くなるかは誰も予測できないことなので、この選択肢のように「改善する可能性があります」といった言い方がポイントになります。

選択肢 4 「奥さんが動揺してはいけません」 → ✗

突然の出来事に対して動揺するのは当たり前のことです。そのため、動揺している妻の気持ちを受け止め、共感することが重要になります。したがって、この選択肢は✗です。

正答 3

問題 105

選択肢 1 血圧を下げる必要がある → ○

血圧が高いと再出血を起こす可能性が高くなります。そのため医師の指示範囲で血圧をコントロールすることが重要になります。よってこの選択肢は○です。

たとえば、医師は以下のような指示を出します。

> 目標血圧：収縮期血圧100～150mmHg
> 収縮期血圧150mmHg以上が持続する場合、ペルジピンを2mL/時で開始し、その後2時間ごとに血圧測定。
> 収縮期血圧150mmHg以上でペルジピン1mL増量、最高10mL/時まで
> 収縮期血圧120mmHg以下でペルジピン1mL減量、終了可

看護師はこの指示を見ながら薬液を投与します。この際、必ず看護師2名でダブルチェックを行いながら投薬します。

選択肢 2 意識レベルはJCS II-10である → ✗

JCS（KEYWORD）において、刺激しなくても覚醒しているがいまひとつはっきりしない場合はJCS I-1であり、この選択肢は✗です。

選択肢 3 ベッドの30度挙上が必要である → ✗

意識障害および呼吸障害がみられない場合には、脳の静脈還流を促進し、脳循環を改善させるために、頭部を15～30度頭部挙上させることが望ましいとされています。しかし、30度以上の頭部挙上は頭蓋内への血流を低下させることが考えられ、超急性期には極力回避します。

また、必ずしも頭部挙上しなければならないわけではないため、この選択肢は✗です。ベッドの挙上を行う際には必ず主治医に確認する必要があります。

選択肢 4 頭蓋内圧亢進症状が出現している → ✗

血圧は190/90mmHgと高いですが、そのほかに頭痛や嘔吐、けいれんなどの症状は認めないため、頭蓋内圧亢進症状は出現していないと考えられます。よってこの選択肢は✗です。

正答 1

JCS：Japan Coma Scale、ジャパン・コーマ・スケール

KEY WORD：JCSとGCS

意識状態を客観的に把握するためには，JCS（ジャパン・コーマ・スケール）やGCS（グラスゴー・コーマ・スケール）を用いて観察します．

JCSは覚醒の程度に応じて，Ⅰ～Ⅲ群に分類します．そこからさらに3つずつに分類されており，「Ⅰ-1」「Ⅱ-20」というように表現します（『意識レベル2ケタ』ということもあります）．9段階であるため感覚的にわかりやすく，国内で広く使用されています．

GCSは開眼，言語反応，運動反応のそれぞれについて観察・記載する方法です．「E2V3M4」というように表現します．「GCS＝9（E2V3M4）」というように合計で意識レベルを表現することもあります．JCSよりも細かく患者さんの様子がわかるのが特徴です．

● JCS

Ⅰ．刺激しないで覚醒している状態
1．大体清明だが，いまひとつはっきりしない
2．見当識障害がある
3．自分の名前・生年月日が言えない
Ⅱ．刺激すると覚醒し，刺激をやめると眠り込む状態
10．普通の呼びかけで開眼する
20．大きな声，または体を揺さぶることにより開眼する
30．痛み刺激を加え，呼びかけを繰り返すとかろうじて開眼する
Ⅲ．刺激しても覚醒しない状態
100．痛み刺激に対し，払いのけるような動作をする
200．痛み刺激で少し手足を動かしたり，顔をしかめる
300．痛み刺激にまったく反応しない

● GCS

観察項目	反応	スコア
開眼(E)	自発的に開眼する	4
	呼びかけにより開眼する	3
	痛み刺激により開眼する	2
	まったく開眼しない	1
最良言語反応(V)	見当識あり	5
	混乱した会話	4
	混乱した言葉	3
	理解不明の音声	2
	まったくなし	1
最良運動反応(M)	命令に従う	6
	疼痛部へ	5
	逃避する	4
	異常屈曲	3
	伸展する	2
	まったくなし	1

差がつく知識

脳ヘルニア

- 頭蓋内圧は通常，5～15mmHgです．血腫や浮腫などの頭蓋内占拠性病変，脳実質や脳室の容積増大が起こると，頭蓋内圧は亢進します．
- 頭蓋内圧の亢進が続くと，脳ヘルニア（脳の実質が偏位を起こし，これによって脳神経や血管が圧迫されることによって神経障害が起こること）をきたします．そのため，看護師は頭蓋内圧亢進症状を早期に発見する必要があります．

● 頭蓋内圧亢進症状

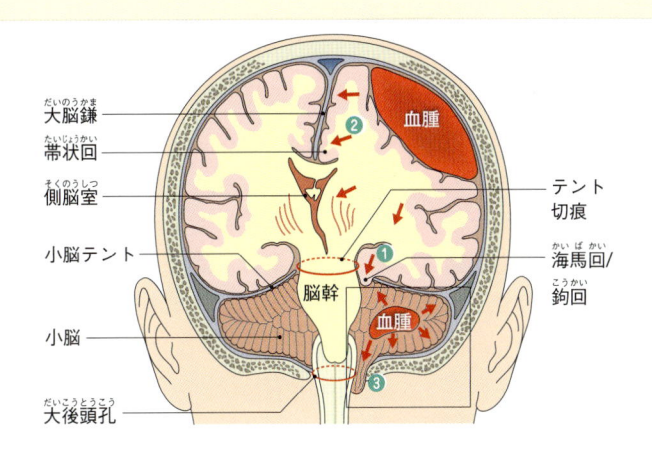

- 頭痛
- うっ血乳頭
- 意識障害
- 悪心・嘔吐
- 血圧上昇
- けいれん

❶ テント切痕ヘルニア：脳幹を側方から圧迫することにより致死的な症状が引き起こされる．中心性ヘルニアは，脳幹障害による意識障害，両側の眼瞼下垂，上方注視麻痺，対光反射の消失などをみる

❷ 帯状回（大脳鎌）ヘルニア：主大脳半球の病変により引き起こされるが，通常は重篤な症状を引き起こさない

❸ 小脳扁桃（大孔）ヘルニア：後頭蓋窩病変で起こりやすい．延髄圧迫により意識障害，呼吸障害をきたし致死的となる

GCS：Glasgow Coma Scale，グラスゴー・コーマ・スケール

情報収集のポイント　データを読み解く

> ここでは、患者さんがどのような状況にあるのか、問題文のデータからくわしく読み解いていきます．

問題文

62歳の男性①．妻との2人暮らし．55歳から高血圧で内服治療中．朝の散歩を日課としていたが，2日前から歩行時に右下肢がもつれる感じがあった．今朝の散歩時，立位がとれない状態になった②ため，妻に伴われて救急外来を受診した．頭部CTで左硬膜下血腫が脳実質を圧迫③しており，緊急手術目的で入院した．入院時，意識は清明④．体温36.7℃．呼吸数16/分．脈拍66/分．血圧140/70mmHg．経皮的動脈血酸素飽和度〈SpO₂〉97％．瞳孔両側2mm，対光反射は正常．頭痛と嘔吐とはなく，全身状態も安定していた．

① 62歳の男性

慢性硬膜下血腫の好発者は？

慢性硬膜下血腫は通常，中高齢者（おおむね50〜60歳以上）の男性に多い特徴があり，年間発生頻度は人口10万人に対して1〜2人とされています．

② 2日前から歩行時に右下肢がもつれる感じがあった．今朝の散歩時，立位がとれない状態になった

症状は徐々に進行する！

慢性硬膜下血腫は一般的に軽微な頭部外傷が原因とされていますが，頭部外傷があったかどうかわからない場合（例えば，飲酒，認知症など）も10〜30％に存在します．
症状は頭部外傷後数週間の無症状期を経て，頭痛，嘔吐などの頭蓋内圧亢進症状，片側の麻痺（片麻痺）やしびれ，痙攣，言葉がうまく話せない（失語症），認知機能障害や意欲の低下などの精神障害とさまざまな神経症状が徐々に出現します（p.39 **KEYWORD** 参照）．

③ 頭部CTで左硬膜下血腫が脳実質を圧迫

硬膜下血腫は頭部CTにて，三日月型の血腫像を認める！

硬膜下血腫では，頭部外傷などで脳と硬膜をつなぐ橋静脈の破綻により，脳と硬膜との隙間に血腫が形成されます．

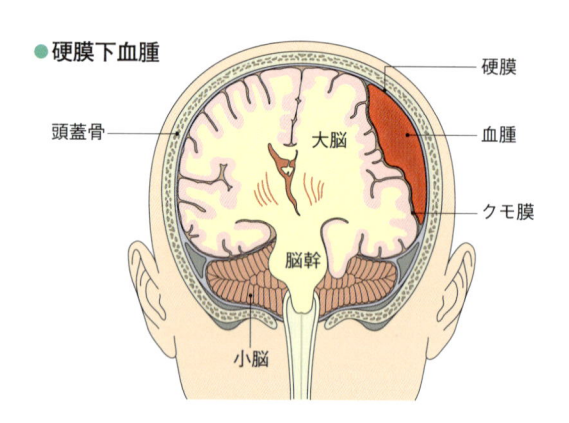

● 硬膜下血腫

（頭蓋骨・硬膜・大脳・血腫・クモ膜・脳幹・小脳）

● 硬膜下血腫のCT（術前・術後）

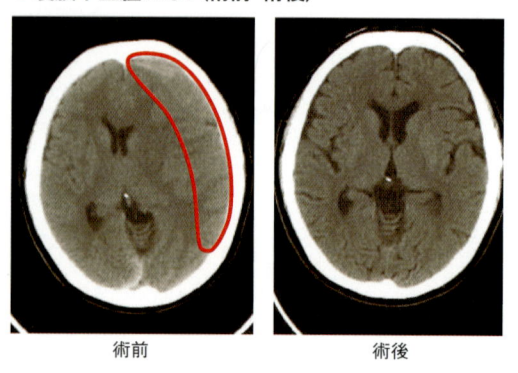

術前　　　術後

堀口崇先生（慶應義塾大学医学部脳神経外科）のご厚意により提供

この血腫を覆う膜(被膜)は，厚い外膜と薄い内膜から構成されています．好発部位は前頭，側頭，頭頂部で，右か左かの一側性のことが多いのですが，ときには両側性(約10％)にみられます．

④ 意識は清明

> 症状が軽いと意識障害はないが，長時間放置すれば脳ヘルニアをきたし，意識障害が強くなる！

　意識障害や昏睡は大脳全般および脳幹部の障害で起こります．患者さんの意識レベルを観察することでその患者さんがどのような状態なのかを判断し，再出血や脳浮腫の進行を予測することができます．

　意識レベルを客観的に評価するために，JCS，GCS (p.41 KEYWORD) が用いられています．

　あわせて，バイタルサインや瞳孔所見，対光反射も経時的に観察していくことが重要です．

●瞳孔の観察

自然光で観察します．瞳孔が5mm以上を瞳孔散大，2mm以下を瞳孔縮小と表現し，瞳孔の左右差が0.5mm以上ある場合を瞳孔不同といいます

●対光反射

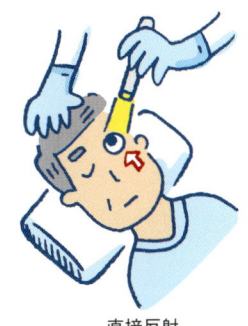

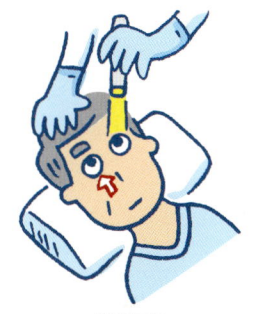

直接反射　　　　間接反射

ペンライトは点灯してから，反対視に光が入らないように目尻のほうから当てます．光を当てた側の瞳孔を見るのが直接反射，反対側を見るのが間接反射です

臨床に出るまで覚えておいてほしいこと

> 「何か変だな」「おかしいな」という気づきが大切!!
> **バイタルサイン**，**意識障害**などの神経学的所見を観察して変化を早期に発見しよう

　頭部外傷は，外力が脳実質を直接損傷して生じる一次性脳損傷と，脳浮腫，頭蓋内圧亢進，意識障害などによる虚血，呼吸や循環障害による二次性脳損傷に分類されます．

　一次性脳損傷は起こってしまったら防ぎようがありませんが，脳血腫や脳浮腫の増大から引き起こされる頭蓋内圧亢進および脳ヘルニアは，バイタルサインや意識状態などの神経学的所見の観察をしっかりと行うことで患者さんの変化を早期に発見でき，二次性脳損傷の予防に努めることができます．

　そのためには，JCSやGCSなどの項目を熟知し，意識レベルを確実に判断できるようになることが重要です．

引用・参考文献
1) 日本救急看護学会編：外傷初期看護ガイドラインJNTEC．へるす出版，2007．
2) 高橋麻里ほか：脳外科患者の急変時のアセスメントと対応患者の病態・状態に基づいた急変時の看護観察と対応．脳外科看護，3(1)：19〜23，2004．

MEMO

認定看護師が教える！

看護師国家試験 状況設定問題

第6問

肺がん患者の看護

● 看護のポイントは？ ●

術後合併症を防ぎ，QOLの維持につなげる

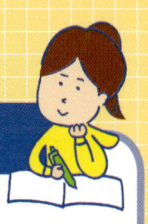

なぜ？　肺がんの原因は術後合併症のリスクにつながっているため

厚生労働省の調査によると，2012年のわが国の悪性新生物死亡者数において，肺がんは，男性は第1位，女性は第2位です．

肺がんの原因には，喫煙，職業的物質（アスベスト，ニッケル，クロム，ラドン），大気汚染，遺伝などがあげられますが，最も重要なものは喫煙であり，小細胞がんと扁平上皮がんではとくにその影響が大きいといわれています．

喫煙は術後合併症の危険因子でもあるため，術前からのアセスメントが重要です．呼吸器疾患などの既往歴もあわせて把握しておきます．

なぜ？　術後合併症予防のためにも，術後の管理や，生活における注意点について理解が必要であるため

肺がんで手術を受ける場合，術後合併症を予防し，1日でも早く社会復帰をすること，また，術後の補助療法につなげていくことは，がん患者さんのQOLを維持するために重要です．適切な観察や，生活指導について，理解しておきましょう．

（執筆：稲城　陽子）

QOL：quality of life，生活の質

問題 （第102回・午前問題91～93）

次の文を読み91～93の問いに答えよ．

Aさん（58歳，男性），建築作業員．趣味はジョギングで毎日5kmを走っている．55歳のときに肺気腫（pulmonary emphysema）を指摘されている．1か月前から咳嗽が続いて止まらないため，自宅近くの病院を受診した．胸部エックス線撮影で異常陰影が認められ，精密検査の結果，右下葉に肺がん（lung cancer）が見つかり，標準開胸右下葉切除術が予定された．20歳から喫煙歴があり，肺気腫（pulmonary emphysema）を指摘されるまで1日40本程度吸っていた．

91 手術は無事終了し，胸腔ドレーンが挿入されたが，水封ドレナージのみで持続吸引は行われていない．術直後，胸腔ドレーンの先端から呼気時にエアリークが認められた．ドレーン挿入部と接続部とを確認したが異常はなかった．医師は，「再手術は経過を見て判断する」と言っている．
看護師の対応として適切なのはどれか．
1. 水平仰臥位にする．
2. 肩関節の運動を促す．
3. ドレーンをクランプする．
4. 皮下気腫の出現に注意する．

92 術後2日．硬膜外持続鎮痛法が行われているが，Aさんは咳嗽時や体動時に苦痛表情をしている．
看護師の対応として適切なのはどれか．
1. 体動を少なくするように指導する．
2. 創部のガーゼの上から温罨法を行う．
3. 鎮痛薬の追加使用について医師と検討する．
4. 胸腔ドレーンの吸引圧について医師と検討する．

93 エアリークは自然に消失し，経過は良好であるため退院予定となった．体動時の痛みは持続しているが，ADLに支障はない．
Aさんへの退院時の生活指導として適切なのはどれか．
1. 「傷の痛みはすぐによくなりますので心配ありません」
2. 「リハビリテーションはジョギングから始めましょう」
3. 「外出時はマスクを使用してください」
4. 「退院後2，3日から入院前と同じ仕事をしても大丈夫です」

この問題を解いておきたい理由

本問題では，肺がんの患者さんの術後管理について考えていきます．肺がんの術後は，胸腔ドレーンの管理，痛みの管理などが重要になってくるので，この問題を通して学んでいきましょう．

各設問のポイント

91 胸腔ドレーンの管理
呼気時にエアリークがみられるという異常を観察した際の，看護師の対応について考えていきます．胸腔ドレーンは，吸引圧の設定や観察ポイントなど臨床の中でも管理が大変ですが，管理方法と観察ポイントをしっかりおさえておきましょう．

92 疼痛を和らげるケア
術後の痛みに関する問題です．硬膜外持続鎮痛法（こうまくがいじぞくちんつうほう）とは何か，痛みを和らげるために，私たちがどのような対応をするべきなのかを考えていきます．

93 退院時の生活指導
無事に退院を迎えた患者さんの，退院指導についての問題です．退院指導のポイントをおさえていきましょう．

解答と解説

問題 91

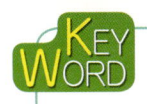

KEYWORD：胸腔ドレーン

胸腔内に留置するドレーンのことで，気胸・胸水貯留，膿胸の患者さんのほかに，開胸操作となった手術（肺がん，食道がん，心臓手術など）の患者さんにも留置します．

● 胸腔ドレナージユニット

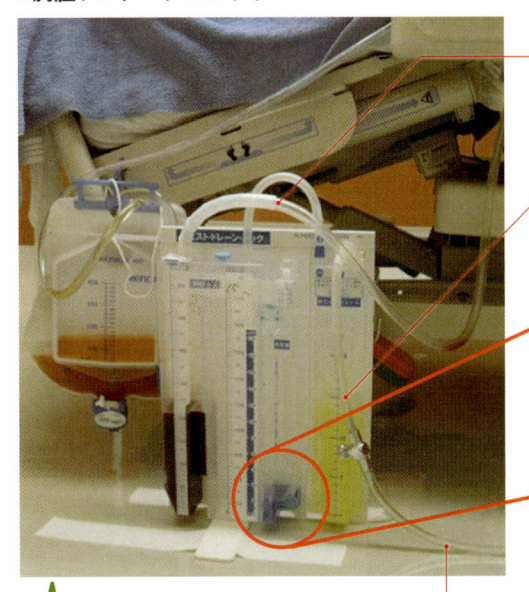

- 胸腔から
- 吸引圧
- 吸引ポートへ

● 水封室の拡大図

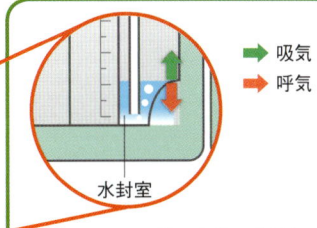

- 吸気
- 呼気
- 水封室
- エアリークがある場合，水封室に連続的に気泡が出現する
- 呼吸性運動に伴い，水封室の液面が数cm上下する

「水封ドレナージ」って？

胸腔内は陰圧で閉鎖腔です．これが，胸腔ドレーンがほかのドレーンと大きく異なる点です．
このために，持続吸引圧をかける場合は，一般的に－12～－10cmH₂Oで行われます．
一方，持続吸引をかけないで管理する場合を水封ドレナージ（ウォーターシール）といいます．
胸腔内を陰圧で保ちつつドレナージするために，水で蓋をして外気との交通はさせずに，排液や脱気をする方法です．

注意：問題文では，「胸腔ドレーンの先端から呼気時にエアリークが認められた」とありますが，エアリーク（気泡）を観察する場所は，水封室です！

ドレーン挿入中の観察ポイントは？

- 胸部X線写真上の肺野の状態
- 挿入部の発赤・腫脹
- ドレーンにねじれや屈曲はないか
- 固定がドレナージの妨げになっていないか
- ドレーンが体の下敷きになっていないか
- ドレーンにたるみはないか
- 排液バッグは挿入位置より低い位置にあるか

小松由佳先生（杏林大学医学部付属病院集中ケア認定看護師教育課程専任教員）のご厚意により提供

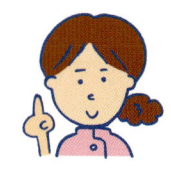

選択肢 1　水平仰臥位にする　→　✗

術後の患者さんの体位は，呼吸がしやすいことを考慮し，頭部挙上としています．胸腔ドレーンからエアリークがみられても，体位を制限する必要はありません．

実践！ 肺葉切除後に胸腔ドレーンを留置する目的には，①術後胸腔内に貯留する血液・滲出液などの排液，②術後出血の監視，③胸腔内の脱気を行い，開胸操作によって虚脱（つぶれた）肺の再膨張をはかる，④術後肺漏や気管支断端漏によって生じるエアリークの監視，があります．

選択肢 2 肩関節の運動を促す → ✗

　肺がんの術後は，術中の体位により肩の痛みを訴える患者さんが多いのは事実です．しかし，エアリークがみられた患者さんに対し，特別に肩関節の運動を促す必要はありません．

選択肢 3 ドレーンをクランプする → ✗ 禁忌

　エアリークがみられているときには，ドレーンをクランプすることで，漏れ出ている空気の逃げ場がなくなり，胸腔内に溜まることで肺が押しつぶされて呼吸困難をまねく危険があります．これは，絶対にやってはいけません．

選択肢 4 皮下気腫の出現に注意する → ○

　ドレナージを行っているにもかかわらず，患者の皮膚，皮下組織に空気が溜まり，膨らんで皮下気腫となる場合があります．
　深呼吸時，咳嗽時，安静時に，エアリークの有無を観察します．ドレーンの接続部・刺入部の状態を観察して，接続部・刺入部にゆるみがないかを確認し，皮下気腫の出現・増強に注意します．皮下気腫が出現したら，すぐに医師へ報告しなければなりません．

　　　　　　　　　正答　4

差がつく知識

エアリーク

- エアリークとは，「空気漏れ」のことです．肺葉切除後のエアリークは，残った肺から空気が漏れ出す「肺漏（はいろう）」が起きている可能性があります．
- 肺漏は，肺胞が脆くなっている肺気腫合併例や重喫煙者に発症しやすいといわれています．

　● エアリークがみられた場合の対応
　・肺漏の増強を防ぐため，強い咳嗽や呼吸訓練用具の使用を控えるように説明する
　・エアリークが増えてきたら，肺漏の増強により再手術が必要なこともあるため，医師へ報告する

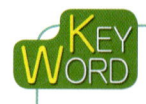

KEY WORD　皮下気腫

　エアリークが胸腔内よりドレナージしきれず，皮下に広がった状態のことです．ドレーン刺入部周囲や前胸部の皮膚を触ると「プチプチ」という感触（握雪感）がみられます．外見上の変化は，観察されません．

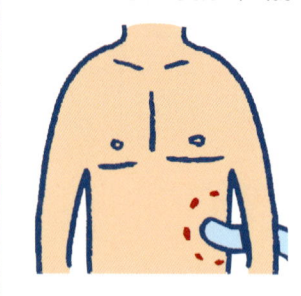

触れる範囲をマジックでマーキングしておき，範囲が大きくなる場合は吸引圧の変更や新たにドレーンを入れる可能性があるため，医師に報告する

問題 92

選択肢 1 体動を少なくするように指導する → ✗

　体動により痛みが増強する場合，患者さん自身で体動を少なくしてしまいがちですが，術後の呼吸器合併症を防ぐためにも，早期からどんどん離床を進めていくべきです．

実践！ 咳嗽や体動で創部やドレーンの挿入部に痛みが走るのは当然のことです．その場合は，咳嗽時に創部を手で押さえて，創部への咳嗽による振動が最小になるようにします．

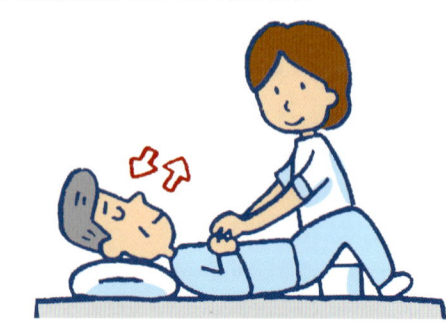

選択肢 2 創部のガーゼの上から温罨法を行う → ✕

術直後の傷に温罨法を行っても，痛みは緩和されません．むしろ，炎症を引き起こす可能性があります．

痛みを訴える場合，創部を観察することは大切ですが，術直後は創部に直接処置をすることは望ましくありません．

選択肢 3 鎮痛薬の追加使用について医師と検討する → 〇

持続硬膜外麻酔で十分な鎮痛が得られない場合には，医師に鎮痛薬の追加投与を検討してもらいます．

疼痛による循環の変動や，深呼吸，痰の喀出困難による呼吸器合併症を防ぐためにも，鎮痛は重要です．

選択肢 4 胸腔ドレーンの吸引圧について医師と検討する → ✕

胸腔ドレーンの吸引圧に関しては，医師の指示になりますが，吸引圧と痛みのコントロールは，関係がありません．

正答　3

実践！ 温罨法は，出血や急性期の炎症があるときは，血流を増加させることによって出血・炎症が悪化するため，行ってはいけません．

● 温罨法の効果
- 筋緊張の緩和
- 血管を拡張させることによる血流量の増加
- 知覚神経の興奮を抑制することによる鎮痛・鎮静効果

実践！ 「痛み止めを使うと傷が治らなくなる」「薬は，あまり使わないほうがいい」と思っている患者さんはたくさんいます．痛みを抑えることでも早期回復への援助となることを伝え，正確な知識と対応方法を指導する必要があります．術前のオリエンテーションの際に，痛みがあるときの対応方法について話しておくと，患者さんの不安軽減にもつながります．

差がつく知識

硬膜外持続鎮痛法
- 硬膜外腔にカテーテルを留置し，局所麻酔薬や鎮痛薬を注入する鎮痛方法です．
- 一定の速度で薬液を注入する装置（持続注入装置）を使用したり，痛みに応じて薬液を追加することによって，効果的な鎮痛が可能です．

問題 93

選択肢 1「傷の痛みはすぐによくなりますので心配ありません」→ ✕

創部痛には個人差があることや，体調によっても増強する場合があり，自宅で創部痛のコントロールができるよう指導することが必要です．

手術時の皮膚切開の影響で，肋間神経痛が持続することがありますが，多くは1〜2か月ほどで軽減します．冷えると痛みが増強するので，温めたり，温湿布を貼ると効果がみられることがあります．

選択肢 2「リハビリテーションはジョギングから始めましょう」→ ✕

術後2〜3か月はまず歩くことから始め，徐々に体を慣らしていくことを指導します．

選択肢 3「外出時はマスクを使用してください」→ 〇

肺葉を切除したことで，残された肺で今後の生活を営みます．風邪をひいたり熱を出したりすると酸素の消費が増し，呼吸困難や肺炎へ移行する可能性があるため，感染予防についての指導は大切です．

手洗い・含嗽の励行と，必要に応じてマスクを使用し感染予防に努めるよう指導します．

選択肢 4「退院後2，3日から入院前と同じ仕事をしても大丈夫です」→ ✕

Aさんは，建築作業員です．退院後は，呼吸機能だけでなく体力も低下している状態です．仕事の復帰に関しては，医師と相談します．

正答　3

情報収集のポイント　データを読み解く

> ここでは，患者さんがどのような状況にあるのか，問題文のデータからくわしく読み解いていきます．

問題文　Aさん（58歳，男性）．建築作業員．趣味はジョギングで毎日5kmを走っている．55歳のときに肺気腫（pulmonary emphysema）①を指摘されている．1か月前から咳嗽が続いて止まらない②ため，自宅近くの病院を受診した．胸部エックス線撮影で異常陰影が認められ，精密検査の結果，右下葉に肺がん（lung cancer）が見つかり，標準開胸右下葉切除術が予定された．20歳から喫煙歴があり，肺気腫（pulmonary emphysema）を指摘されるまで1日40本程度吸っていた③．

① 55歳のときに肺気腫（pulmonary emphysema）

閉塞性換気障害による手術のリスクを考慮する

　肺気腫とは，細気管支と肺胞が拡張し破壊される疾患です．息切れや咳，痰，痩せが主たる症状です．原因ははっきりしていないものの，肺気腫患者の8割以上が喫煙者であるという報告があります．肺がんも肺気腫も，喫煙者に多い病気です．
　人口の高齢化に伴い，肺気腫や肺病変（喘息・間質性肺炎など）を合併している手術予定患者が増えています．
　そして，術前の肺機能の評価は，手術のリスクを評価するうえで重要です．呼吸機能検査と動脈血ガス分析により判断します．
　肺気腫を指摘されているAさんは，閉塞性換気障害であることが予測され，これは呼出時の気道閉塞を伴う呼出障害です．ゆっくり吸気をすることで肺活量（%VC）は保たれるものの，勢いよく呼出すると弾力を失った気道が閉塞して呼出障害となり，1秒率（FEV$_{1.0}$%）の低下をまねきます．

② 1か月前から咳嗽が続いて止まらない

肺がんの症状の特徴をおさえておく

　肺がんがどこの部位にできたのかによって症状が異なります．
　気管支の近くにできた肺門型（中心型）の肺がんでは，

肺機能検査

%肺活量（%VC）と1秒率（FEV$_{1.0}$%）の比率の組み合わせで評価します．

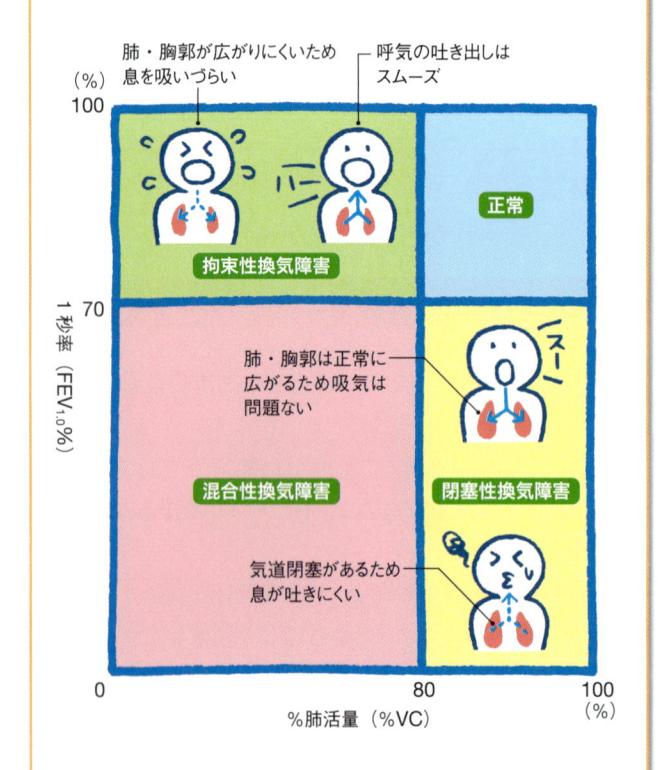

- 肺・胸郭が広がりにくいため息を吸いづらい
- 呼気の吐き出しはスムーズ
- 拘束性換気障害
- 正常
- 肺・胸郭は正常に広がるため吸気は問題ない
- 混合性換気障害
- 閉塞性換気障害
- 気道閉塞があるため息が吐きにくい

縦軸：1秒率（FEV$_{1.0}$%）、70、100（%）
横軸：%肺活量（%VC）、0、80、100（%）

- %肺活量（%VC）＝実測肺活量／予測肺活量×100%
  どれだけ多く息を吸って吐けるかを示す

- 1秒率（FEV$_{1.0}$%）＝1秒量／努力性肺活量×100%
  1秒間にどれだけ多く息を吐けるか示す

ごく早期から咳や痰などの気管支の刺激症状や、がん組織が壊死・脱落するための血痰などの症状が出現しやすいです。また、早期のうちには胸部エックス線写真では発見できないのも特徴です。

一方、Aさんのような肺野型（末梢型）の肺がんは、早期のうちは自覚症状がないことが最大の特徴です。咳嗽は肺気腫の症状でもあり、肺がんによるものなのかは判断がつきません。胸部エックス線写真または胸部CT検査で発見する以外に方法はありません。

③ 20歳から喫煙歴があり、肺気腫（pulmonary emphysema）を指摘されるまで1日40本程度吸っていた

喫煙によるリスクを把握する

喫煙指数（ブリンクマン指数）＝1日の喫煙本数×喫煙年数
Aさんの場合は、
　1日40本×35年間＝1400　となります。

また、喫煙者は、術後の痰の分泌が多くなることが予測され、術後肺合併症（肺炎・無気肺など）のリスクも高くなります。

●肺がんの組織型

肺がんはその組織型から大きく4つに分類され、腺がん、扁平上皮がん、大細胞がん、小細胞がんです。わが国で最も頻度の高いものは腺がんで約半数を占めます。

組織型	非小細胞がん			小細胞がん
	腺がん	扁平上皮がん	大細胞がん	
発生部位	肺野型(多)	肺門＋肺野＝4:6	肺野型(多)	肺門型もあり
喫煙との関連	関連(少)	関連(多)	関連(少)	関連(多)
臨床症状（呼吸器）	少ない	咳・血痰（肺門型）	少ない	ときにあり
検査方法	検診	検診 喀痰細胞診	早期発見困難	早期発見困難
治療戦略	非小細胞がんとしての治療戦略			単独

文献1）より

●喫煙指数とがんのリスク

喫煙指数	分類
400以上	肺がん危険群
600以上	肺がん高度危険群
1400以上	咽頭がん高度危険群

臨床に出るまで覚えておいてほしいこと

> 術後合併症の早期発見のために、観察ポイントを押さえておこう！
> **術前からのリスクアセスメント**が大切！

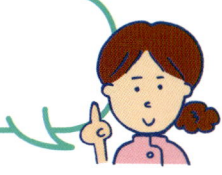

今回の設問のように、呼吸器合併症や喫煙といった原疾患に加え既往歴のある患者さんの術後管理は、術前からのリスクアセスメントが重要です。術前の状態をしっかりアセスメントすることで、術後にポイントを押さえた観察をすることができ、異常の早期発見につながります。

肺がんは決して予後がよいがんではありません。術後合併症を予防し、1日でも早く社会復帰をすること、術後の補助療法につなげていくことは、がん患者さんのQOLを維持するためにも重要なことです。

胸腔ドレーンのような特殊な管理を必要とするドレーン管理についても、挿入の目的を理解し、ポイントをきちんと押さえて観察をしていくことで、安全に管理をすることができます。

引用・参考文献
1) 榮木実枝ほか編：肺がん患者ケア．がん看護セレクション，学研メディカル秀潤社，2012．
2) 永井秀雄ほか編：臨床に活かせるドレーン＆チューブ管理マニュアル．p.46，学研メディカル秀潤社，2011．
3) 竹末芳生ほか編：術後ケアとドレーン管理．エキスパートナース・ガイド，照林社，2009．

MEMO

認定看護師が教える！
看護師国家試験
状況設定問題

第7問

慢性腎不全患者の看護

● 看護のポイントは？ ●

患者さんのこれまでの生活を理解し，個別的な看護展開を行う

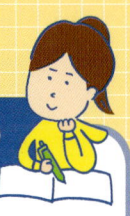

なぜ？ 適切な自己管理ができず不可逆的な状態にいたることが多いため

腎不全とひとことで言っても，慢性の経過をたどっている慢性腎不全と，急激に進行する急性腎不全とでは大きな違いがあります．急性腎不全の多くは，緊急の処置により危険な状態から脱することもできます．

しかし，慢性腎不全は，療養中に医師の指示に従わず，たとえば，指示されたとおり薬を飲まなかったり，制限されている塩分やカリウムの多い果物を取り過ぎてしまうことで進行が進み，不可逆的な結末になってしまう患者さんがとても多くみられます．

なぜ？ 生活習慣が腎不全の進行につながっていることが多いため

以前は慢性糸球体腎炎が新規透析導入の第1位でしたが，1998年以降は糖尿病腎症が新規導入患者の第1位に変化しています．糖尿病は生活習慣病といわれていて，生活の乱れ，とくに食生活の乱れから引き起こされます．

高尿酸血症や高血圧で腎不全が進行する場合もありますが，これもまた生活習慣の乱れが原因の1つともいわれています．つまり，腎不全になる患者さんは，自分の生活習慣を変化させることが困難で，治療に積極的に取り組めないことが多くなっています．

そのため，腎不全患者さんを看護する場合，どんな生活を送ってこられた患者さんなのか，どんな環境にいる患者さんなのか，そしてどうなりたいと思っているのかなど，患者像をしっかり把握してアセスメントすることが，個別的な看護展開のカギとなります．

（執筆：芹澤 貴子）

問題 （第94回・午後問題46～48）

次の文を読み46～48の問いに答えよ．

43歳の女性．最近，仕事が多忙になったため疲労が蓄積していた．1か月で体重が8kg増加し，頭痛，息切れ，嘔気および浮腫が現れ，腎機能低下によって緊急入院した．入院時，体温36.8℃，呼吸数28/分，脈拍数82/分，血圧184/102mmHg．血清生化学所見は，尿素窒素89mg/dL，クレアチニン9.2mg/dL，K^+ 6.9mEq/L，血糖110mg/dLであった．胸部エックス線撮影では肺うっ血が認められた．入院後，うとうと眠っていることが多く，手足のしびれや脱力感を訴えている．25歳の妊娠中から蛋白尿が出現し，その後も続いていたが放置していた．

46 入院時のアセスメントで正しいのはどれか．
1. 慢性腎不全のⅡ期である．
2. 心停止の危険性が高い．
3. 低血糖症状が疑われる．
4. 直ちに血圧を下げる必要がある．

47 治療で倦怠感や脱力感は改善したが，肺うっ血は改善しないため，鎖骨下静脈にカテーテルを挿入し，緊急血液透析を行うことになった．
透析導入時の看護で適切なのはどれか．
1. 足浴で浮腫の改善を図る．
2. 食べたいものを家族に持参してもらう．
3. 頭痛が起きやすいので鎮痛薬を渡しておく．
4. 出血の徴候がないか確認する．

48 内シャントを造設し，血液透析を行うことになった．
退院に向けた説明で正しいのはどれか．
1. 「水分制限の必要はなくなります．」
2. 「骨がもろくなることがあります．」
3. 「腎機能が改善すれば透析の必要はなくなります．」
4. 「汗をかかないように心がけてください．」

この問題を解いておきたい理由

急激な体重増加や，頭痛，息切れ，嘔気，そして浮腫という身体状況は，腎不全の急性増悪時に現れる典型的な症状といえます．また，「仕事が多忙になったため疲労が蓄積していた」とありますが，仕事を持っている方では，「もう少し我慢すればよくなるだろう」と自分の治癒力を過信したり，「今は忙しくてとても休めない」などという環境によって，苦しいのに我慢をして受診が遅れてしまうことが多くみられます．

苦しい選択を迫られた患者さんの思いを十分理解し，適切な支援を考えていきます．

各設問のポイント

46 腎不全が進行した状態への理解
この患者さんはどのような危険な状況下にいるかという判断を聞いています．ゆっくり進行する腎不全ですが，設問のような状況になると生命も脅かされます．

47 緊急血液透析時の注意点
カテーテルを用いての治療における注意事項を聞いています．緊急透析だけではなく，通常の透析においても必ず使用する薬剤などは知っておく必要があります．

48 維持透析を行う患者さんへの生活指導
維持透析を行い生活していく患者さんへの指導を聞いています．今後どのような経過をたどっていくかを知っておきましょう．

解答と解説

問題 46

選択肢 1 慢性腎不全のⅡ期である → ✗

慢性腎不全の病期分類第Ⅱ期では，軽度の高窒素血症が出現しますが，自覚症状が出る患者さんはあまりいません．しかし，この患者さんの場合，尿素窒素89mg/dL，クレアチニン9.2mg/dLとかなりの高値であり，強い自覚症状も出ているので✗です．

選択肢 2 心停止の危険性が高い → ○

「心停止の危険性が高い」というキーワードは，K⁺（カリウム）の値をみるとわかります．設問では「K＋6.9mEq/L」であり，大至急血清カリウム値を低下させないと，生命を維持することができません．よって○です．

血清カリウム値が増加すると脱分極が異常になり，心臓が痙攣を起こします．正常値は3.5〜4.5mEq/Lですが，5.5mEq/Lを超えると心電図上にテント上T波が出現し，6.5mEq/L以上になるとP波が消失したりQRS幅が延長して，最終的には心停止となります．

選択肢 3 低血糖症状が疑われる → ✗

「血糖 110mg/dL」とありますが，空腹時血糖の正常範囲は，80〜100mg/dLですので，低血糖症状が疑われることはありません．また，この直後に血糖が急激に低下するという情報も入っていないので，✗です．

選択肢 4 直ちに血圧を下げる必要がある → ✗

血圧を下げることよりも心停止の危険から脱することのほうが重要であるため，✗です．

入院時の血圧は184/102mmHgと，たしかに高値を示しています．しかし，降圧薬を使用しても，血圧上昇の原因が急激な体重増加による静水圧の上昇，肺うっ血にありますので，焼け石に水です．

正答　2

実践！ 慢性腎不全の病期分類は，Ⅰ期からⅣ期があります．Ⅰ，Ⅱ期では自覚症状はほとんどみられず，自覚症状が著明になるのはⅣ期です．

●慢性腎不全の病期分類

病期	GFR	症状
第Ⅰ期（腎予備力低下期）	50〜80%	自覚症状はほとんどみられない
第Ⅱ期（腎機能障害期）	30〜50%	血圧上昇，高リン血症，尿濃縮力障害により夜間尿，二次性副甲状腺機能亢進症などがみられる
第Ⅲ期（腎不全期）	10〜29%	腎性貧血，低カルシウム血症，高リン血症，代謝性アシドーシス
第Ⅳ期（尿毒症期）	<10%	尿毒症による多彩な全身症状

実践！ 高カリウム血症の主な原因には，腎機能低下のほか，消化管出血，クラッシュ症候群があります．

●高カリウム血症の主な原因

腎機能低下	腎機能が破綻すると，水分だけでなく尿毒素も排泄されなくなり，電解質のバランスも崩れ，カリウムも排泄されなくなります．
消化管出血	体内で多量の出血が起きると赤血球が破壊されるため，細胞内のカリウムが細胞外に出ていき結果的に高カリウム血症となります．
クラッシュ症候群	地震等で非常に重いものに長時間押しつぶされていたところを救出された際，破壊された赤血球からカリウムが漏出して全身をまわり，高カリウム血症となります．また，挫滅した筋肉から放出されたミオグロビンにより急性腎不全をきたします．

●高カリウム血症の治療法

❶ 透析

❷ カルシウムの投与
カルシウムは細胞外のカリウムを細胞内に取り込むことができる．ただし，ジギタリス中毒の患者さんでは血清カルシウムを急激に上昇させると，心筋細胞内のカルシウム濃度が上昇してジギタリス中毒が悪化するため禁忌．

❸ インスリンの投与
インスリンには血中のグルコースを細胞内に取り込む作用がある．このときグルコースはカリウムと一緒に移動するため，細胞外にあるカリウムが細胞内に取り込まれ血清カリウム値が低下する．ただし，インスリンは血糖を低下させるためブドウ糖を一緒に投与する必要があるが，高カリウム血症と高血糖が同時に発症している場合などのGI療法（グルコースインスリン療法）は，とくに注意が必要．

問題 47

選択肢 1 足浴で浮腫の改善を図る → ✗

カテーテルを使用して緊急血液透析を行うわけですので，足浴で浮腫の改善をしようとすることは困難です．ましてや，肺うっ血は改善されていませんので，患者さんの息切れは消失していないはずです．このようなときに足浴を実施しても，本人には苦痛でしかないため，×です．

選択肢 2 食べたいものを家族に持参してもらう → ✗

今回は，これから鎖骨下静脈にカテーテルを挿入するわけですから，食べたいものを持参してもらうことより，上肢を安定させることのほうが大切です．よって×です．

透析導入時の身体症状の特徴に，嘔気・嘔吐があります．また，本人が食べたいと訴えたとしても，腎不全は改善されていませんので，食事には注意が必要です．

選択肢 3 頭痛が起きやすいので鎮痛薬を渡しておく → ✗

透析後に頭痛が発生することがありますが(p.58参照)，必ずしも発生するわけではありませんので，あらかじめ渡す必要はありません．よって×です．

また，選択肢2でも説明したように，上肢の安定と余剰水分摂取に注意が必要です．もし鎮痛薬が必要となっても，看護師が環境を整え内服を介助するべきです．

選択肢 4 出血の徴候がないか確認する → 〇

血液透析ではほとんどの場合，抗凝固薬を使用して凝固時間を延長させますので，刺入部と全身の血管の出血傾向を観察する必要があります．よって〇です．

もともと抗凝固薬に類した薬(ワルファリンカリウムやチクロピジンなど)を内服している患者さんや，出血が止まりにくい患者さんなどもいますので，透析中には何度も凝固時間を測定し，最小限の薬剤で透析が行えるようにします．

正答 4

実践！ 身体の清潔は命には直接かかわらないと考えがちですが，体が汚れていると「生きたい」という意欲が薄れていきます．患者さんの「もっと元気になりたい」「自宅に帰りたい」という思いを支えるために，清拭や足浴はとても重要な看護です．以前，通院透析は無理といわれていて，カサカサになった全身を両手で隠すようにして「ごめんなさいね，こんなに汚い体で」と話す患者さんがいました．そのとき，「この方の保清は生理的欲求と同じで，この欲求を満たせばもっと上の欲求が出てくる」と信じ，透析日ごとに全身清拭，シャンプー，足浴を計画的に実施しました．その結果，生きる意欲を再度持ってもらい，わずかな期間でしたが，自宅に帰って通院透析への移行に成功した事例もあります．

KEYWORD 透析患者さんの食事指導

嘔気・嘔吐が改善され食事摂取の許可が出たら，食べてはいけないものはないことを説明したうえで，残腎機能をみながら塩分，水分，リンそしてカリウムの上手な摂取方法を指導します．

透析の患者さんは除水により便秘になりがちですが，尿量のない患者さんにとって多飲は危険なため，多量の飲水は避けます．また，リンを上昇させる牛乳やヨーグルトも勧められません．また，ビタミンやタンパク質なども，高カリウム血症や高リン血症につながるため制限が必要です．

差がつく知識

血管内脱水

- 透析では，血管内にある余分な水分を機械的に抜くため，血管内脱水が容易に起こります．
- 水分が組織から血管内に移動するには膠質浸透圧が重要になりますが，アルブミンが低下していると膠質浸透圧は低く，血管内に水分を引き込むことが困難になります．
- 血管内脱水は血圧低下を引き起こし，透析を継続することができなくなります．除水量を基礎体重の3〜5％位にできるよう，飲水の指導が最も大切になります．

実践！ 緊急の血液透析では，鎖骨下静脈に太いカテーテルを挿入します．

●血液透析のため挿入されたカテーテル

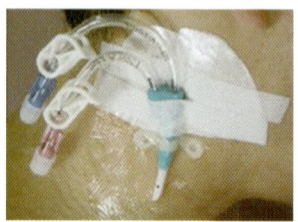

問題 48

選択肢 1「水分制限の必要はなくなります.」→ ✗

「内シャントを造設し血液透析を行うことになった」とあり，患者さんは維持透析に移行することがわかります．つまり，水分制限は継続していかなければならないため×です．

選択肢 2「骨がもろくなることがあります.」→ ○

腎不全になるとリンの排泄が低下して高リン血症となり，PTH（副甲状腺ホルモン）の分泌が増加するほか，腎臓でのビタミンDの活性化を低下させます．それにより腸管からのカルシウムの再吸収も低下するため，骨障害（腎性骨症）の原因となるため，○です．

ただし，透析導入時にあれこれ指導しても，患者さんは受け入れができないものです．できないことを説明するのではなく，どうすればやりたいことができるのかを一緒に考えます．

とくにこの患者さんの場合は，受診ができないほど忙しい仕事をしていました．その仕事が患者さんの人生において占める価値の大きさを確認し，続けたいと考えているのであれば，職場と透析の環境を整える必要があります．

選択肢 3「腎機能が改善すれば透析の必要はなくなります.」→ ✗

腎機能が改善することはかなり困難であり，透析が不要になることはないと考えます．よって×です．

緊急透析は救命処置であり，透析療法（**KEYWORD**参照）などの腎代替療法について情報を提供し，選択してもらいます．

選択肢 4「汗をかかないように心がけてください.」→ ✗

汗で体外に水分を排出できることは，尿量が減り水分制限のある患者さんにとって貴重なため，×となります．

透析患者さんの多くは，活動量の低下などにより発汗量が低下するため，体調を整えながら，できるだけ元の生活に近づけられるよう援助し，ぬるめの半身浴やウォーキングなどを勧め発汗を促します．

正答　2

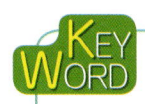

KEYWORD　透析療法

❶ 血液透析

シャントとよばれる静脈と動脈をつなぎ合わせた血管から血液を抜き，ダイアライザーという人工腎臓に血液を入れ，血液の浄化と除水を行います．週3回透析施設に通院して，1回に3時間～5時間治療を受けます．

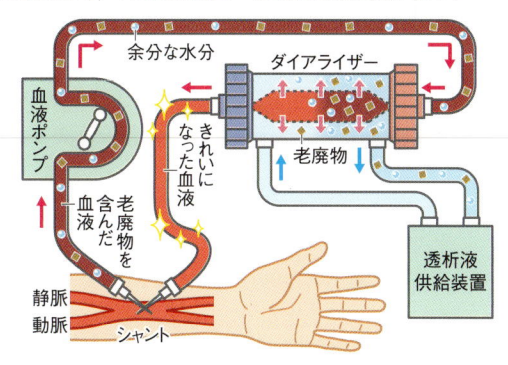

❷ 腹膜透析

腹腔内にカテーテルを挿入して透析液を入れ，腹膜を介して尿毒素と水分を移動させます．腹膜には毛細血管が無数にあり，腹腔内に入れた高濃度の透析液と毛細血管の浸透圧差によって物質が移動します．透析液の入れ替えは1日に残腎機能に応じた回数で行います．血液透析とは異なり，24時間かけてゆっくり透析するため，血管内脱水による血圧低下はほとんど発生しません．通院も月に1回～2回のため，仕事をしている人に適しています．しかし，自己管理がとても重要であるため，処方通りに治療を行わなかったり，食事や水分制限を守れなかったりすると中止となります．

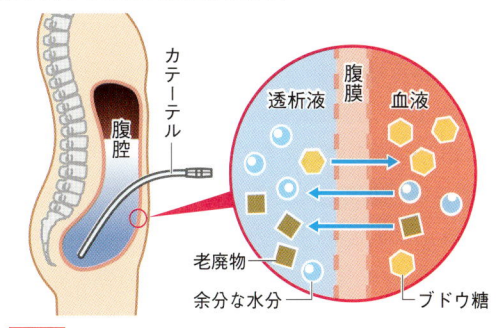

［注意！］
腹膜に異物を入れるため，腹膜が劣化していきます．腹膜の機能が低下すると血液透析に移行しなければならないことを，導入前に伝えておかなければなりません．腹膜機能の低下は人によりさまざまですが，10年以下で血液透析に移行したほうがよいとされています．濃度の高いブドウ糖を腹腔内に入れるため，腹膜へのダメージがあります．これが長期間にわたると，被嚢性腹膜硬化症といって難治性の腹膜炎を発症するリスクが高まります．

情報収集のポイント　データを読み解く

> ここでは，患者さんがどのような状況にあるのか，問題文のデータからくわしく読み解いていきます．

問題文

43歳の女性．最近，仕事が多忙になったため疲労が蓄積していた．1か月で体重が8kg増加①し，頭痛，息切れ，嘔気および浮腫②が現れ，腎機能低下によって緊急入院した．入院時，体温36.8℃，呼吸数28/分，脈拍数82/分，血圧184/102mmHg．血清生化学所見は，尿素窒素89mg/dL，クレアチニン9.2mg/dL，K$^+$6.9mEq/L，血糖110mg/dL③であった．胸部エックス線撮影では肺うっ血④が認められた．入院後，うとうと眠っていることが多く，手足のしびれや脱力感を訴えている．⑤25歳の妊娠中から蛋白尿が出現し，その後も続いていたが放置していた．

① 1か月で体重が8kg増加

② 頭痛，息切れ，嘔気および浮腫

③ 体温36.8℃，呼吸数28/分，脈拍数82/分，血圧184/102mmHg．血清生化学所見は，尿素窒素89mg/dL，クレアチニン9.2mg/dL，K$^+$6.9mEq/L，血糖110mg/dL

④ 胸部エックス線撮影では肺うっ血

溢水により肺うっ血が生じている

「1か月で8kgの体重増加」は，体内の余剰水分が急激に増加したためです．原因は尿量の減少ですが，短期間にこれだけの体重増加（溢水）は，肺うっ血の原因になります．出口のなくなった大量の水は，心臓や肺，血管外組織へ流れ出し浮腫の原因になります．

急性腎不全の患者さんで救急搬送されてくる患者さんの症状は多岐にわたりますが，慢性腎不全の急性増悪で来院される患者さんのほとんどが呼吸困難を訴えます．じわりじわりと腎臓の障害が進行し，感染症や怪我，脱水や溢水などを機に急激に腎機能が悪化します．不要な水分を排出できなくなるため，体に水分が過剰に蓄積され呼吸が困難になるわけです．

② 頭痛，息切れ，嘔気および浮腫

腎不全の急性増悪による症状

血圧が184/102mmHgと高いため，頭痛があるのかもしれませんが，また別の理由での頭痛発症のメカニズムがあります．

脳には血液脳関門があり，尿毒症から脳を守ろうとします．そのため脳関門を境に，圧差が生じ頭痛を引き起こします．また逆に，血液透析を行うことにより，体内が急激に浄化され，逆の圧差が生じ頭痛が発症することがあります．これがいわゆる不均衡症候群の症状のひとつです．

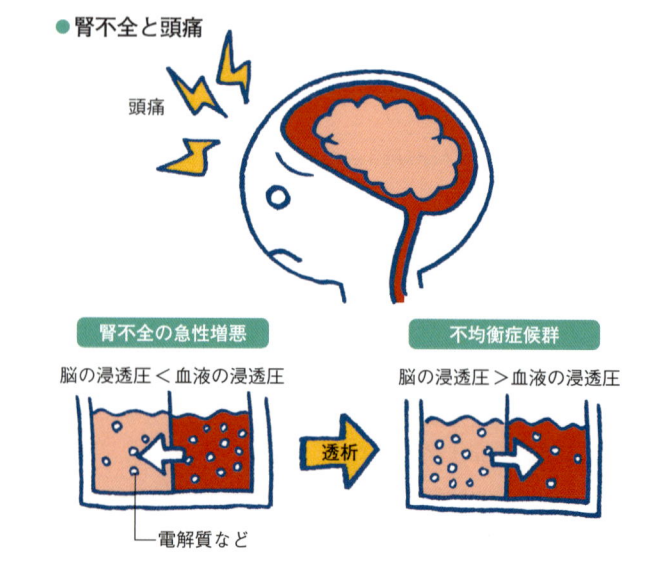

● 腎不全と頭痛

頭痛

腎不全の急性増悪	不均衡症候群
脳の浸透圧＜血液の浸透圧	脳の浸透圧＞血液の浸透圧

透析

電解質など

③ 体温36.8℃，呼吸数28/分，脈拍数82/分，血圧184/102mmHg．
血清生化学所見は，尿素窒素89mg/dL，クレアチニン9.2mg/dL，
K$^+$ 6.9mEq/L，血糖110mg/dL
⑤ うとうと眠っていることが多く，手足のしびれや脱力感を訴えている．

●尿毒症症状

頭痛，不安，傾眠
不整脈
肺炎
食欲不振
かゆみ
骨がもろくなる
むくみ，しびれ

> **腎機能低下により尿毒症症状，高カリウム血症が生じている**

うとうと眠っているのは尿毒症症状のひとつで，尿素窒素89mg/dLというデータからアセスメントできます．
また，手足のしびれや脱力感は，K$^+$ 6.9mEq/Lというデータから，高カリウム血症の典型的な症状といえます．

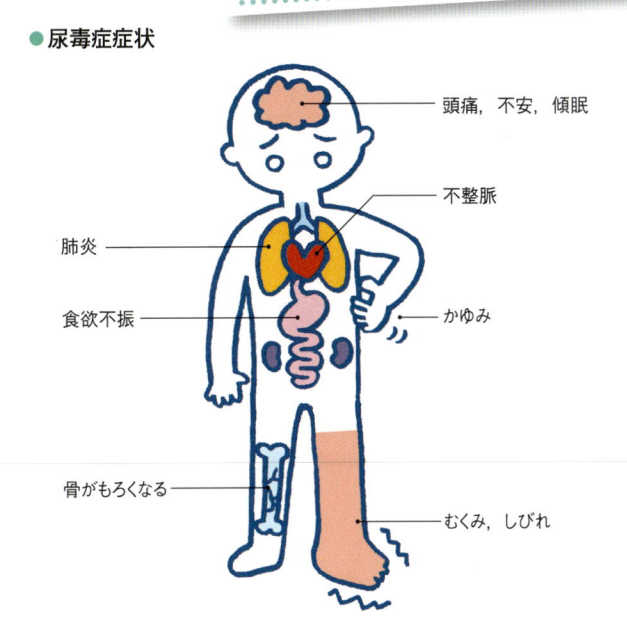

臨床に出るまで覚えておいてほしいこと

①身体症状の観察とデータの確認を徹底的にしよう！
②患者さんの病歴・背景を正確に捉えよう！

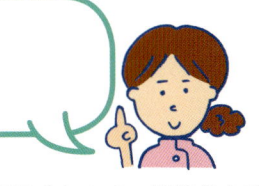

症状には必ず原因があるわけですから，「頭が痛い」「手がしびれる」などの初期の症状を，絶対に見過ごさないことが大切です．また，腎障害は無痛の障害です．**痛みが出てきたときには，もう末期腎不全です**．「そのとき」が来る前に，患者さんと一緒に治療方法を考えることも腎不全看護には重要です．看護は科学です．ストン，と納得できるまで原因を追究し，設問のように危険な緊急導入とならないように，保存期腎不全看護の質を向上しなければなりません．

25歳の妊娠中からの蛋白尿を放置しているので，腎障害は18年かけて進行していたと考えられます．長期にわたる蛋白尿が糸球体を目詰まりさせ，腎機能を破綻させました．放置した原因は不明ですが，透析導入時，仕事が多忙であったという内容から，出産後も育児と仕事に追われ受診行動ができなかったのかもしれません．そこは必ず事実だけを確認し，今後の維持透析生活に支障をきたす因子は何かを探り出し，元気に透析が継続できるよう支援しましょう．

また，現在子どもは17歳〜18歳です．多感な時期でもありますが，患者さんの療養に協力を求めることはできると思います．

MEMO

認定看護師が教える！

看護師国家試験 状況設定問題

第8問

糖尿病患者の看護

● 看護のポイントは？ ●

自己管理によって合併症が防げるよう，知識の提供や生活調整を行う

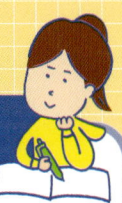

なぜ？ 糖尿病は多くの合併症を併発する疾患であるため

糖尿病は全身病ともいわれ，多くの合併症を併発する疾患です．患者数の増加に伴い，糖尿病による合併症をもつ患者さんも増加しています．そのため，臨床の場面では糖尿病科以外でも多くの糖尿病患者さんに出会います．私たちには，それぞれの患者さんの病態やそれまでの経過，背景などを理解したうえで支援を行うことが求められています．

なぜ？ 糖尿病の治療の中心は患者さんの生活であり，自己管理が大切であるため

糖尿病の治療の難しさは，その治療の中心が患者さんの生活であることだといわれます．生活の中で起こるさまざまな状況に対して，患者さん自身が自分の病気や治療の内容を理解したうえで対応していくことが必要です．そのため，私たち看護師の役割は，糖尿病患者さんが自己管理をするための知識の提供や生活調整を行うことが中心となります．

（執筆：木内 恵子）

問題 （第102回・午後問題94～96）

次の文を読み94～96の問いに答えよ．

Aさん（54歳，女性）は，10年前に2型糖尿病（type2 diabetes mellitus）と診断され，外来受診を続けていた．今回血糖コントロールが不良となり，精密検査とインスリン治療を検討するために入院した．身長154cm，体重45kg，HbA1c 9.0％．早朝空腹時血糖値178mg/dL，食事摂取の指示エネルギー量は1,400kcal/日である．

94 入院初日．Aさんは看護師に「10年間頑張っていたつもりだったけど，やっぱり食べ過ぎていたのね」と話す．
看護師の対応で最も適切なのはどれか．
1. 「もう少し頑張れるとよかったですね」
2. 「食品交換表の使い方を勉強しましょう」
3. 「食べ過ぎていたかどうか一緒に確かめてみませんか」
4. 「退院後はインスリンを使わなくてすむよう頑張りましょう」

95 入院後5日．超速効型インスリンの自己注射が開始された．開始7日，Aさんがインスリン注射を忘れて，昼食を食べ始めていたところを看護師が発見した．
看護師の対応で最も適切なのはどれか．
1. 食事を中断して血糖値を測定する．
2. 食事を中断してインスリン注射をする．
3. インスリン注射の必要性を再度詳しく説明する．
4. 今度は看護師が食前に注射をするよう声をかけると説明する．

96 入院後2週．Aさんは血糖コントロールが改善してきたため，退院予定となった．退院後も毎食前に超速効型インスリンを使用する予定である．Aさんが「家で低血糖にならないか心配」と話したので，退院前に外泊を行って血糖値の変化を確認することにした．外泊中の家での生活，血糖値および摂取エネルギーを表に示す．

この問題を解いておきたい理由

厚生労働省から発表された「平成24年国民健康・栄養調査」によると，糖尿病が強く疑われる人は約950万人，糖尿病の可能性が否定できない人は約1,100万人と推計されており，みなさんが臨床に出て必ず出会う疾患といえます．

本問は，発症後10年が経過しインスリン導入が必要になった患者さんへの看護についての設問です．自己管理の支援，インスリン注射を忘れたときの対処方法や，低血糖予防について，患者さん自身が生活の中で行うために，具体的にどう支援するのかが学習できます．

各設問のポイント

94 自己管理の支援
血糖コントロール悪化の原因が「食べ過ぎ」であると考えている患者さんへの対応を問われています．自己管理がうまくいかなかったと感じているAさんのストレスに目を向けるとともに，ここではAさんの食事療法に関する知識や今までの自己管理の状況についての情報がないことに注目して考えてみましょう．

95 インスリン注射を忘れたときの対処方法
超速効型インスリンの作用動態を考慮し，最も適切な対応について考えましょう．

96 低血糖予防の方法
患者さんの血糖値や生活の状況を確認し，低血糖になりそうな部分を見極めます．そのうえで，低血糖を回避するためにはどのような対応をしたらよいかを考えましょう．

時　間	行　動	食前血糖値(mg/dL)	摂取エネルギー(kcal)
午前 6 時	起　床	−	−
午前 7 時	朝　食	104	350
午前10時	洗濯・掃除	−	−
午後 0 時	昼　食	89	400
午後 3 時	買い物（徒歩）	−	−
午後 7 時	夕　食	150	600
午後 9 時	入浴・テレビ	−	−
午後11時	就　寝	−	−

Aさんの低血糖予防として適切なのはどれか．

1. 朝食前に飴をなめる．
2. 掃除を2日に1回とする．
3. 午前11時ころに補食を摂る．
4. 夕食前の買い物は自転車で行く．

解答と解説

問題 94

選択肢 1「もう少し頑張れるとよかったですね」→ ✗

この場面では，Aさんの今までの自己管理についての情報はありません．Aさんが一生懸命に自己管理に取り組んできたとしても，インスリンの分泌が不良になるなど血糖コントロールが悪くなっている可能性も考えられます．また，Aさんの言葉からは，後悔の念を抱いていることが推察されます．このような状況でAさんの今までの自己管理が不十分であったかのような表現は適切とはいえません．

選択肢 2「食品交換表の使い方を勉強しましょう」→ ✗

Aさんの血糖コントロール悪化の原因が食品交換表の使用方法に問題があったという情報はありません．Aさんの知識の状態がわからない状況で，食品交換表の使い方の勉強を勧めるべきではありません．

選択肢 3「食べ過ぎていたかどうか一緒に確かめてみませんか」→ ○

Aさんの実際の食事療法がどうだったかを確認することは重要です．「食べ過ぎていた」と感じているAさんに，このタイミングで振り返りを提案することは効果的であるといえ，これが正答となります．

一緒に振り返る行為は，これからの自己管理について協同していくという関係性の第一歩になる支援です．

差がつく知識

食品交換表とは

- 主に含有している栄養素によって食品を4群6表に分類し，食品のエネルギー量80キロカロリーを1単位として食品分量を示しています．
- それぞれの表から指示された単位分の食品を選ぶことにより，バランスの良い適切なカロリーの食事摂取が可能です．詳細は日本糖尿病学会編『糖尿病食事療法のための食品交換表』（文光堂）を参照してください．

1単位＝80kcal

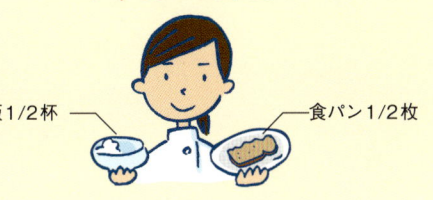

選択肢 4「退院後はインスリンを使わなくてすむよう頑張りましょう」→ ✗

退院後のAさんの治療としてインスリン療法が選択される可能性が高い状況です．インスリンの離脱が可能であるかのような印象を与える説明は避けるべきです．

正答　3

問題 95

選択肢 1 食事を中断して血糖値を測定する → ✗

　Aさんはインスリン注射を実施せずに食事を食べ始めていますので，血糖値は上昇しています．つまり，通常ではあり得ない，特別な状況であるということです．ですから，どの程度血糖値が上昇しているかを確かめることはあまり重要ではありません．したがって，食事を中断し血糖値を測定する対処は適切でないといえます．

選択肢 2 食事を中断してインスリン注射をする → ○

　Aさんは超速効型のインスリンを注射する予定でした．<mark>超速効型のインスリンは注射してから10分程度で効果が発現し，食後の血糖値の上昇を抑える作用があります．したがって，通常では食事の直前に注射をします．</mark>食事を開始すれば血糖値は上昇を始めますので，血糖コントロールへの影響を最小限にするためには，気付いた時点で早急にインスリン注射をします．よってこれが正答です．

選択肢 3 インスリン注射の必要性を再度詳しく説明する → ✗

　Aさんはインスリンの必要性がわからずに注射をしなかったのではなく忘れたのです．食事の途中ですので，ここで詳しく説明をする必要はありません．

　もちろん，Aさんがインスリンの必要性について十分に理解していないと判断できるような言動があれば，別の機会に詳しく説明する必要があります．

選択肢 4 今度は看護師が食前に注射をするよう声をかけると説明する → ✗

　Aさんはインスリン注射について自己管理をしていく必要があります．したがって，インスリンを忘れないようにするためにはどうしたらよいかを検討するなど，<mark>できるだけ自立して管理が行えるような支援をするべきです．</mark>

正答　2

差がつく知識

インスリン製剤の種類と作用時間

- インスリン製剤には多くの種類があり，それぞれ作用時間や作用動態が異なっています．
- それぞれの特徴をおさえ，患者さんの病態や生活に合った使い方をしていきます．

●インスリン製剤の種類と作用時間

種類	作用時間 発現	作用時間 持続	作用動態
超速効型インスリン	10〜20分	3〜5時間	食直前に投与が可能
速効型インスリン	0.5〜1時間	約8時間	皮下注射のほかに静脈内注射が可能
混合型インスリン（二相性インスリン）	約30分	約24時間	
中間型インスリン	約1〜3時間	約18〜24時間	持続化剤として硫酸プロタミンを添加．混濁している
持効型インスリン	1〜2時間	24時間	安定した基礎インスリンパターンを再現

問題 96

選択肢 1 朝食前に飴をなめる → ✗

朝食前の血糖値は104mg/dLであり，低血糖の心配はない状態です．したがって，朝食前に飴をなめる必要はありません．

選択肢 2 掃除を2日に1回とする → ✗

昼食前の血糖値は89mg/dLであり，ほかの食前の血糖値と比較すると低めです．昼食前の血糖値は朝食の量や内容，午前中の活動量の影響を受けます．Aさんの午前中の活動は洗濯・掃除ですから活動量を減らせば昼食前の低血糖予防には効果が期待できます．

掃除を2日に1回にすると，掃除をしない日の低血糖予防にはなりますが，掃除をする日は低血糖を起こす危険性があります．

また，掃除の回数を減らすことにより1回の掃除が大変になり活動量の増加につながり，さらに血糖値が下がってしまうかもしれません．

選択肢 3 午前11時ころに補食を摂る → 〇

昼食前の血糖値が89mg/dLであることから，補食を摂るか否かは判断が分かれるところではあります．なぜなら，朝食を7時に摂っていることから，朝食前に注射した超速効型のインスリンの効果は昼前には低下しており，急激に血糖が下がる状況にはないと考えられるからです．

しかし，家事の活動量が増えたときには低血糖を起こす可能性はあります．したがって，4つの選択肢の中では，この選択肢が最も適切な対処であるといえ，正答となります．

ただし，低血糖を心配するあまり必要以上に補食を摂れば，逆に高血糖をまねきます．**Aさんには，少量の補食を摂ってみて，その後血糖値を評価しながら，補食の量や内容について調整することを勧めるとよいでしょう．**

選択肢 4 夕食前の買い物は自転車で行く → ✗

夕食前の血糖値はほかの食前の血糖値よりも高い150mg/dLです．低血糖予防が必要な値ではありません．

正答　3

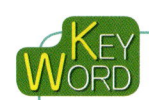

KEY WORD　低血糖

低血糖は，インスリンや経口血糖降下薬を使用している糖尿病患者さんにみられる急性合併症の1つです．低血糖の症状は副交感神経症状，交感神経症状，中枢神経症状，と進んでいき，45mg/dL以下では命に危険が及びます．低血糖が起こりやすい状況を患者さんにきちんと説明し，患者さん自身に低血糖を起こさないよう管理してもらうことが重要です．

● 低血糖時の症状

血糖値	症状分類	症状
65mg/dL程度に低下	副交感神経症状	・空腹感 ・あくび
55mg/dL程度に低下	交感神経症状	・動悸 ・手足の振戦 ・発汗
45mg/dL程度に低下	中枢神経症状	・不安感 ・計算力低下 ・頭痛
45mg/dL以下に低下	中枢神経症状	・異常行動 ・意識消失 ・死の危険性

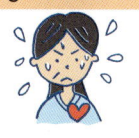

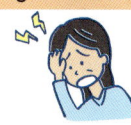

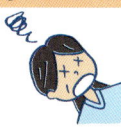

● 低血糖が起こりやすいとき

① 食事量が少なかったり，食事の間隔があいた場合
② 空腹時の運動や過剰な運動をした場合
③ アルコールの多飲
④ インスリン注射，血糖降下薬の過剰投与がなされた場合
⑤ インスリン抵抗性（肥満，ストレスによる副腎皮質ホルモンの分泌，感染症）が改善した場合
⑥ 糖毒性が解除された場合
⑦ ステロイド薬を減量した場合
⑧ 低血糖を引き起こしやすい薬を併用した場合（SU薬，β遮断薬，ワルファリン，アスピリンなどで，低血糖を起こす可能性がある）

情報収集のポイント　データを読み解く

> ここでは，患者さんがどのような状況にあるのか，問題文のデータからくわしく読み解いていきます．

問題文
　Aさん（54歳，女性）は，10年前に2型糖尿病（type2 diabetes mellitus）①と診断され，外来受診を続けていた．今回血糖コントロールが不良となり，精密検査とインスリン治療を検討するために入院①した．身長154cm，体重45kg③，HbA1c 9.0％，早朝空腹時血糖値178mg/dL②，食事摂取の指示エネルギー量は1,400kcal/日である．

① 2型糖尿病，今回血糖コントロールが不良となり，精密検査とインスリン治療を検討するために入院

▼

インスリンの絶対的欠乏はないが，血糖コントロール改善のためにインスリン療法を選択

　糖尿病は成因と病態から分類されます．Aさんは2型糖尿病でありインスリンの絶対的欠乏はありませんが，血糖コントロール改善のためにインスリン療法が選択されたケースです．

② HbA1c 9.0％．早朝空腹時血糖値178mg/dL

▼

血糖コントロールが必要

　合併症予防のためのHbA1cの目標値は7.0％といわれています．AさんはHbA1cは9.0％であり目標値からはずれていますので，適切な治療・自己管理による血糖コントロールが望まれます．
　しかし，急激な血糖コントロールは合併症を進行させることがわかっています．血糖コントロールは合併症の状態を確認したうえで実施されます．

● 1型糖尿病と2型糖尿病

1型糖尿病	2型糖尿病

● ブドウ糖
▲ インスリン

1型糖尿病は膵臓の破壊によりインスリンが分泌されなくなった状態です

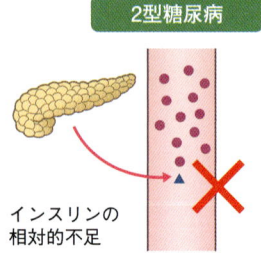

2型糖尿病はインスリンは分泌されているものの，作用しにくくなっている状態です

● 血糖コントロール目標

目標	血糖正常化を目指す際の目標 注1)	合併症予防のための目標 注2)	治療強化が困難な際の目標 注3)
HbA1c（％）	6.0 未満	7.0 未満	8.0 未満

コントロール目標値 注4)

治療目標は年齢，罹病期間，臓器障害，低血糖の危険性，サポート体制などを考慮して個別に設定する．

注1）適切な食事療法や運動療法だけで達成可能な場合，または薬物療法中でも低血糖などの副作用なく達成可能な場合の目標とする．
注2）合併症予防の観点からHbA1cの目標値を7%未満とする．対応する血糖値としては，空腹時血糖値130mg/dL未満，食後2時間血糖値180mg/dL未満をおおよその目安とする．
注3）低血糖などの副作用，その他の理由で治療の強化が難しい場合の目標とする．
注4）いずれも成人に対しての目標値であり，また妊娠例は除くものとする．

日本糖尿病学会編：糖尿病治療ガイド2014-2015．p.25，文光堂，2014．より転載

③ 身長154cm，体重45kg

BMIは18.97で痩せ型

Aさんの現在のBMI (body mass index)は18.97であり痩せ型に近い普通体重です．血糖コントロールが不良な状態が続くと体重が減少しますので，Aさんにおいてもその可能性があります．過体重の時期が長く血糖コントロールの悪化により現在の体重になっているとすれば，Aさんの言っているように「食べ過ぎ」の状況があったと推測できます．インスリン療法が開始になってもAさんにとって食事療法は重要です．

したがって，これからの支援に向けて，今までのAさんの食事療法の状況とともに体重の推移を確認することが必要です．

● BMI

BMI (body mass index)とは体格指数であり，体重(kg)／身長(m)^2 で算出されます．

● BMIの判定方法

18.5未満	低体重	肥満度－15％未満
18.5～25未満	普通体重	肥満度－15％～15％
25～30未満	肥満(1度)	肥満度15％以上
30～35未満	肥満(2度)	
35～40未満	肥満(3度)	
40以上	肥満(4度)	

● 肥満度

(実測体重－標準体重)÷標準体重×100

臨床に出るまで覚えておいてほしいこと

患者さんの病態・治療をよく理解し，適切な看護を提供することが大切！
臨床に糖尿病患者さんは多い！　いまのうちに基礎知識を身につけよう

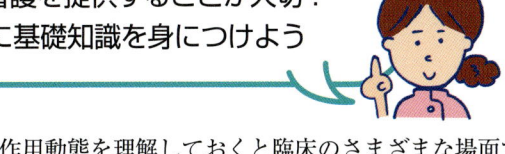

糖尿病は病型や合併症の有無により治療の内容が変わります．したがって，看護を提供するためには患者さんの病態や治療についてよく理解する必要があります．

食事療法については，食品交換表を学ぶことで食品に含まれる主な栄養素について知ることができます．栄養バランスの良い食事について考える基礎になりますので，臨床のさまざまな場面で役立ちます．

ただし，糖尿病腎症を発症すると病期によって塩分制限・タンパク制限・カリウム制限等，食事療法の内容が変更になることを覚えておきましょう．

薬物療法については，設問でも示したようにインスリンの作用動態を理解しておくと臨床のさまざまな場面での対応に役立ちます．

また，今回の設問では問われませんでしたが，低血糖については予防方法以外にも症状・対処方法について理解しておくことが必要です．

看護師は患者さんの状態に合わせた看護の提供を求められます．それには情報提供のみならず，心理的サポートやより具体的な生活調整も含まれています．

臨床で出会う多くの糖尿病患者さんに適切な看護を提供するために，まずは基礎的な知識をしっかりと身に付けておきましょう！

引用・参考文献
1) 日本糖尿病学会編：糖尿病食事療法のための食品交換表．第6版，文光堂，2002．
2) 黒江ゆり子ほか：系統看護学講座 専門分野Ⅱ 成人看護学[6]内分泌・代謝．医学書院，2012．
3) 日本糖尿病療養指導士認定機構編：糖尿病療養指導ガイドブック2013．メディカルレビュー社，2013．

MEMO

認定看護師が教える！

看護師国家試験 状況設定問題

第9問 認知症をもつ高齢者の看護

● 看護のポイントは？ ●

自力でできること・できないことを把握し，その人に応じた看護を行う

なぜ？ 認知症患者は今後も増え続けると予想されるため

厚生労働省の平成22年の調査によると，認知症高齢者数は280万人（全高齢者数の9.5％）と推計されていますが，最近の疫学調査の結果では，すでに462万人も存在することが報告されています．年々増え続けると予想されている認知症高齢者に対して，医療や介護体制の整備が急がれています．

なぜ？ できる行為を維持して，最大限の力を引き出す支援が必要であるため

認知症とは，脳が器質的な障害を負うことにより，日常生活で行っていたことが「自力でやりにくい・できない」状態になってしまう，脳疾患による症候群です．認知症をもつ人の看護は，その人の生活史や価値観を大切にし，できる行為を維持して最大限の力を引き出すことで，主体的に生活できるよう支援することが求められます．

なぜ？ その人をよく観察し，安心して暮らせるような環境づくりが必要であるため

認知症をもつ人では，よく観察し，個々人に応じた計画をたてることが重要となります．たとえば，失語などによりうまくコミュニケーションができない人に対しては，直接言葉で表さなくてもメッセージを理解しようとする読解力が必要です．そのうえで，不自由なく安心して暮らせるような環境づくりが重要となります．

（執筆：加藤 滋代）

問題 （第102回・午前問題109〜111）

次の文を読み109〜111の問いに答えよ．

Aさん（87歳，女性）は，6年前にAlzheimer〈アルツハイマー〉型認知症（dementia of Alzheimer type）を発症した．在宅で療養していたが，夫が介護に疲れたために施設に入所した．現在，長谷川式簡易知的機能評価スケール〈HDS-R〉10点，障害高齢者の日常生活自立度判定基準B-1である．下肢筋力や立位バランスの低下がある．自宅では自分で車椅子に移乗してトイレに行き排泄していた．尿失禁はなかった．入所直後，Aさんは表情が険しく落ち着きがなく，看護師が声をかけても応じない．自発的にトイレに行きたいという発言はなく，着衣を尿で汚染することが多いためトイレ誘導を行うことにした．

109 看護師の対応で最も適切なのはどれか．
1. 大きな声で尿意を尋ねる．
2. 就寝中も起こしてトイレに誘導する．
3. 施設で決められた時刻にトイレに誘導する．
4. 声をかけても応じない場合は様子を見て再度トイレに誘導する．

110 入所後2週．Aさんの表情は穏やかになり行動も落ち着くようになった．自発的に車椅子に乗り廊下を移動している．尿意はあるが，尿失禁が続いている．
尿失禁の状態を把握するために行う看護師の対応で適切なのはどれか．
1. 排泄動作を全介助する．
2. 夜間は下着をオムツに変更する．
3. 尿失禁の不快感について質問する．
4. 廊下を移動中，トイレに行きたいのかを確認する．

111 入所後3週．排尿行動の自立を目標とする看護計画を立案した．看護計画として最も適切なのはどれか．
1. 昼夜ともにオムツは使用しない．
2. トイレの標示を目立つよう工夫する．
3. 尿で汚染した着衣を自分で片づけるよう指導する．
4. 尿意を感じた際にはナースコールで呼ぶよう説明する．

この問題を解いておきたい理由

アルツハイマー型認知症では，重症度を判断するだけでなく，認知機能障害と精神症状を把握し，障害に応じた介入を工夫し，生活に不具合を感じさせないように援助することが重要です．

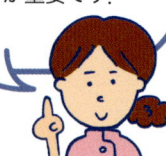

各設問のポイント

109〜111　認知症をもつ人の排泄援助

まず，Aさんはなぜ失禁してしまうのか，失禁の原因を考えることがポイントとなります．そのためには，Aさんができる行為を把握する必要があります．そのうえで，できる行為を維持してできない行為を援助するケアを行い，段階的に自立を支援していきます．また，排泄という羞恥心を伴う行為の援助には，プライバシーや自尊心に配慮することも重要です．

解答と解説

問題 109

選択肢 1 大きな声で尿意を尋ねる → ×

　認知機能が低下すると，自分の思いや考えをうまく伝えられなくなります．そのため，尿意を感じとることはできますが，それを適切に言葉で伝えられません．また，大きな声で尿意を尋ねることは，自尊心を脅かすことにもつながりかねません．よって×です．

選択肢 2 就寝中も起こしてトイレに誘導する → ×

　尿意の確認もせずに，時間での排泄を誘導することは無意味です．よって×です．

　排泄日誌などによって排泄パターンを把握し，適切な排泄誘導を心がけることが大切です．また，夜間に起こすことによって，不眠につながると考えられます．就寝前に尿意を確認してからトイレ誘導することで，失禁を減らすことができ，安心して休むことができます．

選択肢 3 施設で決められた時刻にトイレに誘導する → ×

　施設で決められた誘導時間とAさんの排泄時間が必ずしも合っているとはかぎりません．よって×です．

　自宅で過ごしていたときに車椅子でトイレに行っていた時間や，着衣を尿で汚染してしまった時間などから排泄パターンを把握し，Aさんが出す「トイレに行きたい」というサインをキャッチしてトイレ誘導することが効果的です．

選択肢 4 声をかけても応じない場合は様子を見て再度トイレに誘導する → 〇

　尿意のサインに気づいて声をかけているかがポイントになります．Aさんがサインを出したときに再度トイレ誘導することによって，着衣を尿で汚染することが少なくなります．よって〇です．

　尿意や便意を知覚していないと，トイレ誘導に応じないこともあります．

正答　4

実践！ 認知症をもつ人の排泄行動上の困難は，尿意・便意を「漠然とした不快」と感じているものの，それを他者にうまく伝えられないことです．それゆえ看護師は，認知症をもつ人が排泄ケアを受けるとき，①どんな思いで排泄ケアを受けているのか，②看護師に大きな声で排泄について尋ねられると自尊心が脅かされることを理解する必要があります．

KEY WORD　認知機能障害

認知機能障害は認知症をもつ人ほぼ全員に出現し，認知症の中核症状といわれています．認知症の初期では，とくに記憶障害と見当識障害が出現します．

● 認知機能障害の種類

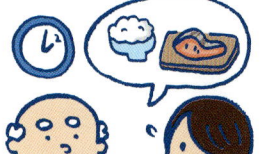

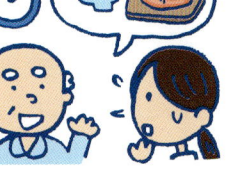

記憶障害
短期記憶やエピソード記憶（自分の体験したこと）を思い出せなくなる

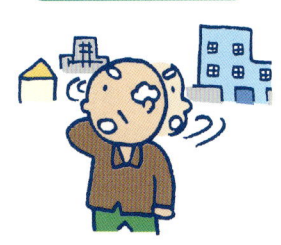

見当識障害
時間や場所，自分と周囲の人などが認識できなくなる

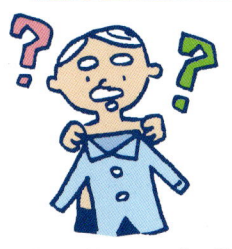

失語，失行，失認
言葉を理解したり，使い慣れた道具を使用することが難しくなる

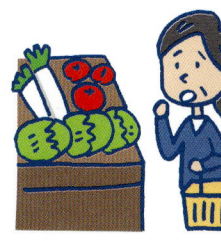

実行機能障害
計画を立て，順序立てて実行できなくなる．料理作りのような作業を進められなくなる

実践！ 本人が尿意を知覚するのを待つため，ゆとりある態度で接することが必要です．また，自尊心を傷つけると尿意を訴えられなくなる可能性があるので，大きな声で誘わないなどプライバシーに配慮することが，尿意のサインに気づくことにつながり，重要となります．

問題 110

選択肢 1 排泄動作を全介助する → ✕

自発的に車椅子に乗り廊下を移動しており，尿意があるのに全介助するのは，Aさんのもっている力を観察できていないことになります．排泄に関する一連の行為を整理して，できる行為を維持し，できない行為を援助することが必要です．よって✕です．

選択肢 2 夜間は下着をオムツに変更する → ✕

自発的に車椅子に乗り廊下を移動しており，尿意があるのに夜間オムツに変更することは，Aさんのもっている力を低下させることになります．よって✕です．

トイレに行って排泄することができる力を損なわないことと，他者から見えない場所で排泄したい気持ちを尊重することが重要です．

選択肢 3 尿失禁の不快感について質問する → ✕

Aさんは尿意を感じても，トイレに行きたいと適切に伝えることができないため失禁してしまいます．不快感について質問するよりも，尿失禁による不快感を感じさせないようにすることが重要です．よって✕です．

尿意があっても，トイレに行きたいと言えないことから失禁に至ってしまう現象は，患者さんにとって大きな苦痛であることを理解しておきましょう．

選択肢 4 廊下を移動中，トイレに行きたいのかを確認する → ○

廊下を移動していること自体が排泄のサインだと気づくことが重要です．よって○です．

認知症をもつ人の表情や行動が，訴えであることを認識する必要があります．切羽詰まった表情・困った表情などのサインに気づき，見逃さずにタイミングよく誘導することが重要です．また，そわそわしていればトイレに行きたいのか，落ち着いていれば散歩に行きたいのか，用事があるのかなど，優先順位を考えながらかかわることで，患者のニーズに即したケアをすることができます．

正答　4

実践！ 排尿という行為を，尿意を感じてから後始末をするまでの一連の流れとしてとらえて，できる行為とできない行為をアセスメントします．尿失禁の原因を把握してどこで問題が生じているかを明らかにし，個々に合わせた排泄介助をします．

● 排尿行為の流れにおける問題と援助方法

問題	援助
尿意を感じない 伝えられない	排尿パターンを把握する トイレに誘導する
トイレを認識できない	トイレに目印をつける
移動できない	トイレに近い部屋にする
脱ぎ着できない	脱ぎ着しやすい服にする
便器に座れない 便器を使えない	手すりを利用する 使い慣れた便器にする
流せない	自動洗浄を利用する

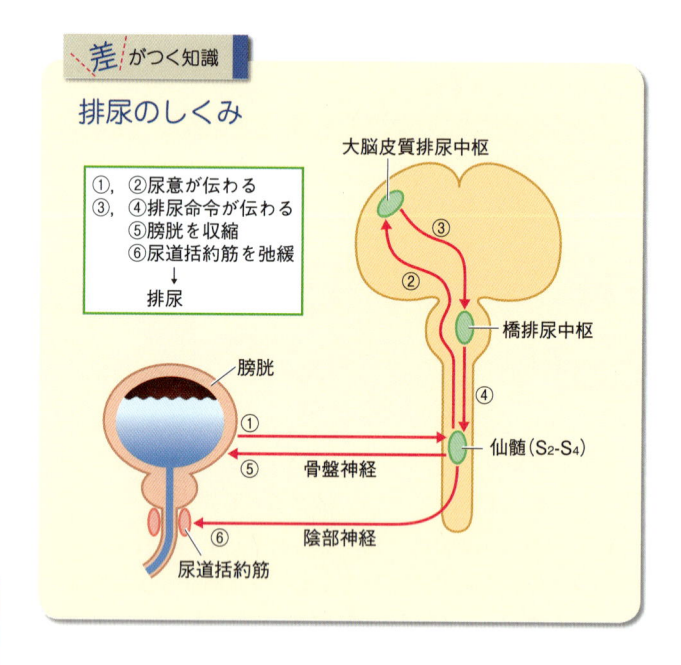

差がつく知識

排尿のしくみ

①，②尿意が伝わる
③，④排尿命令が伝わる
⑤膀胱を収縮
⑥尿道括約筋を弛緩
↓
排尿

大脳皮質排尿中枢
橋排尿中枢
仙髄(S_2-S_4)
骨盤神経
陰部神経
膀胱
尿道括約筋

実践！ 尿意を伝えられない人に対しては，その人の行動を普段から観察し，排尿のサインを見つけることが大切です．

● 排尿のサインの例

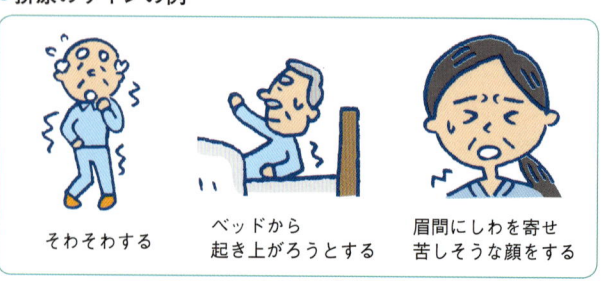

そわそわする　　ベッドから起き上がろうとする　　眉間にしわを寄せ苦しそうな顔をする

問題 111

選択肢 1 昼夜ともにオムツは使用しない → ✗

　Aさんの状態に合わせて段階的に自立を支援することが大切です．オムツが必要であれば，適切な使用方法を検討する必要があります．よって✗です．

　排尿回数，加齢に伴う骨盤底筋群の脆弱化，尿道の弾力性の低下，漏れに対する不安や排便の性状などを調査し，無理のない看護計画を立案し，現在の患者さんに合った計画から始めていくことが重要です．

選択肢 2 トイレの標示を目立つよう工夫する → ◯

　Aさんは自発的に車椅子で移動することができ，尿意もあることから，スムーズに移動できるようトイレをわかりやすく標示することは有効な手段です．よって◯です．

　認知機能が低下すると，見当識障害により，トイレの場所がわからずに探したり，トイレではないところをトイレと思い込み排泄してしまうことがあります．そのため，認知症をもつ人の目線に入るように標示を工夫することは，見当識の支援になります．

選択肢 3 尿で汚染した着衣を自分で片づけるよう指導する → ✗

　まずは排泄行動のできることとできないことを見極め，着衣を汚さないためのケアにつなげていく必要があります．よって✗です．

　汚染した着衣を汚れていると認識しているか，汚れたものを片付けることができるか，後始末ができるかを観察することが重要となります．

選択肢 4 尿意を感じた際にはナースコールで呼ぶよう説明する → ✗

　Aさんは尿意を感じてもそれを伝えることが困難です．そのため，看護師がAさんを観察して排泄のサインをキャッチし，トイレに誘導する必要があります．よって✗です．

　ナースコールは，看護師を呼ぶ手段であることが認知症をもつ人にわかりやすいよう，工夫して伝え続けることが重要です．

正答　2

差がつく知識

尿失禁の種類とケア

- 尿失禁には，排尿機構の障害による器質性尿失禁と，ADLの低下によって引き起こされる機能性尿失禁があります．
- 認知症をもつ人の尿失禁は機能性尿失禁であることが多いですが，高齢者の場合はこれらの要因が重複している場合もあるため，きちんとアセスメントする必要があります．

● 尿失禁の種類

器質性尿失禁	腹圧性尿失禁	骨盤底筋群の筋力低下などによって，せきやくしゃみなど急な腹圧がかかったときに尿が漏れる
	切迫性尿失禁	膀胱が過敏状態で，突然激しい尿意が生じ，トイレに間に合わず尿が漏れる
	溢流性尿失禁	前立腺肥大症などにより，慢性的な尿閉で残尿が多く，膀胱内圧が上昇して尿が押し出る
機能性尿失禁		認知機能障害や運動機能の低下により排尿動作に支障をきたす

● 認知症による機能性尿失禁

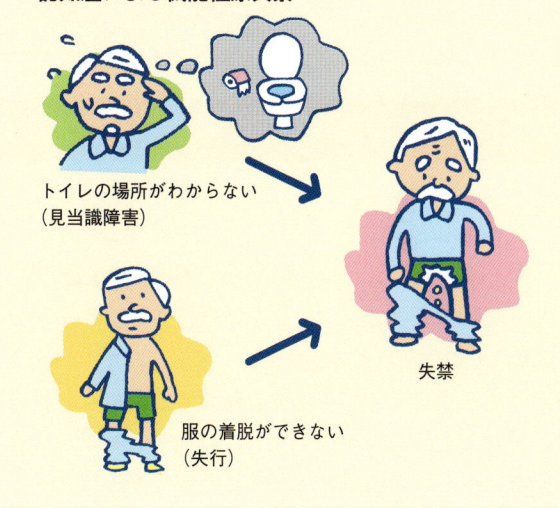

トイレの場所がわからない（見当識障害）
→
服の着脱ができない（失行）
→
失禁

実践！ トイレの場所がわからないことに対しては，トイレに目印をつける，表記を大きく見やすくする，などの環境の工夫をします．
認知症をもつ人がどのような原因で失禁してしまうのか（トイレとほかの部屋の区別がつかない，自宅のトイレの方向にある部屋で排尿してしまうなど）を把握して，その人に合った環境を整えることが重要です．

ADL：activities of daily livings，日常生活動作

情報収集のポイント　データを読み解く

> ここでは，患者さんがどのような状況にあるのか，問題文のデータからくわしく読み解いていきます．

問題文

Aさん（87歳，女性）は，6年前にAlzheimer〈アルツハイマー〉型認知症（dementia of Alzheimer type）を発症した．在宅で療養していたが，夫が介護に疲れたために施設に入所した．現在，<u>長谷川式簡易知的機能評価スケール〈HDS-R〉10点</u>①，<u>障害高齢者の日常生活自立度判定基準B-1</u>②である．下肢筋力や立位バランスの低下がある．<u>自宅では自分で車椅子に移乗してトイレに行き排泄していた</u>③．尿失禁はなかった．入所直後，Aさんは表情が険しく落ち着きがなく，<u>看護師が声をかけても応じない</u>④．自発的にトイレに行きたいという発言はなく，着衣を尿で汚染することが多いためトイレ誘導を行うことにした．

---

① 長谷川式簡易知的機能評価スケール〈HDS-R〉10点
② 障害高齢者の日常生活自立度判定基準B-1
③ 自宅では自分で車椅子に移乗してトイレに行き排泄していた

▼

車椅子でトイレに移動し，排泄する力はある

　Aさんはアルツハイマー型認知症と診断されており，長谷川式簡易知的機能評価スケール（HDS-R）は10/30点です．HDS-Rで20点以下は「認知症の疑い」と判定します．
　障害高齢者の日常生活自立度判定基準ではB-1であり，Bは屋内での生活は何らかの介助を要し，日中もベッド上での生活が主体ですが，坐位を保つことができる状態を示しています．B-1という状態は，車椅子に移乗し，食事や排泄はベッドから離れて行うことができる状態を示しています．
　また，<mark>自宅では車椅子に移乗してトイレに行き排泄していたという情報があるため，トイレに移動して排泄する力はあると考えて支援する必要があります．</mark>

長谷川式簡易知的機能評価スケール
（改訂版長谷川式簡易知能評価スケール〈HDS-R〉）

　認知症のスクリーニングテストとして用いられます．知的機能を評価する9項目（30点満点）で構成され，20点以下を「認知症の疑い」と判定します．
　運動障害の影響が排除されていること，簡便であることなどの利点があります．
　ただし，突然施行することで人によっては「こんな子どもじみたことを聞かれるなんて……」「こんな簡単なことまでわからないのか」などとショックを受けて傷ついてしまうこともあるため，実施の前に適切な説明や配慮が必要です．

●改訂版長谷川式簡易知能評価スケールの質問

1	お歳はいくつですか？
2	今日は何年の何月何日ですか？　何曜日ですか？
3	私たちが今いるところはどこですか？
4	これから言う3つの言葉を言ってみてください．あとでまた聞きますのでよく覚えておいてください． 1：a）桜　b）猫　c）電車 2：a）梅　b）犬　c）自転車
5	100から7を順番に引いてください．
6	私がこれから言う数字を逆から言ってください．
7	先ほど覚えてもらった言葉をもう一度言ってみてください．
8	これから5つの品物を見せます．それを隠しますので何があったか言ってください．
9	知っている野菜の名前をできるだけ多く言ってください．

HDS-R：Hasegawa's Dementia Scale-Revised，改訂版長谷川式簡易知能スケール

④ 表情が険しく落ち着きがなく，
看護師が声をかけても応じない

▼

新しい環境になじめず，コミュニケーション能力が低下している

　入所直後，表情が険しく落ち着きがなく，看護師が声をかけても応じないのは，新しい場所になじめず施設での居場所がないという気持ちと，不安でしかたがないというAさんの精神状態を示しています．

　こうした精神状態の悪化からコミュニケーション能力が低下し，排尿行動がスムーズにいかなくなったと考えられます．コミュニケーション能力は，尿意を示す意思表示能力として極めて重要で，排尿行動の自立に影響することを理解する必要があります．

障害高齢者の日常生活自立度（寝たきり度）判定基準

障害をもつ高齢者のADLの評価基準です．生活自立（ランクJ），準寝たきり（ランクA），寝たきり（ランクB，C）に区分されており，要介護認定の認定調査票項目にも使用されています．

●障害高齢者の日常生活自立度（寝たきり度）判定基準

ランクJ	何らかの障害等を有するが，日常生活はほぼ自立しており独立で外出する 1. 交通機関等を利用して外出する 2. 隣近所へなら外出する
ランクA	屋内での生活は概ね自立しているが，介助なしには外出しない 1. 介助により外出し，日中はほとんどベッドから離れて生活する 2. 外出の頻度が少なく，日中も寝たり起きたりの生活をしている
ランクB	屋内での生活はなんらかの介助を要し，日中もベッドの上での生活が主体であるが座位を保つ 1. 車いすに移乗し，食事，排泄はベッドから離れて行う 2. 介助により車いすに移乗する
ランクC	1日中ベッド上で過ごし，排泄，食事，着替えにおいて介助を要する 1. 自力で寝返りをうつ 2. 自力では寝返りもうたない

平成3年11月18日厚生省大臣官房老人保健福祉部長通知，平成18年一部改訂　より引用

臨床に出るまで覚えておいてほしいこと

認知症をもつ人に対する排泄援助のポイントをおさえておこう！
ポイント① 排泄のサインをキャッチし，的確な排泄誘導を行う
ポイント② 日常生活動作のできることを維持してできないことを支援する
ポイント③ 失禁の原因を把握し，本人の意思に配慮する

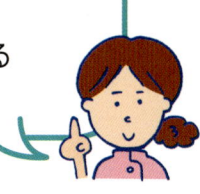

ポイント①
　認知症をもつ人の排泄援助では，排泄のサインを見逃さずに排泄誘導を行うことが重要です．排泄パターンを把握し，表情や行動などのサインをキャッチして排泄誘導することで，失禁を減らすことができます．ただし，認知症の症状は日によって変わることもあるため，その日の状態に合わせます．

ポイント②
　日常生活動作のできることとできないことを把握することも重要です．Aさんの場合は，車椅子での移動はできますが，尿意を伝えられなかったり，トイレの場所がわからなくなっています．このような日常生活動作を観察して，できることを維持し，できないことを支援することが大切です．

ポイント③
　失禁にはさまざまな原因があるので，それに合った援助を考えていきます．原因を考えず，むやみにオムツを使用することは，本人の「できる力」をうばうことになります．

　また，本人の意思を尊重し，羞恥心やプライバシーに配慮することも重要です．自分だったらどのようにかかわってもらいたいかを考えながら援助を行いましょう．

MEMO

認定看護師が教える！

看護師国家試験 状況設定問題

第10問
急性骨髄性白血病患者の看護

● 看護のポイントは？ ●

疾患によるさまざまな症状や，化学療法，骨髄移植などの治療に対する支援を理解する

なぜ？ 血球の減少により，さまざまな症状が出現するため

白血病は，腫瘍化した造血幹細胞が無制限に増殖し，血液や骨髄中を占拠する疾患の総称です．正常な血球が減少するため，好中球減少に伴う感染症，赤血球減少に伴う貧血症状，血小板減少に伴う出血傾向の出現があり，疾患の特徴をふまえた看護が要求されます．

なぜ？ 化学療法では薬剤によって副作用の種類や出現する時期が異なるため

化学療法では，薬剤の作用機序，薬剤の副作用の種類とケア方法の知識・技術を習得することが必要となります．副作用のケア方法は，個々の患者さんの生活パターンに組み込めるように説明し，患者さんが継続していけるように支援していくことが必要です．

なぜ？ 骨髄移植では患者さん，家族への長期的な支援が必要になるため

骨髄移植では，患者さんや家族が治療を受けるかどうかの意思決定，移植中の副作用や移植後の移植片対宿主病（GVHD）の長期的なケア，社会復帰への支援という広い視点で看護する能力が求められます．

そのためには，医師，看護師，薬剤師，管理栄養士，医療ソーシャルワーカー，移植コーディネーター，精神科医など多職種によるチーム医療が重要となります．

（執筆：黒田 直子）

GVHD：graft versus host disease，移植片対宿主病

問題 （第96回・午後問題46〜49）

次の文を読み46〜48の問いに答えよ.

23歳の女性. 38.0℃の熱が1週間続いたため来院した. 検査の結果, 急性骨髄性白血病と診断され, 化学療法後に骨髄移植を受けることになった. 提供者は3歳上の姉であるが, 家庭の事情で幼い頃より別々に育てられほとんど交流がない. 患者は, 他人同然に育った姉に骨髄を提供してもらうことを申し訳ないと気にしている.

46 対応で適切なのはどれか.
1. 姉が面会に来ても会わないほうがよいと言う.
2. 他の提供者が見つかるまで待つ方法を提案する.
3. 自分の思いを姉に素直に話してみてはどうかと提案する.
4. 提供者が姉であったのは偶然で気を遣う必要はないと説明する.

47 骨髄移植後18日, 無菌室に在室している. 中心静脈栄養法（IVH）施行中で, 顆粒球100/μLである. 「食べると吐くので何も食べたくない」と横になっていることが多い.
対応で適切なのはどれか.
1. 水分を制限する.
2. 経管栄養法とする.
3. ソフトクリームを勧める.
4. 無理して食べなくてよいと話す.

48 その後, 退院が可能となった. 慢性GVHD（移植片対宿主病）による皮膚障害のために免疫抑制薬の内服を継続している.
退院時の指導として適切なのはどれか.
1. 「皮膚を潤すには温泉浴が適しています」
2. 「直射日光を浴びないように気をつけてください」
3. 「古い皮膚はボディブラシでこすり落としましょう」
4. 「皮膚症状がなくなれば免疫抑制薬は中止してください」

この問題を解いておきたい理由

白血病の看護について, 骨髄移植の支援, 化学療法の副作用や合併症の理解を問われています. 血液疾患は血液検査値を読み取ることで, 副作用の重篤化を予防するための看護に活かすことができます. 副作用のケア方法とともに検査の学習をしておくとよいでしょう.

各設問のポイント

46 骨髄移植を受ける患者さんの心理的支援
骨髄移植を行う場合, 患者さんや家族は, さまざまな思いが生じる中で意思決定をしていきます. 患者さんや家族の不安を受け止め, 支援することが大切です.

47 化学療法の副作用への対処方法
化学療法では, 薬剤によって副作用の出現時期・症状が異なるため, 薬剤の特徴を理解し, 副作用の予防や, 症状を最小限にコントロールしていく支援が必要となります.

48 GVHD（移植片対宿主病）による皮膚障害への対処方法
同種移植後の合併症の1つであるGVHD（移植片対宿主病）の理解がポイントです. 症状に配慮した生活を患者さんと家族が行えるよう, 長期的に支援していく必要があります.

解答と解説

問題 46

選択肢 1 姉が面会に来ても会わないほうがよいと言う → ☒

ドナーが血縁者(血縁ドナー)である場合は,家族間で互いの骨髄移植への思いを理解し合う面会は重要な時間となります.よって×です.

患者さんは骨髄移植への期待と血縁ドナーの負担を考え気兼ねする気持ちが混在し,複雑な心境になっています.

選択肢 2 他の提供者が見つかるまで待つ方法を提案する → ☒

患者さんが血縁者の姉から骨髄を提供してもらうことを申し訳ないと気にしているとしても,看護師が意思決定を揺るがすような提案は避けるべきであり,×となります.

選択肢 3 自分の思いを姉に素直に話してみてはどうかと提案する → ◯

患者さんや血縁ドナー,ご家族には,骨髄移植に対してのさまざまな思いが生じるなかで,お互いの考えや思いを理解し合いながら意思決定することが求められます.よって◯となります.

十分考えて意思決定したと自信がもてるよう,看護師は情報提供したり,考えを整理することを手伝ったり,患者さん,血縁ドナー,ご家族のあいだで感情の調整を行い支援することが大切です.

選択肢 4 提供者が姉であったのは偶然で気を遣う必要はないと説明する → ☒

患者さんが血縁ドナーに対して骨髄移植の負担を考えて気を遣うことは自然な気持ちであり,患者さん,血縁ドナー,ご家族が骨髄移植へのそれぞれの思いを理解し合うことが重要です.よって×です.

正答 3

実践! 血縁ドナーは,患者さんを救いたいという気持ちと,骨髄採取への不安,周囲から寄せられる期待など,さまざまなプレッシャーを感じています.そのため,患者さんやご家族とは別の場所で,血縁ドナーが心情を表出できる場を設け,不安や戸惑いなどについて支援することも必要です.

実践! ドナーが血縁者に見つかる患者さんは,全体の30〜40%であるといわれています.ドナーが見つかり移植が適応されることは,患者さんにとっては急性骨髄性白血病の根治を目指せる希望となります.そのため,治療に対する意思決定を行っていく過程での不安や葛藤を受け止め,支援していくことが必要です.

KEY WORD 骨髄移植

骨髄提供者(ドナー)から正常な骨髄細胞を採取して,患者さん(レシピエント)の静脈内に点滴により移植する治療法です.

ドナーの条件は,自己と非自己を認識する白血球の型であるHLAがレシピエントと一致することです.

レシピエントは,移植後の拒絶反応を防ぐため,移植前に大量の抗がん薬の投与や放射線照射を行い自身の骨髄を死滅させます.これを前処置といい,強い骨髄抑制がかかり易感染状態となるので,無菌室に入ります.また,移植後は骨髄の生着不全やGVHD(p.81 KEYWORD 参照)などの合併症のリスクがあります.

一方,ドナーは全身麻酔下で骨髄穿刺を行い,4日程度の入院が必要です.

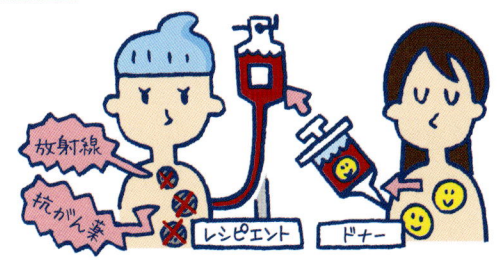

● あらかじめ凍結保存しておいた患者さん自身の骨髄を移植する場合は「自家移植」といい,他人の脊髄細胞を移植する「同種骨髄移植」と区別しています.

実践! 医師,看護師だけでなく,患者さん,血縁ドナー,ご家族のあいだの調整役として,移植コーディネーターの役割も非常に重要です.医療スタッフがチームとなって支援していくことが重要となります.

HLA:human leukocyte antigen,ヒト主要組織適合性抗原

問題 47

選択肢1 水分を制限する → ×

吐き気の症状がないときは経口からの水分摂取を制限する必要はありません．また，飲水は口腔内の保清，脱水の予防などにつながるため，×となります．

吐き気で飲食が行えない時期は，脱水による電解質異常や低栄養状態への移行に注意する必要があります．そのため，必要に応じて中心静脈栄養法（IVH）を行うことがあります．

選択肢2 経管栄養法とする → ×

骨髄移植後18日目，顆粒球が100/μLの状態は，移植した骨髄が生着しておらず，前処置で大量に投与した抗がん薬の副作用である粘膜障害が強く出現している時期です．口腔，咽頭，消化管など全身の粘膜機能が障害を受け，腸管の栄養吸収機能が低下しています．また，口腔内に発赤，潰瘍が生じ，嚥下時に強い痛みを感じることもあります．そのため，経鼻チューブなど挿入して行う経管栄養法は，安定した栄養を補給できないので，×となります．

選択肢3 ソフトクリームを勧める → ×

消化管の粘膜障害により下痢が起こる時期です．腸管に刺激を与える香辛料，カフェイン，脂肪分を多く含む食品や，冷たいもの，熱いものは避けるべきであり，×となります．

顆粒球が減少しているため，滅菌・加熱した食品をとる必要があります．その際，温かく消化のよい，食物残渣の少ない食事を数回に分けて少量ずつ摂取します．

選択肢4 無理して食べなくてよいと話す → ○

胃の内容物は酸性であり，嘔吐によって食道粘膜や口腔粘膜にも刺激を与えるため，悪心などの症状がある場合は無理に飲食を勧めず経過をみていく必要があります．よって○です．

正答　4

IVH：intravenous hyperalimentation，中心静脈栄養法

差がつく知識

抗がん薬の副作用

- 急性白血病の治療法である多剤併用化学療法では，白血病細胞を全滅させるため複数の抗がん薬を併用します．
- 同種骨髄移植では，自身の骨髄を死滅させるため，大量の抗がん薬を使用します．そのため，さまざまな副作用が重なって生じ，患者さんの大きな苦痛となります．副作用がみられたら，症状に対する適切なケアを行うことが重要です．

●抗がん薬のおもな副作用とケア

副作用	ケアの例
骨髄抑制	・手洗いや咳嗽などにより感染予防を行う ・栄養状態を良好に保つ ・衣類などにより体温を調節し，貧血による身体の冷えや寒さを防ぐ ・出血部位は圧迫して止血する．出血部位の冷罨法は止血を促進する
悪心・嘔吐	・食べられるときに少量ずつ食べる ・高タンパク・高カロリーの栄養補助食品を利用する
口内炎	・酸味や刺激が強いものを避ける ・柔らかな材質の歯ブラシやスポンジブラシを利用する
脱毛（皮膚障害）	・目の粗いブラシや刺激の少ないシャンプーを使い頭皮を保護する ・皮膚を傷つけないよう爪を短く切る

実践！ 骨髄移植後18日目の吐き気の症状は，消化管の粘膜障害と，ADLの低下による腸管の蠕動運動などの低下が理由として考えられます．

ほかにも，粘膜障害により腸粘膜の絨毛（じゅうもう）の萎縮・脱落が生じ，水分吸収阻害，腸液分泌過多などが起こることが考えられ，これにより電解質異常や脱水などを起こすこともあるので，注意が必要です．

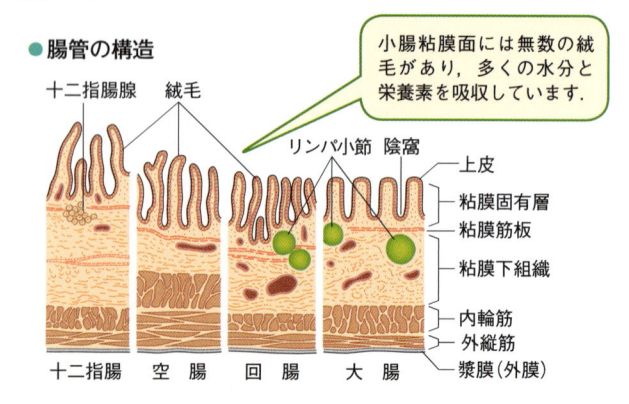

●腸管の構造

十二指腸腺　絨毛　リンパ小節　陰窩　上皮　粘膜固有層　粘膜筋板　粘膜下組織　内輪筋　外縦筋　漿膜（外膜）

十二指腸　空腸　回腸　大腸

小腸粘膜面には無数の絨毛があり，多くの水分と栄養素を吸収しています．

問題 48

選択肢 1 皮膚を潤すには温泉浴が適しています → ✗

GVHDの発症により炎症を起こした皮膚は，乾燥し傷つきやすい状態となっています．温泉の成分は皮膚の炎症や乾燥を助長させてしまうため，✗となります．

健康な皮膚は弱酸性で，アルカリを中和させる力がありますが，皮膚炎を起こしている場合はアルカリ中和能が低下しており，皮膚のpHの回復時間は通常の人の2倍近くかかるといわれています．そのため，スキンケアにより皮膚の生理機能を助けて，皮膚障害の治癒を促す必要があります．

選択肢 2 直射日光を浴びないように気をつけてください → 〇

直射日光を浴びることは，皮膚の乾燥や炎症を起こす原因となるため，〇となります．

直射日光を避けるために，帽子，長袖の洋服の着用，日傘の使用，日焼け止めクリームの塗布など，皮膚を紫外線から防御するための工夫について指導を行います．

選択肢 3 古い皮膚はボディブラシでこすり落としましょう → ✗

慢性GVHDを発症した皮膚は，基底細胞の液状変性により表皮と真皮の結合力が低下しており，表皮剥離を生じやすい状態です．外的刺激による損傷を受けやすいため，圧力，摩擦などは避けるべきであり，✗となります．

選択肢 4 皮膚症状がなくなれば免疫抑制薬は中止してください → ✗

GVHDは皮膚症状だけではないため，免疫抑制薬の中止は全身の状態をみながら判断されます．そのため✗となります．

予防的な免疫抑制薬の投与は半年程度で中止されますが，GVHDを発症した場合は免疫抑制薬の投与が継続されます．

正答 2

実践！ GVHDなどにより皮膚障害をきたしやすい患者さんには，日常生活のなかで以下のような点に気をつけてもらいます．

- 入浴はぬるま湯で短時間にする．洗いすぎ・こすりすぎに注意する
- 身体を拭くときはタオルをこすらず，押し当てるように拭く
- 入浴後，5～10分以内に保湿剤を塗る
- きつい服や靴は避ける．アクセサリー類もできるだけ避ける
- 水仕事時はゴム手袋を着用する

KEY WORD GVHD（移植片対宿主病）

移植されたドナーのリンパ球が，宿主である患者さんの身体を非自己と認識して攻撃することによる免疫反応です．

出現時期や経過によって，急性GVHDと慢性GVHDの2種類に分けられます．

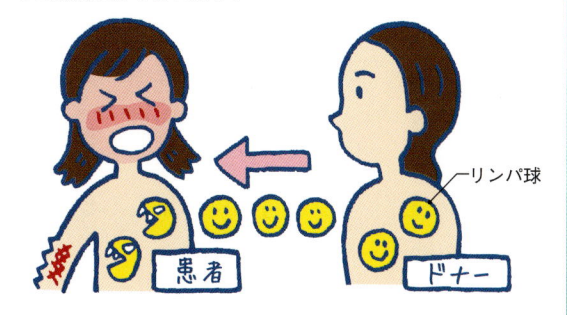

● GVHDの種類

	急性GVHD	慢性GVHD
発症時期	移植後100日以内	移植後100日以降
症状	皮疹や黄疸，下痢，発熱，肝機能障害など	皮膚の乾燥，脱毛，発汗障害，口腔潰瘍，ドライアイ，息切れなど
経過	3か月程度で改善	進行は緩やかで，2～3年にわたって症状が続くことがある
特徴	重度の急性GVHDは致命的であることが多い	全身のどの臓器にも発症する可能性があり，QOLに影響を与える

GVHDは症状の程度や出現時期に個人差が大きく，症状改善までの予測も難しいため，症状に配慮した生活の調整や対策を，患者さんと家族が行えるように長期的に支援していく必要があります．

また，患者さんはGVHDをいつ発症するのか，いつまで続くのか不安を抱えているため，精神的なサポートをしながらセルフケア支援を進めていくことが重要です．

情報収集のポイント　データを読み解く

> ここでは，患者さんがどのような状況にあるのか，問題文のデータからくわしく読み解いていきます．

問題文

　23歳の女性．38.0℃の熱が1週間続いたため来院した．検査の結果，急性骨髄性白血病と診断され，化学療法後に骨髄移植を受けることになった①．提供者は3歳上の姉であるが，家庭の事情で幼い頃より別々に育てられほとんど交流がない．患者は，他人同然に育った姉に骨髄を提供してもらうことを申し訳ないと気にしている．
　（中略）
　骨髄移植後18日，無菌室に在室している．中心静脈栄養法（IVH）施行中で，顆粒球100/μL②である．「食べると吐くので何も食べたくない」と横になっていることが多い③．
　（中略）
　その後，退院が可能となった．慢性GVHD（移植片対宿主病）による皮膚障害④のために免疫抑制薬の内服を継続している．

---

② 骨髄移植後18日，無菌室に在室している．中心静脈栄養法（IVH）施行中で，顆粒球100/μL
③ 「食べると吐くので何も食べたくない」と横になっていることが多い

▼

骨髄移植により，免疫機能の低下と粘膜障害が生じている

　骨髄移植18日目，顆粒球100/μLというデータから，病態とどのように関連しているのかアセスメントする必要があります．
　通常の免疫システムでは，外部から侵入してきた病原体を排除するため，白血球である顆粒球，リンパ球，単球が免疫として機能しています．しかし，大量の抗がん薬を投与し移植を行った後は，造血機能が回復するまで免疫機能が低下しています．
　骨髄移植後の骨髄生着の目安は，白血球が1,000/μL，顆粒球が500/μL以上とされ，2～4週間程度かかります．顆粒球100/μLという状態は免疫機能が回復していない状態ですので，感染予防や，感染徴候を早期に発見し対処していくことが重要です．
　また，骨髄移植18日目，「食べると吐くので何も食べた

くない」という時期は，まだ粘膜障害が出現していることも考えられ，口内炎，下痢などの症状が予測されます．起こりうる副作用を予測した予防的なケアや，副作用症状のケアを計画して行っていく必要があります．

白血病で注意しておきたい検査データ

　急性白血病では，赤血球・白血球・血小板の減少によってさまざまな症状がみられるため，以下のような検査データから患者さんの状態を把握し，適切な支援につなげることが重要です．

ヘモグロビン（Hb） 基準値： 男性14～18g/dL 女性12～16g/dL	基準値を下回ると「貧血」．軽度の貧血では症状はなく，ヘモグロビン濃度が7g/dL程度まで低下すると症状が現れることが多い
白血球（WBC） 基準値： 3,500～8,500/μL	3,000/μL以下で「白血球減少症」．好中球が1,000/μL以下になると感染症を合併しやすくなり，500/μLになると重症感染症を併発することが多い
血小板（PLT） 基準値： 15万～35万/μL	10万/μL以下で「血小板減少症」．1万/μL以下では出血傾向を示す

Hb：hemoglobin，ヘモグロビン〈血色素〉
WBC：white blood cell，白血球
PLT：platelet，血小板

⑩ 急性骨髄性白血病患者の看護

① 23歳の女性．38.0℃の熱が1週間続いたため来院した．検査の結果，急性骨髄性白血病と診断され，化学療法後に骨髄移植を受けることになった

④ 慢性GVHD（移植片対宿主病）による皮膚障害

移植後の合併症対策や症状に配慮した長期的な支援が必要

　退院後も，患者さん自身で感染予防やGVHDによる皮膚障害などのセルフケアを継続していく必要があります．そのため，骨髄生着後，退院後の生活に向けた注意点について指導していきます．指導内容の1つひとつがなぜ必要なのかを伝え，患者さんが日常生活のなかで主体的に行動できるように支援することが大切です．

　また，この症例の患者さんは23歳の女性であるという社会的状況を把握し，社会復帰の目標時期を定めます．必要であれば，社会資源が活用できるよう，医療ソーシャルワーカーと連携しながら支援していきます．

患者さんのニーズに応じた日常生活に戻れるように支援すること，時間をかけて回復していく過程を長期的に支えていくことが大切です．

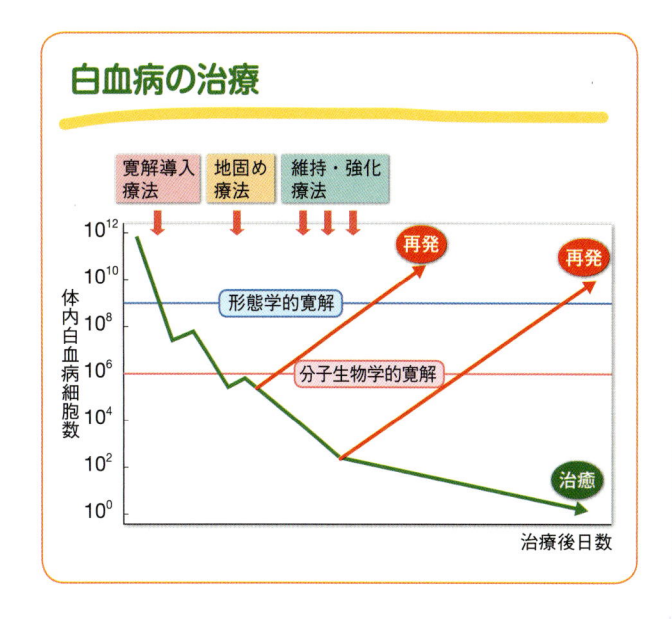

白血病の治療

臨床に出るまで覚えておいてほしいこと

> 適切な支持療法による症状コントロールが大切！
> **副作用**を理解し，**症状や検査データ**から必要な支援を判断できるようになろう

　白血病の治療は，白血病細胞を根絶するために段階的に行われます．寛解導入療法から開始し，その後，地固め療法と維持・強化療法などの寛解後療法を行います．骨髄移植療法は最も強力な寛解後療法です．

　このような治療の経過をたどるなかで，患者さんはつらい副作用や合併症を経験します．そのつらい症状により，患者さんのQOLを低下させることがあります．そのため，副作用が出現する時期を理解し，患者さんの症状や検査データを読み取り，早期に症状コントロールを行うことが必要です．

　そのため，疾患や治療に伴う症状や副作用，合併症の予防や症状の軽減をはかる「支持療法」を行います．支持療法は年々進歩しているため，最新の知識を得てケアへ取り入れる必要があります．

　また，患者さんは副作用や合併症を体験しながら日常生活を送るため，患者さん自身が症状マネジメントを行い，セルフケア能力を向上できるような支援を提供する能力を身につけていくことが求められます．

MEMO

認定看護師が教える！

看護師国家試験 状況設定問題

第11問

統合失調症患者の看護

● 看護のポイントは？ ●

精神科看護を特殊なものととらえず，症状と看護の基本を知る

なぜ？ 精神疾患は「五大疾患」とされ，患者数が非常に多いため

精神科看護は，身体疾患のように数値データや画像所見にあらわれるものが少ないために，「特殊」だといわれることがあります．しかし，精神疾患の患者数は2011年（平成23年）現在，320万人にものぼります．厚生労働省は，悪性新生物（がん）や脳卒中，急性心筋梗塞，糖尿病の四大疾患に，精神疾患を加え五大疾患としています．精神疾患はいまや国民病の1つといっても過言ではありません．

なぜ？ 精神疾患も地域社会での治療・ケアへ移行しているため

近年の精神科医療の流れでは，これまでの長期間の入院治療から，地域社会での治療・ケアへと移行してきています．入院患者を考えてみても，精神疾患を有しているからといって，必ずしも精神科病棟に入院しているわけではありません．精神疾患を有している患者さんが身体疾患を患い，治療のために身体科の病棟に入院していることも特別なことではないのです．

なぜ？ 精神疾患を有していなくても精神症状を呈することがあるため

精神疾患を有していなくても，せん妄や抑うつ状態などの精神症状を呈することも多々みられます．前述の項目とも併せて，精神疾患・精神症状を有する患者さんと接する機会が多い現在，しっかりと理解しておかなければならない看護領域です．

（執筆：太田 尚伸，東谷 敬介）

問題 （第98回・午後問題118〜120）

次の文を読み118〜120の問いに答えよ．

19歳の男性．大学生．両親と兄の4人家族．1か月前から自室で独語をしながら片脚跳びをしている．母親に注意されると「『これをやめたら人生ゲームに乗り遅れる．やめたらおまえの負けだ』という声が聞こえてくる」と言い，夜間も頻繁に行っていた．母親が早く寝るように言うと，殴りかかろうとしたこともあった．次第に，食事や睡眠がとれなくなり，父親と兄に伴われ精神科病院を受診した．父親と精神保健指定医とに説得され入院の勧めに応じた．

118 入院形態はどれか．
1. 措置入院
2. 任意入院
3. 医療保護入院
4. 緊急措置入院

119 患者は看護師に「声が聞こえてくると，どうしても片脚跳びをやってしまう」と訴えている．
対応で適切なのはどれか．**2つ選べ**．
1. 「声が聞こえるのですね．つらいですね」
2. 「誰が何と言っていますか．詳しく教えてください」
3. 「体が心配です．できるだけ休んでください」
4. 「片脚跳びをやめても何事も起きないから大丈夫ですよ」
5. 「声が言っていることは間違っていますよ」

120 消灯後自室（個室）で片脚跳びを続けている患者に声をかけたところ，突然怒りだし，なだめようとするがゴミ箱を蹴るなどの攻撃性がエスカレートしてきた．
対応で適切なのはどれか．
1. このままだと隔離室に入室することになると伝える．
2. 複数の看護師が病室に出向いて話を聞く．
3. 興奮を静めるためにタッチングをする．
4. 乱暴な振る舞いをしないよう注意する．

この問題を解いておきたい理由

幻覚（幻聴・幻視など）や妄想などは統合失調症の特徴的な症状であり，問題文の患者さんは統合失調症が疑われます．

統合失調症は，すべての精神疾患の患者数の約25％を占める代表的な疾患です．そのため，統合失調症は問題として扱われることが多く，症状や看護についてポイントをしっかりと理解することが重要です．

各設問のポイント

118 「精神保健福祉法」に基づく入院形態

精神科への入院は他科とは違う特徴があります．一般の身体科では，多くの場合IC（インフォームドコンセント）のうえ，患者さん本人の意思で入院することとなります．一方，精神科への入院は「精神保健及び精神障害者福祉に関する法律」，いわゆる「精神保健福祉法」に基づいて行われます．入院形態は5形態あり，それぞれの入院形態の特徴をおさえておくことが大切です．

119, 120 統合失調症の症状への対応

私たちにとって幻覚・妄想は現実のものでなくても，患者さんは現実ととらえ，つらい思いをしています．それをふまえて対応を考えることが大切です．また患者さんが興奮状態のときに安全を確保する方法についても，知っておく必要があります．

解答と解説

問題 118

選択肢 1 措置入院 → ✗

問題文では、「父親と精神保健指定医とに説得され入院の勧めに応じた」とあり、患者さん本人が入院に同意したと判断できます。

措置入院とは、都道府県知事（政令指定都市の市長）の命令により、2名の精神保健指定医の診察を受け、自傷他害（自分自身や自分以外の他者を傷つけること）のおそれがあるときに、医療および保護のために入院が必要と判断された場合の入院です。この入院形態では、患者さん本人や家族等※の入院の同意は必要ありません。よって✗です。

選択肢 2 任意入院 → ○

任意入院とは、患者さん本人が入院に同意した場合ですので○となります。

選択肢 3 医療保護入院 → ✗

医療保護入院は、自傷他害のおそれはないが医療および保護が必要な患者が、入院治療の必要性を理解しないなど、本人からの同意が得られない場合に、家族等の同意をもって入院が成立します。問題文では本人から同意は得られているので、✗となります。

医療保護入院は患者さん本人の同意は必要としません。しかし、入院後に患者さんの状態により任意入院に切り替わっていくこともあります。

選択肢 4 緊急措置入院 → ✗

緊急措置入院とは、措置入院の要件は満たしているが緊急を要し、通常の手続きがとれない場合の入院形態です。手続きができないほど緊急ではなく、問題文では患者さん本人の同意も得られているので、✗となります。

この場合、精神保健指定医の診察は1名ですが、入院期間は72時間以内に限られます。措置入院同様に患者さん本人や家族等の同意は必要ありません。

正答 2

※平成26年4月より精神保健福祉法が改正され、医療保護入院における同意者が「保護者」から「家族等」に変更になりました。「家族等」とは配偶者、親権者、直系血族、兄弟姉妹、裁判所に選任された扶養義務者、後見人又は保佐人（後見人又は保佐人がいる場合）をさします。いずれもいない場合は、市町村長が同意します。

KEYWORD 入院形態

精神疾患患者の入院形態は、精神保健福祉法により定められています。どの形態も書面告知が必要ですが、患者さん本人の同意の有無、精神保健指定医の診察、法律的な手続きはそれぞれ異なります。

●精神科における入院形態とその特徴

入院形態	本人の同意	入院要件
任意入院	必要	入院治療の必要性を理解し、患者本人の意思によって成立
医療保護入院	必要なし	患者本人に入院治療の理解・同意が得られない場合、家族等の同意によって成立
措置入院	必要なし	自傷他害の可能性が高い場合で、精神保健指定医2名の診察結果が一致した場合に成立
緊急措置入院	必要なし	措置入院の要件は満たしているが緊急を要する場合。精神保健指定医の診察は1名でよいが期間は72時間を限度とする
応急入院	必要なし	入院治療が必要で急速を要し、かつ家族等の同意が得られない場合。精神保健指定医の診察は1名で期間は72時間を限度とする

問題 119

選択肢 1　「声が聞こえるのですね．つらいですね」
　　　　　→ ◯

　聞こえてくる声は幻聴であっても，患者さん自身が感じている・体験している事実を最初から否定することはせず，「患者さんが，幻聴が聞こえてきてつらい」という思いを受容することが大切です．よって◯となります．

選択肢 2　「誰が何と言っていますか．詳しく教えてください」　→ ✕

　幻覚・妄想に支配されている状況では，選択肢のように尋ねるとかえって医療者に対して不信感・拒否感を増長させてしまうことにもなるので，✕となります．

選択肢 3　「体が心配です．できるだけ休んでください」
　　　　　→ ◯

　「声が聞こえる」という幻聴(幻覚)により「片脚跳びをやってしまう」という行動(させられ体験，作為体験ともいう)を起こしている状態です．このまま放っておくと精神も身体も疲弊してしまうため，休息が必要であること，休息・静養しても大丈夫な環境であることを伝えていくことが大切です．したがって◯となります．

選択肢 4　「片脚跳びをやめても何事も起きないから大丈夫ですよ」　→ ✕

　幻覚に支配されている状況で「片脚跳びをやめても大丈夫」と伝えても，患者さんは根拠なく受け入れることはできません．よって✕です．

選択肢 5　「声が言っていることは間違っていますよ」
　　　　　→ ✕

　私たちにとって幻覚・妄想は現実のものでなくても，患者さんは現実ととらえています．それを否定されると自分自身が否定されたことと感じ，混乱は一層増強してしまう可能性につながります．よって✕です．
　いま，体験している状況や恐怖を認めて，共感の姿勢を示すことが必要です．

正答　1，3

実践！　対応で基本となるのは「受容」と「共感」です．よく教科書には「否定も肯定もせず」と記載されているものもあり，「だったら，どうしたらいいんだ！」という声も聞こえてきそうですが，コミュニケーション技術のみにとらわれないで，幻聴や妄想が患者さんの生活にどのように影響しているか考えてみましょう．

実践！　ある程度の日数が経過し介入が進んだ状況となり，患者さんが現実ではないのではと考え始めたり，医療者との信頼関係を築き始めた段階では，このように尋ねることもよいでしょう．

KEY WORD　統合失調症の症状

　統合失調症の症状は，陽性症状と陰性症状に分けられます．
　陽性症状は，幻覚や妄想などふだんはありえない知覚や思考で，急性期に多い症状です．一方，陰性症状は，感情鈍麻や自閉など，ふつうならあるはずの意欲や感情が低下している状態で，慢性期にみられやすい症状です．

●陽性症状と陰性症状

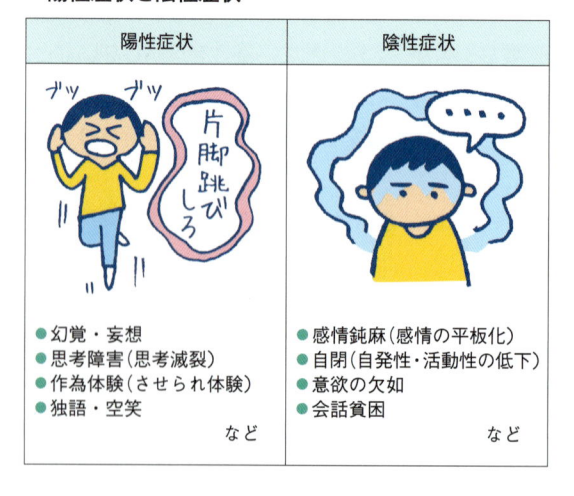

陽性症状	陰性症状
●幻覚・妄想 ●思考障害(思考滅裂) ●作為体験(させられ体験) ●独語・空笑 　　　　　　　　　など	●感情鈍麻(感情の平板化) ●自閉(自発性・活動性の低下) ●意欲の欠如 ●会話貧困 　　　　　　　　　など

実践！　患者さんが体験している事実を認めて，生じている恐怖感や怯え，悲しさなどに焦点をあわせ，共感を示すことが大切です．そのうえで看護師が味方であること，安全な環境であることを強調し，現実を提示していくこと(リアリティオリエンテーション，現実見当識訓練)が必要です．

問題 120

選択肢 1 このままだと隔離室に入室することになると伝える → ✗

幻覚・妄想に支配された興奮状態では，自分の意思では片脚跳びをやめられません．この状況で隔離室（保護室）に入室することを伝えても改善しません．よって×です．

選択肢 2 複数の看護師が病室に出向いて話を聞く → ○

幻覚・妄想で興奮状態の患者さんへの対応は，刺激を少なくする，批判的対応をしない，脅威を与えない態度などが重要です．また，暴力リスクの高い状況では，数名で対応することも必要であり，○となります．

患者さんは興奮・攻撃性がエスカレートしているので，医療者は1人ではなく複数で対応するようにしましょう．

選択肢 3 興奮を静めるためにタッチングをする → ✗

興奮状態にある患者さんは刺激にとても敏感です．タッチングは患者さんにとって大きな刺激となる可能性があります．刺激の少ない場所で穏やかな声かけ，支持的な態度など，患者さんが自身の感情を表出しやすい環境を整えることが大切です．よって×です．

一般的に，タッチングは不安や緊張を和らげ，安心感を与えるためのコミュニケーション技術であり，多くの場面で活用されています．精神科看護においても重要なスキルの1つです．状況に応じて行うようにしましょう．

選択肢 4 乱暴な振る舞いをしないよう注意する → ✗

興奮状態の患者さんに対し，安易に注意をすると興奮を増長させ暴力につながることがあります．よって×です．

相手の訴えをよく聞き，暴力に至る原因は何なのかを考え，その原因を取り除くこと・軽減すること（ディエスカレーション[1]）が重要です．

そのためには，患者さんの価値を認め，批判はせず共感的態度で患者さんに感情を語ってもらう，嘘やごまかしの対応をしないことが必要です．

正答　2

KEY WORD　隔離室（保護室）

隔離室（保護室）は，外界からの刺激がない安全な環境で，患者さんが一時的に保護される個室です．

隔離室に入室せざるをえない要件とは，他患者との関係を著しく損なうことや，自傷他害が切迫している，一般精神病室では医療および保護が著しく困難であることなど，厳しい要件があります．そのため，精神保健指定医の診察と書面による告知を行うことが必要です．

隔離室というと，患者さんを閉じ込めるようなイメージがあるかもしれません．しかし，隔離室は患者さんにとって外部からの刺激を最小限にできる空間でもあり，それだけで落ち着けることもあります．

実践！ 集まった人数を見て患者さんが興奮する場合があります．話をする人は患者さんとの信頼関係がある看護師などにし，ほかの人たちは見えないところで待機しているなどの配慮も必要となります．

差がつく知識

統合失調症急性期の心の状態は？
（「精神構造」モデル）

- 図1は，通常の人々の心の状態を，太い実線の円にたとえています．実線は，個人と他者の間にきちんとした境界があることを示しています．自分の心は自分，他人の心は他人であり，自分とは違う，というものです（自我意識）．
- 自他の境界線は，人間が成長していく過程でいろいろな人に触れ合ったり，生活体験をすることで，厚みを持ちます．しかし，統合失調症の急性期の人は，この境界が曖昧になります（図2）．
- 急性期にあると外部の刺激が必要以上に入ってきてしまいます．そして，自分の考えが外に漏れているような感覚にもなります（図3）．

●図1 病気を抱えていない人の通常の精神構造
自他の境界線はしっかりとした厚みを持つ

●図2 解体しかけている精神構造
自他の境界が定かでない状態（統合失調症急性状態）

●図3 急性状態の患者に起こっていること
外部（刺激）の侵入
内部の漏出

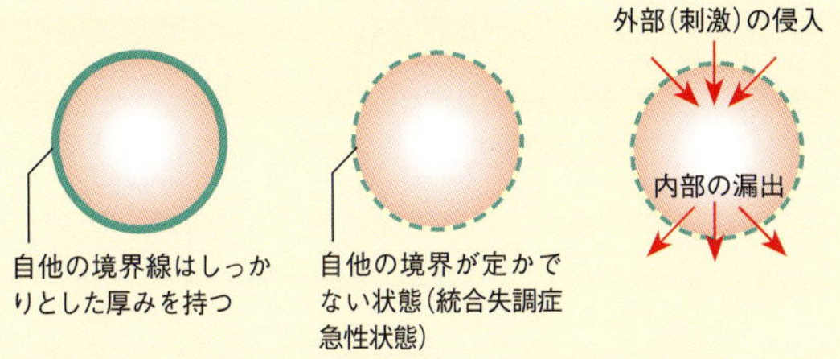

阿保順子・佐久間えりか編：統合失調症急性期看護マニュアル改訂版．すぴか書房，p.31, 33, 37, 2009. より引用

情報収集のポイント　データを読み解く

> ここでは，患者さんがどのような状況にあるのか，問題文のデータからくわしく読み解いていきます．

問題文

19歳①の男性．大学生．両親と兄の4人家族．1か月前から自室で独語をしながら片脚跳びをしている②．母親に注意されると「『これをやめたら人生ゲームに乗り遅れる．やめたらおまえの負けだ』という声が聞こえてくる」③と言い，夜間も頻繁に行っていた．母親が早く寝るように言うと，殴りかかろうとしたこともあった④．次第に，食事や睡眠がとれなくなり⑤，父親と兄に伴われ精神科病院を受診した．父親と精神保健指定医とに説得され入院の勧めに応じた．

① 19歳

統合失調症の好発年齢である

統合失調症は思春期から青年期に発症することが多く，特異な精神症状を呈し，放置すれば精神荒廃状態に陥る精神疾患です．発症年齢や症状，経過などからおもに3つの病型（破瓜型（解体型）・緊張型・妄想型）に分類されます．原因は不明ですが，遺伝的要因，体質的要因，心理的要因，環境的要因などさまざまな要因が関与していると考えられています．

② 1か月前から自室で独語をしながら片脚跳びをしている

③ 「『これをやめたら人生ゲームに乗り遅れる．やめたらおまえの負けだ』という声が聞こえてくる」

④ 母親が早く寝るように言うと，殴りかかろうとしたこともあった

統合失調症の急性期から臨界期である

統合失調症の回復過程として，前駆期から急性期を経て，臨界期，寛解期という経過をたどります．1か月前から独語があり，現在も幻聴があることなどから，急性期にあると考えられます．この時期の看護は，患者さんを保護するように，かかわる看護師の人数を最小限にするなど，侵入的な行動はとらないように，細心の注意を

統合失調症の発症と回復過程

多くの場合，幻覚や妄想などの症状で統合失調症が始まり，薬物治療などで急性期の症状は消失していきます．発症後，急性期を乗り切るには数週間〜3か月程度かかり，寛解期までは3〜6か月以上かかるといわれています．5年間は再燃頻度が高いため，継続した治療が必要です．

前駆期（発病前に不調がみられる時期）
- 不眠，不安，引きこもり，離人感など

急性期（最も強い症状がみられる時期）
- 幻覚，妄想，興奮，作為体験，思考奪取などの陽性症状

> この時期に精神科を受診することが多く，薬物療法が開始される

臨界期（急性期から回復過程への転換期）
- 身体的症状の出現
- 自律神経症状や薬物の有害反応

> 患者さんは不安になりやすいため，不安を緩和し，安全保障感を与える必要がある

寛解期（回復過程の時期）
- うつ状態などの陰性症状
- 季節感が回復する，食欲が戻ってくる

> 十分な睡眠を確保し安静にゆっくり過ごす必要がある．また，復帰にむけて焦りや不安から急性期に戻ったり，慢性化過程に転じないよう注意する

はらう必要があります．

患者さんが母親に殴りかかろうとしたエピソードもあり，患者さんの状況を家族へ面会時に説明するなど，家族機能が破綻しないような介入も重要となります．

⑤ 食事や睡眠がとれなくなり

▼

統合失調症の症状から悪化する身体状態も重要

統合失調症は陽性症状として，幻覚，妄想，思考滅裂が，陰性症状として，感情鈍麻，意欲・自発性の欠如があります．この問題文からは幻覚(幻聴)，作為体験(させられ体験)があることがわかります．

幻覚には幻聴，幻視，幻味，幻臭，幻触などがあり，統合失調症では幻聴が最も多くみられます．

作為体験とは，自分自身以外に自己決定を下す存在がおり，そのため自分で行動しているという意識ではなく，ほかから「させられる」「操作される」と感じる体験で，統合失調症特有といえる症状です．

これらの症状から，患者さんのセルフケアレベルは著しく低下し，栄養状態の低下や身体の清潔が保てなくなるといったことが起こり，身体状態も悪化することが考えられます．見た目の精神症状のみに着目しがちですが，その背景にある身体面のアセスメントも重要です．

臨床に出るまで覚えておいてほしいこと

① 一般病棟でも精神疾患の知識が必要！
② 精神疾患も，**根拠に基づいて理解**しよう！
③ 見た目の精神症状のみに目を奪われないで，その**背景にあること**も考えよう！

この問題は，統合失調症患者のおもに急性期を対象にしたものでした．精神科病棟に就職する人たちはもちろん，救急領域においても必要な知識であると考えます．

それでは，ほかの領域に進む人はどうでしょうか？ 現在，一般病棟で，急性期の統合失調症患者さんへの看護をすることは少ないでしょう．しかし，精神疾患を有する患者さんは多く入院してくると考えられます．そのときに，今回学んだような，統合失調症の回復過程のどの時期にあるのか，その時期の特徴や必要な看護は何かを考えることが必要です．

精神科看護は「なんとなく」でも対応できてしまう場面が多いものです．しかし，「なんとなく」ではその場しのぎの対応となり，その先の看護の広がりはありません．

心は目に見えませんので，やみくもに患者さんをみるだけでは，何が起きているのかは見えてきません．各疾患の知識をもとに，実際の外見はどうか，意識はどうか，思考はどうかなどを考えながら患者さんを理解していくことが大切になります．

そして，今回の問題のように，セルフケアの低下から身体にも何か影響していないかなど，フィジカルアセスメント能力も必要となります．

幻聴や妄想など，見た目の精神症状のみに着目するのではなく，患者さんの身体状況や，社会的背景などもふまえた看護が必要となります．

参考・参考文献
1) 包括的暴力防止プログラム認定委員会編：DVDブック 医療職のための包括的暴力防止プログラム．医学書院，p.53～62，2005．
2) 阿保順子ほか編：統合失調症急性期看護マニュアル改訂版．すぴか書房，p.31, 33, 37, 2009．

MEMO

認定看護師が教える！

看護師国家試験 状況設定問題

第12問
食道がん患者の看護

● 看護のポイントは？ ●

術前情報を十分に把握し術後合併症を予防する

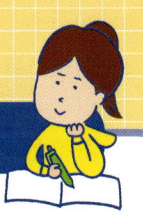

なぜ？ 食道がん患者は低栄養，貧血，脱水をきたしていることが多い
食道がんで多くみられる嚥下障害に伴い，食欲低下，通過障害，嘔吐，出血などが生じ，低栄養，貧血，脱水などをきたしていることも少なくありません．

なぜ？ 食道がんの危険因子は術後合併症の発生率を高める
食道がんは高齢者の男性に好発します．高齢者では，呼吸器系，循環器系，糖尿病などの合併症をもつことも多く，とくに食道がんの危険因子である喫煙歴や飲酒歴が長いと，呼吸機能障害や肝機能障害を起こしている可能性も高く，術後合併症の発生率が高まります．

なぜ？ 食道再建術は手術侵襲が大きい
胸部食道がんの根治術（食道再建術）では，開胸操作，腹部操作（胃管作製），頸部操作（吻合操作）が行われ，麻酔や手術時間も長時間に及び，侵襲も大きくなります．

（執筆：山本 由美）

問題 （第101回・午後問題94～96）

次の文を読み94～96の問いに答えよ．

　Aさん（52歳，男性）は，2か月で体重が7kg減少した．2か月前から食事のつかえ感があるため受診した．検査の結果，胸部食道癌（thoracic esophageal cancer）と診断され，手術目的で入院した．

94　入院時の検査データは，Hb9.5g/dL，血清総蛋白5.4g/dL，アルブミン2.5g/dL，AST〈GOT〉24IU/L，ALT〈GPT〉25IU/L，γ-GTP 38 IU/L，尿素窒素18mg/dL，クレアチニン0.7mg/dL，プロトロンビン時間82％（基準80～120）であった．
Aさんの状況で術後合併症のリスクとなるのはどれか．
1. 出血傾向
2. 腎機能障害
3. 低栄養状態
4. 肝機能障害

95　右開胸開腹胸部食道全摘術と胃を用いた食道再建術とが行われた．術後，人工呼吸器が装着され，術後2日目の朝に気管チューブを抜管し，順調に経過していたが，術後3日目に左下葉の無気肺（atelectasis）となった．Aさんは痰を喀出する際に痛そうな表情をするが「痛み止めはなるべく使いたくない．我慢できるから大丈夫」と話す．
無気肺（atelectasis）を改善するために適切なのはどれか．**2つ選べ．**
1. 離床を促す．
2. 胸式呼吸を勧める．
3. 左側臥位を勧める．
4. 鎮痛薬の使用を勧める．
5. 胸腔ドレーンをクランプする．

96　その後，順調に回復し，術後3週目に退院する予定となった．退院後の食事の指導で適切なのはどれか．
1. 「蛋白質を控えた食事にしてください」
2. 「食事は1日3回にしてください」
3. 「食事は時間をかけて食べてください」
4. 「食事の前にコップ1杯の水分を摂るようにしてください」
5. 「食後は横になって過ごしてください」

この問題を解いておきたい理由

この問題は，食道がん患者さんの症状や病態理解から，周術期看護，退院指導までの看護が問われています．消化器手術の中でも大きな手術である食道がん術後を理解することは，一般的な消化器疾患の術後管理を理解することに役立ちます．

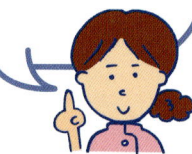

各設問のポイント

94　術後合併症のリスク
術後合併症のリスクを検査データから読み取る設問です．食道がんのみならず，一般的に手術を受ける患者さんの全身状態を術前評価するためにも必要な検査データといえます．合併症のリスクと検査データをどう読み解くかがカギです．

95　無気肺改善のケア
食道がんの術後合併症として発生頻度の高い呼吸器合併症と疼痛管理に関する設問です．人工呼吸器から離脱した患者さんの呼吸ケア（排痰援助や早期離床）を学習することができます．

96　退院後の食事指導
食事に関する退院指導です．食道がん術後は，食べ物を今までどおりに食べることが難しくなっており，むせたり詰まらせたりすることも少なくありません．そのためさまざまな工夫をしたうえで，丁寧な指導が必要となります．患者さんのみでなく，家族を含めた指導が求められます．

解答と解説

問題 94

選択肢 1　出血傾向 → ✕

　ここで出血傾向の有無を示す検査データは，プロトロンビン時間82％であり，正常範囲内です．よって✕です．

　出血傾向の有無を示す検査データはほかにも，白血球数，赤血球数，血小板数，APTT，フィブリノゲン，FDP（Dダイマー）などがあります．

選択肢 2　腎機能障害 → ✕

　ここで腎機能を示す検査データは，尿素窒素18mg/dL，クレアチニン0.7mg/dLです．この患者さんの腎機能は正常であり，✕となります．

　腎機能が低下すると，体内でつくられたクレアチニンや尿素窒素などを尿中に捨てることができなくなり，体内に蓄積されます．通常，食道がんに腎機能障害は合併しません．

選択肢 3　低栄養状態 → ○

　検査データで栄養状態を評価するのは，血清総蛋白，アルブミンです．アルブミンがとくに正常範囲を下回っています．よって○となります．

　食道がんでは術前から通過障害が生じるため，低栄養状態に至る場合も少なくありません．外見的変化，BMI，食事摂取状態，皮膚の緊張感や浮腫の有無なども観察して栄養状態を評価します．

選択肢 4　肝機能障害 → ✕

　ここで示されている肝機能のデータ，AST〈GOT〉，ALT〈GPT〉，γ-GTPは基準値内ですので✕となります．

　生活歴で多量の飲酒歴がある場合は，肝機能障害も否定はできないため，入院時の情報収集は重要となります．肝機能異常がある場合は出血のリスクが高まるため，AST〈GOT〉，ALT〈GPT〉，γ-GTPなどの肝機能の評価は必要です．

正答　3

実践！　既往歴に脳梗塞などの脳血管疾患や心筋梗塞などの循環器疾患があり，抗血栓薬や抗血小板薬を内服している場合は出血傾向となります．検査データも正常範囲を逸脱するため，情報収集が必要です．

KEY WORD　食道がんによる低栄養状態

　食道がんでは，早期には飲み込み時のしみる感じや異物感程度ですが，進行により通過障害や嚥下障害が生じます．そのため，患者さん自身が嚥下しやすいように食事形態を変更していたり，摂取不能になってから受診することが多く，術前に入院し，完全静脈栄養法（TPN）で栄養状態を改善してから手術を行うケースも多くあります．

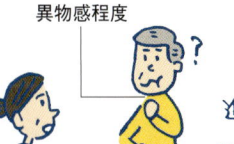

異物感程度　　　嚥下障害→食欲の低下
進行

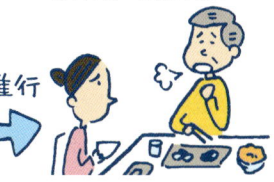

差がつく知識

手術を受ける患者の術前栄養評価

- 術前に栄養状態を把握し，手術の侵襲度，糖尿病などの合併症の有無に合わせて「術前から栄養管理を始める」ことで，術後合併症を予防することができます
- BMIや予後判定栄養指数をはじめ多数の栄養指標があり，手術適応の決定や術後管理の参考に役立ちます
- 栄養サポートチーム（NST）による栄養評価が行われ，退院までチームで支援を行っていきます

実践！　食道がんでは，高齢，喫煙，低栄養などのため術前に肺機能が低下し，肺炎症状（咳・痰を伴う発熱，呼吸困難など）を呈することで見つかる場合もあります．この問題の選択肢に呼吸機能低下があったら○になります．

APTT：activated partial thromboplastin time，活性化部分トロンボプラスチン時間
FDP：fibrinogen degradation products，フィブリノゲン分解産物
TPN：total parenteral nutrition，完全静脈栄養法
NST：Nutrition Support Team，栄養サポートチーム

問題 95

選択肢 1 離床を促す → ○

食道がんの術後呼吸器合併症は，長時間の全身麻酔と片肺換気による肺虚脱や肺拡張不全，開胸・開腹術に伴う創部痛による呼吸筋運動の抑制により発生します．無気肺などの呼吸器合併症予防のためには，早期離床やリハビリテーションが必須です．よって○です．

早期離床の必要性を十分に説明し，回復を早めるため積極的に進めます．

選択肢 2 胸式呼吸を勧める → ×

呼吸器合併症予防のために，有効な酸素化と換気，痰の喀出を促す呼吸訓練は大変重要です．しかし胸式呼吸では浅い呼吸となるため，ここでは×となります．腹式呼吸（横隔膜を動かすような深呼吸）であれば，機能的残気量を減少させるため有効です．

選択肢 3 左側臥位を勧める → ×

左肺無気肺がある場合は，左側臥位をとると換気のない無気肺と血流がミスマッチを起こすため，酸素化の改善につながりません．よって×です．
換気と血流が均衡となり，酸素化を改善するためには，右側臥位であれば○と判断できます．

選択肢 4 鎮痛薬の使用を勧める → ○

術後は創部痛や咳嗽反射の低下から喀痰の力が弱くなり，痰が末梢肺組織に貯留して無気肺を発症しやすくなります．また，痛みがあると恐怖感や意欲低下が起こり，積極的な離床が進みません．看護師は創部痛の有無を十分観察し，患者さんががまんすることのないよう，積極的に鎮痛薬の使用を勧めることが必要です．よって○です．

選択肢 5 胸腔ドレーンをクランプする → ×

抜去直前には胸腔ドレーンをクランプすることがありますが，無気肺の予防や改善目的でクランプすることはありません．よって×です．

正答 1，4

RST：Respiration Support Team，呼吸療法サポートチーム

差がつく知識

術前の呼吸訓練

- 術前に呼吸訓練を十分実施したかによって，術後の自主的な呼吸法や痰の喀出に大きく影響します．
- 術前外来時や入院時から指導を行います．筆者の施設では，外来受診の時点で器具を購入してもらい，入院まで訓練を続けるよう指導しています．また，呼吸療法サポートチーム（RST）が入院時から退院まで呼吸のチーム支援をしています．
- 腹式呼吸，インセンティブ・スパイロメトリーなど器具を用いた呼吸訓練，創部に手を当てた呼吸や，臥床状態で喀痰する方法などを訓練します．

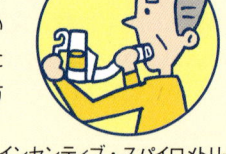

インセンティブ・スパイロメトリー

実践！ 一般的には積極的に離床を進めますので，就寝時以外は可能な限りヘッドアップして坐位を勧めます．

KEY WORD 痛みの共通理解

痛みは患者さんによって違うので，患者さんと医療スタッフが痛みの強さについて話し合っておくことが必要です．

そのため，術前オリエンテーションで術後の疼痛管理について説明し，痛みの強さの表現を統一できるよう痛みのスケールを用いて共通理解しておくと，術後の痛みの表現がしやすくなります．

● フェイススケール

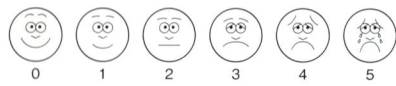

0　1　2　3　4　5

- 6段階の顔の表情で痛みの程度を示す
- 患者さんに，今の痛みに最も当てはまる顔を答えてもらう

● NRS（Numerical Rating Scale：数値的評価スケール）

0　1　2　3　4　5　6　7　8　9　10

- 「0点：痛みなし～10点：最も痛い状態」を示す
- 患者さんに，痛みのレベルを数字で示してもらう

● VAS（Visual Analogue Scale：視覚的アナログスケール）

痛みなし　　　　　　　　　　　最悪の痛み

- 左端が「痛みなし」，右端が「想像できる最悪の痛み」を示す
- 患者さんに，痛みがどの程度かを直線上に指し示してもらう

KEY WORD

食道がん根治術後に挿入するドレーン・ライン

食道がんの術後に胸腔ドレーンを挿入する目的は，術後出血の有無，エアリーク，乳び胸，感染の有無の情報を得るためです．また，滲出液の除去，脱気，肺の再拡張を促進します．観察項目として，排液の性状や色調，周囲の皮下気腫の有無，エアリークの有無などは必須です．術後3～5日で，排液量が200mL/日以下を目標として抜去します．

ほかにも多数のドレーンやラインが挿入されるため，感染のリスクが高く，疼痛も伴う状態となります．患者さんに拘束感を与えるばかりでなく，ドレーンやラインの長さに制限があるため寝返りなどがうまくできず，精神的なストレスの原因にもなり，せん妄が起こる可能性が高くなります．

手術後は，さまざまな痛みやストレス・不安が増強するため，患者さんとのコミュニケーションを十分はかりながら，患者さんのニーズを把握し適切に対処することが必要です．

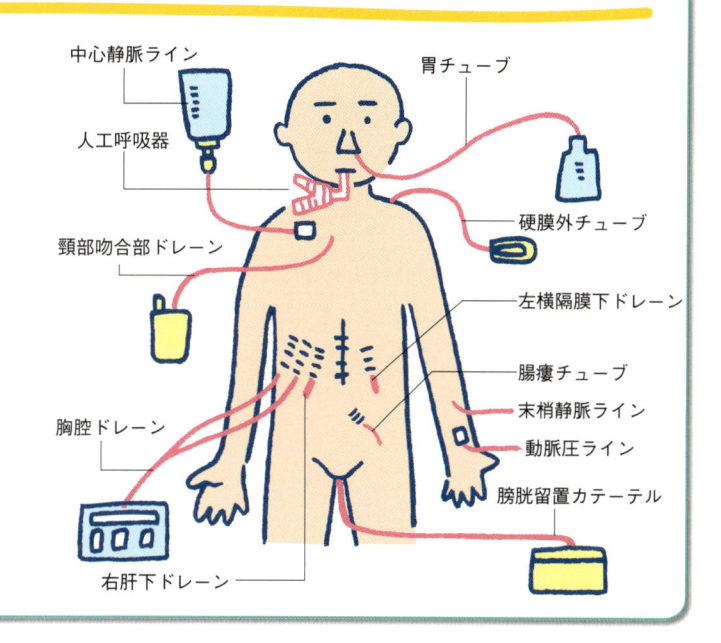

（図：中心静脈ライン，人工呼吸器，頸部吻合部ドレーン，胸腔ドレーン，右肝下ドレーン，胃チューブ，硬膜外チューブ，左横隔膜下ドレーン，腸瘻チューブ，末梢静脈ライン，動脈圧ライン，膀胱留置カテーテル）

問題 96

選択肢1「蛋白質を控えた食事にしてください」 → ✗

とくに蛋白質を制限する必要はありません．術後は食が細くなりがちなので，少量でも高蛋白，高エネルギーのものをバランスよく摂取することを心がけます．よって×です．

もとの食事形態にいきなり戻すと，むせたりつかえ感が生じたりするため，のど越しの悪いものやパサパサした食べ物は避けるように指導します．

選択肢2「食事は1日3回にしてください」 → ✗

術後の食事は流動食から開始し，だんだん普通の食事に戻していきますが，食道の代わりとなる胃の管が張り，圧迫感を覚えることがあります．よって1回の量を少なくし，回数を増やした食事の摂取が必要ですので×となります．

選択肢3「食事は時間をかけて食べてください」 → ◯

食道がんの後遺症として，術後1年ほどまでは食物の通過が速くなることがあります．術後は，食事摂取時に今までどおりに食べることが難しくなっており，むせたり，詰まらせることも少なくありません．そのため食事はよく噛んでから飲み込み，ゆっくりと時間をかけて食べることを指導します．

選択肢4「食事の前にコップ1杯の水分を摂るようにしてください」 → ✗

食事中，固形物がのどに引っかかるなどの違和感を感じることもあるため，食事前だけでなく，食事中も水分を多めに摂るようにします．よって×です．

パサパサした魚など水気の少ないものや，食物繊維の多い野菜，硬い肉など噛みにくいものを摂取する際は，水分を足しながら摂取することを勧めます．

選択肢5「食後は横になって過ごしてください」 → ✗

食道がん手術では再建臓器として胃（胃管）をおもに用いるため，手術により食道・胃接合部は失われ，結果として逆流防止機構が消失して逆流が起こります．同時に迷走神経も切除され，腸管運動の減弱をきたします．これらが要因となって，逆流性食道炎を発症しやすくなり，食後に横になることで逆流した食べ物や消化液を誤嚥し，肺炎を併発する恐れがあります．よって×です．

食後は坐位で過ごすように指導します．

正答	3

情報収集のポイント　データを読み解く

> ここでは，患者さんがどのような状況にあるのか，問題文のデータからくわしく読み解いていきます．

問題文

　Aさん（52歳，男性）は，<u>2か月で体重が7kg減少</u>①した．<u>2か月前から食事のつかえ感</u>②があるため受診した．検査の結果，胸部食道癌（thoracic esophageal cancer）と診断され，手術目的で入院した．

　（中略）

　入院時の検査データは，Hb9.5g/dL，血清総蛋白5.4g/dL，<u>アルブミン2.5g/dL</u>③，AST〈GOT〉24IU/L，ALT〈GPT〉25IU/L，γ-GTP 38 IU/L，尿素窒素18mg/dL，クレアチニン0.7mg/dL，プロトロンビン時間82％（基準80～120）であった．

　（中略）

　右開胸開腹胸部食道全摘術と胃を用いた食道再建術とが行われた．術後，人工呼吸器が装着され，術後2日目の朝に気管チューブを抜管し，順調に経過していたが，術後3日目に<u>左下葉の無気肺（atelectasis）</u>④となった．Aさんは痰を喀出する際に痛そうな表情をするが「痛み止めはなるべく使いたくない．我慢できるから大丈夫」と話す．

① 2か月で体重が7kg減少
② 2か月前から食事のつかえ感

▼

食道がんが進行している

　一般的に体重減少は，進行したがんでよくみられる症状です．食事のつかえ感などの嚥下困難があると低栄養となり，体重減少をきたします．

　表在がんの場合は約75％が無症状ですが，進行がんになると，食事のつかえ感，狭窄感，嚥下困難といった自覚症状があり，さらに進行するとリンパ節転移による反回神経麻痺をきたし，嗄声や気管浸潤による咳嗽や血性痰を認めます．

③ アルブミン2.5g/dL

▼

栄養不良のリスクが高い

　アルブミンは栄養管理の絶対的な指標ではありませんが，侵襲（ストレス・手術など）や感染などにより代謝亢進を示し，栄養不良となるリスクの指標となります．アルブミンは血液中の蛋白質であり肝臓で合成されるため，肝機

食道がんの発生部位

胸部食道に発生する頻度は，上部，中部，下部を含めて全体の86％を占めます．

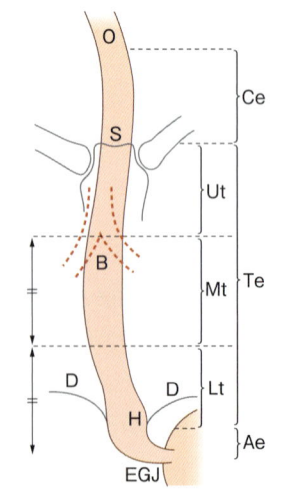

頸部食道（Ce）：
　食道入口部より胸骨上縁まで

胸部食道（Te）
　胸部上部食道（Ut）：
　　胸骨上縁より気管分岐部下縁まで
　胸部中部食道（Mt）：
　　気管分岐部下縁より食道・胃接合部まで
　胸部下部食道（Lt）：
　　気管分岐部下縁より食道・胃接合部までを2等分した下半分の中の胸腔内食道

腹部食道（Ae）：
　気管分岐部下縁より食道・胃接合部までを2等分した下半分の中の腹腔内食道

O：食道入口部（esophageal orifice）
S：胸骨上縁（upper margin of the sternum）
B：気管分岐部下縁（tracheal bifurcation）
D：横隔膜（diaphragm）
H：食道裂孔（esophageal hiatus）
EGJ：食道・胃接合部（esophagogastric junction）

能をよく反映する指標です．脱水などの影響を受けるのも特徴です．

3.5g/dL未満では内臓蛋白質減少を認めると報告されており，筆者の施設でも3.5g/dLでスクリーニングを行っています．

④ 左下葉の無気肺(atelectasis)

術後の呼吸器合併症が生じている

食道がん手術は，開胸・開腹による大手術で，リンパ節郭清も広範囲に行われるため，長時間の手術・麻酔となります．開胸操作を伴うため，術中開胸側の肺は虚脱状態となる時間が長く，非開胸側の肺には痰や気道分泌物が貯留しやすくなります．

さらに，咳嗽反射は麻酔の影響で鈍化し，術創が胸部や上腹部正中にあり，胸郭横隔膜・腹筋が動くと創痛が誘発されるため，咳嗽や呼吸運動を抑制してしまいがちになります．

設問の患者さんは52歳ですが，高齢者になると胸郭コンプライアンス低下，呼吸筋力低下，閉塞性・拘束性障害といった加齢に伴う生体防御機構の低下に伴い，より術後の呼吸器合併症予防が重要となります．

無気肺

- 気道内の分泌物の増加，種々の原因による呼吸抑制などにより肺胞に吸気が入らなくなった状態．
- 気道分泌物増加，痰の喀出困難・喀出不十分によるものが最も多い．
- 聴診では，水泡音(コースクラックル)やいびき音(ロンカイ)，呼吸音の減弱・消失などが聴取される．
- 症状は，呼吸困難感，チアノーゼ，酸素飽和度の低下など．

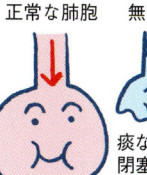

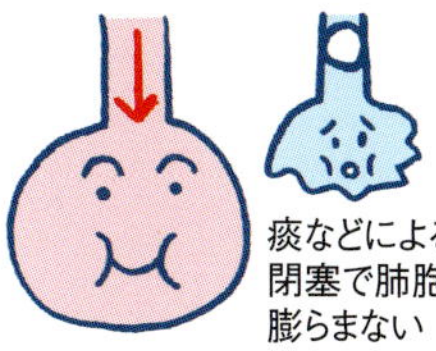

●食道がん術後合併症

術中急性循環不全	術後出血	反回神経麻痺
術後肺水腫	無気肺	術後肺炎
肺動脈塞栓症	乳び胸	吻合部縫合不全
多剤耐性菌による感染	術後せん妄	

臨床に出るまで覚えておいてほしいこと

食道がん根治手術後の合併症を理解したうえで，
呼吸・循環・栄養管理を重視した看護が大切！

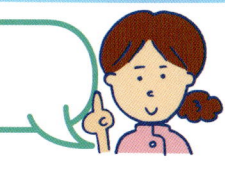

食道がん根治手術は開胸・開腹手術が行われ，外科的操作により生体組織に対し大きな侵襲を与えます．患者さんへのダメージを考慮し，呼吸・循環・栄養管理を重視して周術期の看護にあたる必要があります．

患者さんの全身状態を十分に把握するために，情報収集やフィジカルアセスメントの能力，また，円滑に手術が受けられるために，栄養状態の改善，呼吸・循環管理，手術に対する不安の解消といった，あらゆる看護の視点を養っておきましょう．

食道がんの手術では，設問にあった呼吸器合併症以外にも，複数の合併症の危険があります．消化器手術後の観察項目として理解し，合併症の有無をしっかり観察できるようにしておきましょう．

また，がんは全身的苦痛を伴います．告知を受けた患者さんが今後治療を継続していくことができるよう，精神的支援や，生活指導に関する幅広い学習をしておくことも求められます．

引用・参考文献
1) 池松裕子編：クリティカルケア看護論．p.146〜152，ヌーヴェルヒロカワ，2009．
2) 金田智ほか：系統看護学講座 専門分野Ⅱ 成人看護学[5] 消化器．p.307〜319，医学書院，2011．
3) 野村和弘監，加藤抱一編：食道がん．がん看護実践シリーズ4．メヂカルフレンド社，2008．
4) 中尾昭公編：消化器癌のキュアとケア．メディカ出版，2006．

MEMO

認定看護師が教える！

看護師国家試験 状況設定問題

第13問 胃がん患者の看護

● 看護のポイントは？ ●

胃全摘出術後のアセスメントと退院指導の内容をおさえる

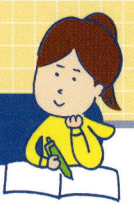

なぜ？ わが国では，がんの中でも胃がんの罹患率は高い

胃がんの死亡率は，過去においては性別問わず悪性新生物の部位別では1位でした．ヘリコバクター・ピロリ菌の駆除などの医学の進歩，減塩や禁煙など近年の健康志向もあり，胃がんの罹患率自体は低下してきていますが，平成24年においても，男性で2位，女性で3位となり，多くの方が胃がんで亡くなられています．このことからも，臨床で胃がんを患い入院する患者さんと接する機会は多いといえます．

なぜ？ 手術の侵襲により生体にさまざまな反応が起こる

胃の摘出という侵襲の大きい手術を行うため，手術に対する生体反応について知っておき，術後のバイタルサインなどのデータから，経過が正常範囲内なのかどうかをアセスメントできることが重要です．

なぜ？ 胃の摘出によって胃の機能が失われ，ダンピング症候群が生じる

胃の摘出によって，これまでの消化・吸収機能が失われます．そのために生じる変化と，起こりやすい合併症・ダンピング症候群をふまえ，退院後も食事の注意点について守ってもらう必要があります．

（執筆：萩 亮介）

問題 （第102回・午前問題94～96）

次の文を読み94～96の問いに答えよ．

　Aさん（40歳，男性）．入院時体重65kg．既往歴に特記すべきことはなく，全身状態は良好である．胃癌（gastric cancer）のため胃全摘出術を受けた．術中の出血量は450mLで輸血はされなかった．術後1日，体温37.5℃，呼吸数24/分，脈拍120/分，血圧162/90 mmHg．Hb 14.8g/dL．経皮的動脈血酸素飽和度〈SpO₂〉92％（酸素吸入3L/分）．尿量50mL/時．創部のドレーンからは少量の淡血性排液がある．硬膜外持続鎮痛法が行われているが，創痛が強いため呼吸が浅く，離床はできていない．

94 術後1日のAさんのアセスメントで適切なのはどれか．2つ選べ．
1. 体温の上昇は感染による．
2. 脈拍の増加は貧血による．
3. 血圧の上昇は麻酔の影響による．
4. 酸素飽和度の低下は創痛による．
5. 尿量の減少は循環血液量の減少による．

95 術後1週から食事が開始されたが，毎食後に下腹部痛を伴う下痢があり，Aさんは「食事をするのが怖い」と訴えた．
看護師が確認する必要があるのはどれか．
1. 食後の体位
2. 1日の歩行量
3. 術前の食事の嗜好
4. 食事摂取の所要時間

96 下痢の回数は減り，摂食も良好で，術後3週で退院が決定した．Aさんへの退院指導で正しいのはどれか．2つ選べ．
1. 炭水化物を中心にした食事を勧める．
2. 下痢は1か月程度でおさまると説明する．
3. 食事は分割して少量ずつ摂取するよう勧める．
4. 食後に冷汗が出たら水分を摂るよう説明する．
5. ビタミンB₁₂が吸収されにくくなると説明する．

この問題を解いておきたい理由

　この問題では，胃全摘出術という侵襲を受けた患者さんの生体反応をおさえられているか，全身麻酔手術後に起こしやすい合併症を理解できているかがポイントとなります．これは外科的侵襲を受ける患者さんすべてに当てはまるので，しっかりおさえておきましょう．

各設問のポイント

94　手術後の生体反応
　Aさんの術後1日のバイタルサインや検査データ等の多くの情報がありますが，手術後の生体反応をふまえたうえで，正常範囲内なのか否かアセスメントする能力が問われています．

95　胃全摘出術によって起こる症状
　胃全摘出という手術によって起こる症状を押さえられているか確認する問題です．胃が持っている生理活動や，手術によって腸管がどのように吻合されているか理解しておく必要があります．

96　胃全摘出術後の退院指導
　ダンピング症候群に対する指導や，胃が行っていた生理活動を確認する問題です．設問では，早期ダンピング症候群に対しての指導が問われています．どれが一番重要で，妥当であるか考えましょう．

解答と解説

問題 94

選択肢 1 体温の上昇は感染による → ✗

術後48時間以内の発熱は，麻酔による影響や手術侵襲による生体反応であることが多く，発熱も長くは持続しません．

選択肢 2 脈拍の増加は貧血による → ✗

成人男性におけるHbの正常値はおおむね13〜18g/dLであり，本設問の14.8g/dLは貧血といえません．よって✗です．

脈拍が増加している原因としては，サードスペース形成による循環血液量の減少や，内因性カテコラミンの分泌増加，疼痛による交感神経の亢進などが考えられます．

選択肢 3 血圧の上昇は麻酔の影響による → ✗

麻酔は一般的に血管拡張作用があるので，血圧を低下させますが，麻酔が切れると，低下していた分の血圧は上昇します．しかしAさんは高血圧症などの既往歴がないことから，血管の弾力性は保たれており，麻酔が切れても血圧上昇は緩やかで，異常な血圧を示すとは考えにくいです．

硬膜外持続鎮痛法を使用しながらも，離床が進まないほどの痛みがあるという情報から，血圧上昇の主たる要因は「疼痛」によるものと考えられます．

選択肢 4 酸素飽和度の低下は創痛による → ◯

今回は創痛に伴い浅い呼吸となっており，換気量の低下が酸素飽和度の低下につながっていると考えられます．術後は酸素療法のみならず疼痛管理も重要になります．

選択肢 5 尿量の減少は循環血液量の減少による → ◯

尿量は50mL/時あり，体重1kgあたり0.5mL以上確保できているので，著明な減少とはいえません．しかし，術後侵襲による生体反応により循環血液量は減少し，腎血流量も低下するため，尿量は減少します．

正答 4，5

実践！ 手術部位感染（SSI）や呼吸器合併症などによる発熱は，術後48時間以降に起こることがほとんどです．術後3日たっても遷延する発熱や38℃以上の高熱を認めたら，感染など術後合併症を疑いましょう．

差がつく知識

サードスペース出現による循環血液量の減少

- 侵襲により，血管内の水分は組織間質のほうへ逃げていきます（血管透過性の亢進）．この水が溜まるところを，「サードスペース」とよびます．
- 逃げた水分は「非機能的細胞外液」といわれ，循環血液とは隔離された状態となり，生体内で有効に機能しません．これにより循環血液量は減少します．

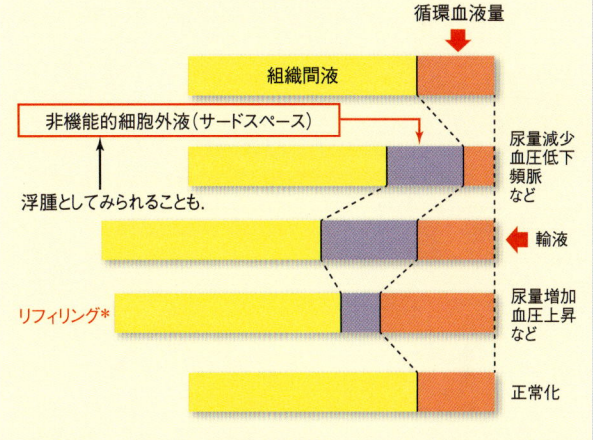

*リフィリングによる循環血液量の増加は尿量の増加をもたらしますが，心臓や腎臓などに障害のある場合は，逆に生体にとって負荷となることがあります．心不全症状や肺水腫をきたすことがあるので注意しましょう．

実践！ 手術侵襲により生体の酸素需要は増大します．一方，全身麻酔による気管分泌物の増加，床上安静，術後疼痛などのために呼吸が抑制され，換気量の低下，痰の喀出不足による無気肺などにより，酸素摂取能力が低下しやすい傾向にあります．酸素の需要に対して供給が追いつかないと，低酸素血症となります．

実践！ また，今回は術中の水分バランスが不明ですが，出血も450mLあり，開腹術は不感蒸泄量が多いため，より循環血液量の減少を起こしやすい状態となっています．

SSI：surgical site infection，手術部位感染

問題 95

　ダンピング症候群を起こさないためには，空腸に食物を急激または大量に送り込まないことが求められます．つまり食事の一回量を減らすとともに食事回数を増やし，少量の食事をゆっくり時間をかけて食べることが重要となります．

　選択肢 1 の「食後の体位」も重要で，逆流防止のためのファウラー位の保持が推奨されます．一方で，食物が急激に空腸に入り込まないように，上体を起こしすぎないよう注意を喚起することも必要です．

　しかし，本問においては，体位よりもまず早く食べ過ぎていないか，選択肢 4 の「食事摂取の所要時間」が最優先して確認すべき項目となります．

正答　4

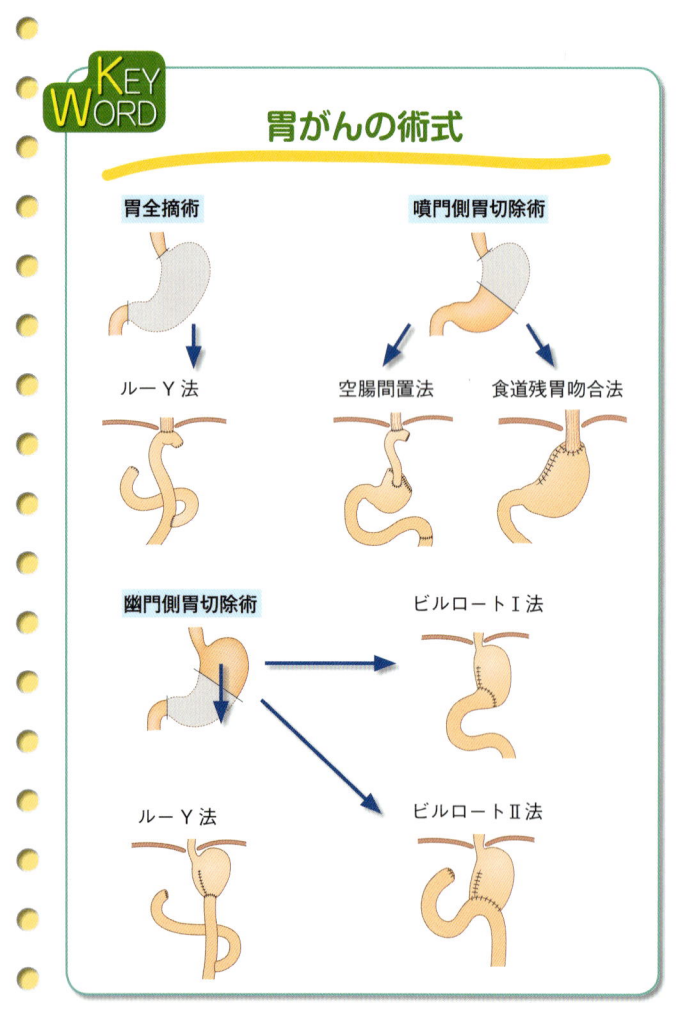

KEY WORD：胃がんの術式

胃全摘術
→ ルーY法

噴門側胃切除術
→ 空腸間置法
→ 食道残胃吻合法

幽門側胃切除術
→ ビルロートⅠ法
→ ビルロートⅡ法
→ ルーY法

RST：Respiration Support Team，呼吸療法サポートチーム

KEY WORD：ダンピング症候群

ダンピング症候群は早期と後期に分けられます．

● 早期ダンピング症候群
　胃機能喪失により消化が十分にされてない高濃度な食物が，噴門という関門がなくなったため急激に空腸に流れ込むことで起こります．症状としては，食後15～30分程度で腹痛・発汗・動悸・嘔気・眠気・めまい・下痢などが起きます．

食後15～30分
めまい・発汗・動悸・腹痛

● 後期ダンピング症候群
　腸管からの急激な糖分吸収が起こることで，インスリンの分泌量が必要以上に増加した結果，反応性の低血糖によって起こります．食後2～3時間後にみられ，症状は早期ダンピング症候群と類似するところもありますが，低血糖症状による冷感や全身脱力，手指振戦，意識障害，痙攣などが生じます．

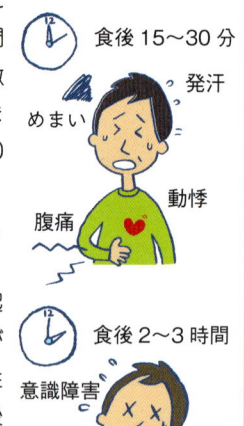

食後2～3時間
意識障害・痙攣・手指振戦・全身脱力

差がつく知識：術後の血糖値

- 術直後はアドレナリンや副腎皮質ホルモンの分泌が増える一方，グルカゴンやインスリンの分泌低下，組織のインスリン感受性低下などにより，血糖値が上昇します．
- 高血糖の持続は創傷治癒を遅延させたり，免疫能を低下させたりします．

● 侵襲とホルモンの分泌

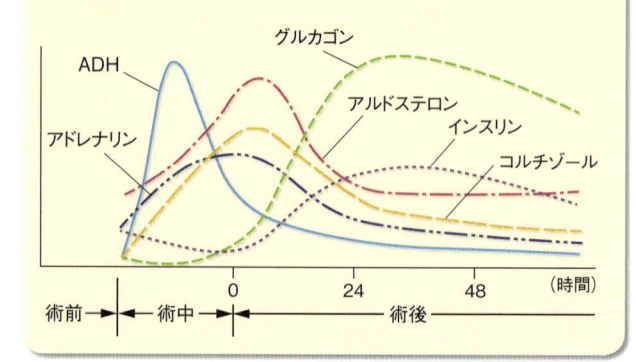

（ADH，アドレナリン，グルカゴン，アルドステロン，インスリン，コルチゾール／術前－術中－0－24－48（時間）術後）

問題 96

選択肢 1 炭水化物を中心にした食事を勧める → ☒

炭水化物中心の食事形態では急激な血糖値の上昇をきたし，ダンピング症候群を引き起こしやすくなります．そのため，炭水化物の摂取量を減らし，高蛋白・高脂肪食にすることが勧められます．

選択肢 2 下痢は1か月程度でおさまると説明する → ☒

胃切除により消化能力が低下し，下痢を起こしやすい状況になっています．食事形態や摂取方法などにより下痢の改善は期待できますが，その改善程度は人それぞれでもあることから「1か月程度」という期間に言及することはできません．

選択肢 3 食事は分割して少量ずつ摂取するよう勧める → ◯

問題95の解説で述べたとおり，食事の一回量を減らすとともに食事回数を増やすこと，つまり分割して摂取することが必要となります．

選択肢 4 食後に冷汗が出たら水分を摂るよう説明する → ☒

食後早期の発汗は，安静を勧めることが必要です．食後2〜3時間後の発汗は後期ダンピング症候群による低血糖症状が考えられるため，糖分の補給が必要です．

選択肢 5 ビタミンB_{12}が吸収されにくくなると説明する → ◯

胃切除により，胃から分泌される内因子が分泌されなくなるため，ビタミンB_{12}の吸収障害が起きます．よって◯です．ビタミンB_{12}は赤血球形成に必須であり，不足すると貧血（巨赤芽球性貧血）を起こします．

巨赤芽球性貧血では，舌の痛みや味覚鈍麻，しびれ感をきたすことがあります．また，胃酸が分泌されないことによる鉄分の吸収不足からも，貧血（鉄欠乏性貧血）が起こります．

正答 3，5

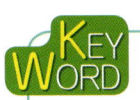

KEY WORD 胃の機能

胃の主な働きは，胃壁から分泌される胃酸やペプシノーゲン，リパーゼなどによる食物の消化です．胃に入ってきた食物は3〜6時間かけて消化酵素とともに攪拌され，ペースト状になってから十二指腸へと送り出されます．

胃酸は鉄分やカルシウムの吸収を促進させ，胃壁から分泌される内因子はビタミンB_{12}の吸収に必要不可欠であり，胃は唯一内因子を分泌する臓器です．

● 胃の全体像

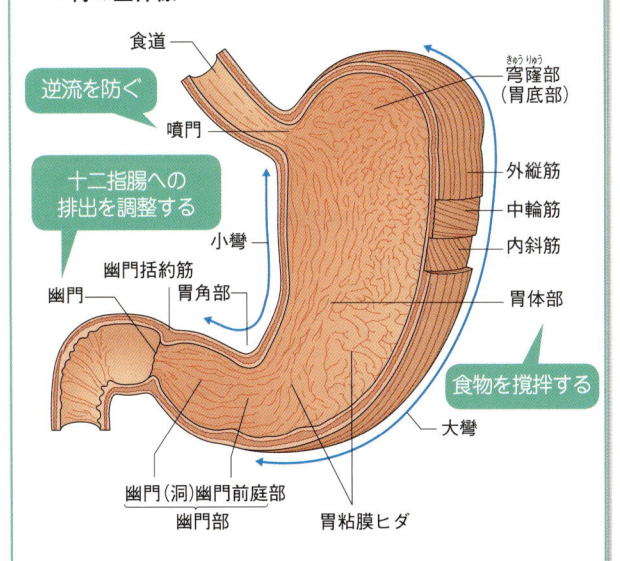

● 胃腺と分泌・産生物

腺の種類	担当細胞	分泌・産生物
噴門腺	粘液産生細胞	ムチン
胃底腺	主細胞	ペプシノーゲン
	副細胞（頸部粘液細胞）	ムチン
	壁細胞	塩酸，内因子
	内分泌細胞（ECL細胞など）	ヒスタミンなど
幽門腺	粘液産生細胞	ムチン
	内分泌細胞（G細胞など）	ガストリンなど

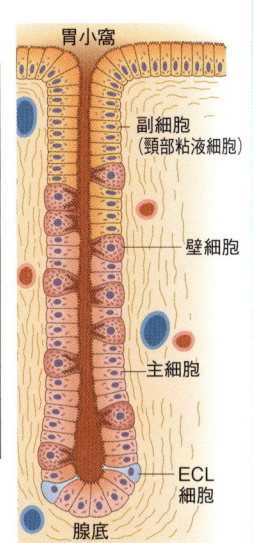

情報収集のポイント　データを読み解く

> ここでは，患者さんがどのような状況にあるのか，問題文のデータからくわしく読み解いていきます．

問題文

Aさん（40歳，男性）．（中略）胃癌（gastric cancer）のため胃全摘出術を受けた．術中の出血量は450mLで輸血はされなかった．術後1日，体温37.5℃ ①，呼吸数24/分，脈拍120/分，血圧162/90mmHg ②．Hb 14.8g/dL．経皮的動脈血酸素飽和度〈SpO₂〉92%（酸素吸入3L/分）③．尿量50mL/時 ④．創部のドレーンからは少量の淡血性排液がある．硬膜外持続鎮痛法が行われているが，創痛が強いため呼吸が浅く ⑤，離床はできていない．

術後の侵襲により，生体は恒常性の維持のために内分泌系や免疫系，神経系などを動員してさまざまな反応を示します．ムーア（Moore）の分類は古典的な分類ではありますが，術後患者のアセスメントを行ううえでは基本となるのでおさえておきましょう．

① 体温37.5℃

手術侵襲により体温が上昇している

侵襲によるサイトカイン産生により，視床下部にある体温中枢が刺激され，感染がなくても体温は上昇します．

発熱があるとクーリングをしたくなりますが，クーリングの有用性は示されていません．患者さんが望めば行ってもいいかもしれませんが，過度のクーリングは末梢血管収縮や筋緊張，シバリングを引き起こし，酸素消費量を増加させる結果となり，患者さんにとってデメリットが多いともいわれています．

一方で全身麻酔手術による影響で術直後は低体温であることが多くあります．低体温は循環抑制や血液凝固異常，シバリングなどを引き起こすので，電気毛布などにより保温を行うことが重要となります．

② 脈拍120/分，血圧162/90mmHg

カテコラミン分泌により心拍数の増加，血圧の上昇が起こっている

アドレナリンなど内因性カテコラミンの分泌により，心拍数増加や血圧の上昇などが起こります．

術後侵襲における生体の回復過程：ムーア（Moore）の分類

術後侵襲における生体の回復過程は，4相の分類で説明したムーアの分類と，ホルモンの分泌（p.104参照）について知っておくと，アセスメントに役立ちます．

● ムーアの分類

障害期	侵襲後：2～4日	副腎皮質・髄質機能の亢進
転換期	侵襲後：4～7日	副腎皮質ホルモンが正常化し，水分や窒素バランスの正常化が始まる
同化期	侵襲後：1～数週間	蛋白異化亢進が正常化（窒素バランスがプラスになる）し，筋力回復が始まる
脂肪蓄積期	侵襲後：数週間～数か月	侵襲後のホルモン変動が消失し，脂肪が蓄積し，体重増加がみられる

④ 尿量50mL/時

循環血液量の減少により尿量が減少している

サードスペース等による循環血液量の減少を補うため，バソプレシンやアルドステロン，コルチゾールによりNaや水分の再吸収が促進され，尿量は減少し，水分バランスは大きくプラスに傾きます．

この乏尿は自然な過程ですが，過度の乏尿は循環血液量の不足を示すので，尿比重の変化や体重1kgあたり0.5mL以上の尿量が確保（体重50kgなら25mL/時以上）できているか確認しましょう．

③ 経皮的動脈血酸素飽和度〈SpO₂〉92%（酸素吸入3L/分）
⑤ 創痛が強いため呼吸が浅く

> **創痛により呼吸が浅く換気が不十分であり，低酸素血症をきたしている**

　侵襲による代謝亢進や創傷治癒など，生体の酸素需要は増加しています．そのため患者さんは低酸素血症を示すことが多くあり，酸素供給量を維持するための酸素投与はとても重要です．

　低酸素症を起こす原因としては，肺における換気量の低下やガス交換障害によるもの，出血などによるHb低下や心拍出量の減少による酸素運搬能力の低下によるものなどがあり，対応も異なってくるので鑑別が重要です．

　とくに術後は安静や疼痛により，十分な一回換気量が得られなかったり，無気肺を形成したりするため注意が必要です．

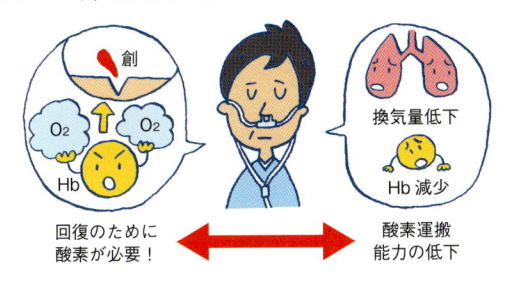

全身性炎症反応症候群（SIRS）

　侵襲に対する防御反応として生体は炎症反応を引き起こします．この反応は局所で収まることが理想的ですが，炎症が全身に波及した状態をSIRSとよびます．

　生体がSIRSに陥ったときは，侵襲の程度が大きいことが多く，より細やかな観察が必要です．病棟においてSIRSの診断基準に該当する患者さんがいたら，注意しましょう．

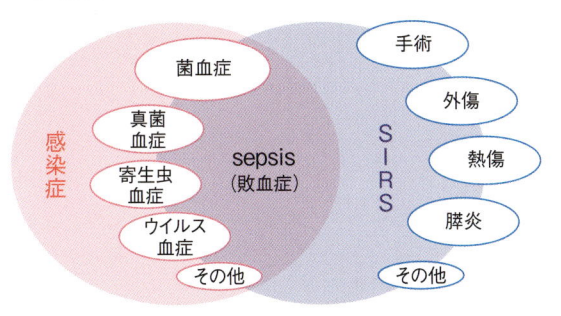

● SIRSの診断基準（2項目以上の該当でSIRSとする）

体温	＜36℃ または ＞38℃
心拍数	＞90回/分
呼吸数	＞20回/分 または PaCO₂≦32Torr
白血球数	＞12,000/mm² または ＜4,000/mm² または 10％を超える未熟顆粒球

American College of Chest Physicians, Society of Critical Care Medicine：Consensus Conference：definitions for sepsis and organ failure and guidelines for the use of innovative therapies in sepsis. Crit Care Med 20（6）：864-874, 1992.

臨床に出るまで覚えておいてほしいこと

> ① **術後の生体反応**の過程を理解し，アセスメントにつなげよう
> ② **喪失した臓器の機能・役割**を解剖生理から考えよう

　胃がんのみならず，手術を受けた患者さんの生体反応の経過としては，普遍的なものがあります．p.106に示したムーアの分類などがそうですが，術後の観察を行ううえで，生体がどのような反応や経過をするのかをおさえておくことが重要です．

　術後の反応がその経過に則っているのか，それともはずれているのか．はずれているとすれば，その要因は何なのか．そこからアセスメントが発展していくと思います．

　また，今回は胃という臓器機能を喪失した患者さんへの指導もあります．失った臓器がどのような機能・役割を持っていたのか，解剖生理をしっかりとおさえることが重要となります．

引用・参考文献
1) 道又元裕：重症患者の全身管理―生体侵襲から病態と看護ケアが見える．重症集中ケアシリーズ1，p.6〜31,日総研出版，2009.
2) 吉川幸造：胃の解剖生理，疾患，検査・治療．消化器外科NURSING，2013年春季増刊号，p.156〜168，メディカ出版，2013.
3) 奥村直樹ほか：新人ナース必携！消化器のしくみがわかる・術後の変化がわかる―解剖生理カラービジュアルブック，臓器別解剖生理―胃．消化器外科NURSING，18(4)：315〜323，2013.
4) 木村豊：一問一答ではやわかり！術後ケアに生かせる解剖生理，胃．消化器外科NURSING，17(4)：326〜336，2012.
5) 内門泰斗ほか：見て・聞いて・触って＆画像で納得―臓器別 術後の必須アセスメント，胃手術後の必須アセスメント．消化器外科NURSING，17(1)：26〜42，2012.

SIRS：systemic inflammatory response syndrome，全身性炎症反応症候群

MEMO

認定看護師が教える！

看護師国家試験 状況設定問題

第14問
冠動脈バイパス術後の看護

● 看護のポイントは？ ●

手術にあたってのリスクや身体への影響を把握し，全身管理に役立てる

なぜ？ 心機能の低下や他疾患との合併により術後全身管理が複雑となるため

冠動脈バイパス術（CABG）とは，虚血性心疾患の外科的治療をさし，冠動脈の狭くなった場所を迂回するバイパス回路を作成する手術です．手術適応は，①左冠動脈主幹部の高度病変（50〜75％の狭窄），②三枝病変，③左前下行枝を含む2枝以上に75％以上の狭窄を認める，④狭窄部より末梢の冠動脈の太さが確保され流れが良好（＞1.5mm）である，⑤左室機能の状態が良好である（左室駆出率20％以上），⑥ほかの心臓手術の適応が合併している，などがあげられます．

高齢社会の現在では，適応⑥の患者さんが多く，適応⑤を保持できなくても手術に踏み切らざるをえない症例もあり，術後全身管理は大変複雑です．患者さんがなぜ手術をすることになったのか，術前の疾患名や心機能の状態をしっかりと理解しておくことが必要です．

なぜ？ 人工心肺使用時は全身に影響が出現するため，術後の状態の変化を予測する必要がある

冠動脈バイパス術では，人工心肺を使用する場合と使用しない場合がありますが，人工心肺を使用する場合は，とくに全身の臓器に影響が出現しやすいため，大きな合併症につながることを予測した観察が必要です．どのような状態で手術にのぞんだか，術前の心臓の機能はどの程度か，術式の種類は何かにより，術後の変化を予測できます．急変する前に対応することで，早期離床や患者さんのQOLの向上につながります．

（執筆：齋藤 美和）

CABG：coronary artery bypass grafting，冠動脈バイパス術
QOL：quality of life，生活の質

問題 （第102回・午後問題91〜93）

次の文を読み91〜93の問いに答えよ.

Aさん（64歳, 男性）は, 人工心肺装置を使用した冠動脈バイパス術〈CABG〉を受け, ICUに入室した. 手術時間10時間, 手術中の輸液量6,200mL, 出血量480mL, 尿量980mLであった.

91 手術直後の血圧72/34mmHg, 心拍数110/分, 心係数2.0L/分/m^2, 肺動脈楔入圧20mmHgであったため, 大腿動脈からカテーテルが挿入されて大動脈内バルーンパンピング〈IABP〉が行われている.
Aさんへの看護で適切なのはどれか.
1. 四肢に抑制帯を使用する.
2. 背部の清拭を禁忌とする.
3. 両足背動脈の拍動を確認する.
4. Trendelenburg〈トレンデレンブルグ〉体位にする.

92 術後1日. 経口気管チューブが挿入され, 人工呼吸器による補助換気が行われている. 吸入酸素濃度40％, 動脈血酸素分圧〈PaO$_2$〉96Torr, 動脈血炭酸ガス分圧〈PaCO$_2$〉35Torr. 断続性副雑音が聴取され, 気道から泡沫状の分泌物が吸引された. 胸部エックス線写真で両肺全体に透過性の低下を認める. 胸水を認めない.
Aさんに起こっていると考えられる合併症はどれか.
1. 無気肺（atelectasis）
2. 肺水腫（pulmonary edema）
3. 肺血栓塞栓症（pulmonary thromboembolism）
4. 人工呼吸器関連肺炎（ventilator-associated pneumonia）

93 術後4日. 人工呼吸器を離脱し, 意識は清明である. 経鼻酸素によって酸素飽和度は正常範囲を維持している. 左前腕の点滴チューブからカテコラミンが少量投与され, 循環機能は安定している. この日の夜, 急にAさんの独り言が多くなり,「天井に虫がいる」,「怖いから家に帰る」と繰り返し, 点滴チューブを引っ張る動作が見られ, 翌朝までほとんど眠っていなかった.
術後5日の看護で適切なのはどれか.
1. 家族の面会を制限する.
2. 天井の虫は幻覚であると説明する.
3. モーニングケア後に睡眠薬を与薬する.
4. 点滴チューブを病衣の袖に通して見えないようにする.

この問題を解いておきたい理由

この問題では, ①術後の循環管理と補助循環装置装着中の患者さんの看護, ②呼吸と循環の関連性をふまえたうえでの呼吸管理, ③術後の合併症として心機能の保持・QOLの維持向上, ④それぞれの予後にも大きく影響するせん妄の看護, と, 術直後から予後にいたるまでの経過を追った看護を学ぶことができます.

各設問のポイント

91 大動脈内バルーンパンピング挿入中の看護

Aさんの手術直後のデータをみると, 血圧が低く, 心係数（CI）の値も下がり, 肺動脈楔入圧（PAWP［PCWP＝肺毛細血管圧］）の値が高くなっています. そして, その状態に対して大動脈バルーンパンピング（IABP）が挿入されているため, 心原性ショックの状態に対する, 補助循環の治療が行われていると判断できます. 大腿部からカテーテルを挿入しているときの注意点が問われています.

92 呼吸器合併症のアセスメント

問題91のデータをみると, 心係数2.0L/分/m^{2}と低心拍出症候群を示し, それによる心不全が生じていると考えられます. 循環と呼吸をつなげて考え, 心不全によって生じる呼吸器症状をおさえておきましょう.

93 せん妄を防ぐ環境調整

Aさんは, 術後せん妄の状態であると考えられます. せん妄を防ぐために, 適切な環境調整について理解しておきましょう.

CI：cardiac index, 心係数
PAWP：pulmonary arterial wedge pressure, 肺動脈楔入圧
PCWP：pulmonary capillary wedge pressure, 肺毛細血管楔入圧
IABP：intra-aortic balloon pumping, 大動脈内バルーンパンピング

解答と解説

問題 91

選択肢 1 四肢に抑制帯を使用する → ✗

設問では，まず抑制帯の必要性をアセスメントすることが必要であり，優先的に実施するとは判断できません．

症例によっては，必要性を検討したうえで抑制帯を使用することがあります．とくに，カテーテルが挿入されている患者さんの下肢は，安全管理のために抑制を行うことがあります．

選択肢 2 背部の清拭を禁忌とする → ✗

カテーテルが挿入されていても，2名以上の人員で，治療を妨げないようカテーテルと挿入部の安全を確保したうえでの清拭は，実施可能です．

また，合併症予防のために，循環動態を観察しアセスメントしたうえで，体位変換を実施する必要があります．

選択肢 3 両足背動脈の拍動を確認する → ○

大動脈内バルーンパンピング挿入中の合併症の1つとして，下肢の虚血があげられます．こまめに下肢の観察を行い，カテーテルが挿入されていない肢との左右差や，経時的変化をみて，異常を早期に発見し，対応できるようにします．

臨床でもよくみられますが，小柄な女性や高齢者など，カテーテルが血管に比して太い場合には，下肢の虚血から下肢の切断にいたる場合もあります．

選択肢 4 Trendelenburg〈トレンデレンブルグ〉体位にする → ✗

ショックへの対応は優先順位が高いと考えるかもしれませんが，設問では術後の低心拍出量症候群であり，肺動脈楔入圧が20mmHgと高値を示しています．トレンデレンブルグ体位は肺静脈圧をさらに上昇させる可能性があり，危険です．

また，すでに大動脈内バルーンパンピングが挿入され，心機能の補助を行っていると判断しますので，最優先の看護ではありません．

正答　3

実践！ 筆者の施設のCCUでは，せん妄を発症する可能性がある，あるいはすでに発症している場合，また，認知機能の障害などで安静の必要性を理解できない場合などは，患者さんに必要性を説明し，ご家族の同意のもと，カテーテル挿入肢の抑制を行っています．

差がつく知識 腓骨神経麻痺（ひこつしんけいまひ）

- 下肢の安静を保った際に，腓骨頭部の圧迫により腓骨神経麻痺が生じることがあります．
- 足背動脈の拍動確認と同時に，足趾の冷感・チアノーゼの有無や，知覚鈍麻・しびれの出現に注意します．

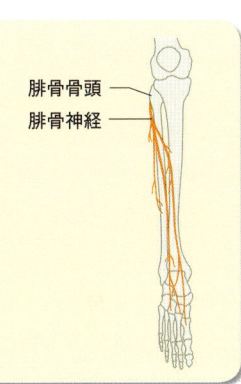

KEY WORD トレンデレンブルグ体位

仰臥位・頭低位・腰部高位の体位のことで，静脈還流を増加させ，血圧を上昇させるために緊急時にとられることから，「ショック体位」ともいわれています．

しかし，心拍出量が必ずしも増加せず，脳浮腫の助長や横隔膜挙上により呼吸機能が低下する可能性も指摘されています．とくに循環器疾患の患者さんでは，心臓に戻ってくる血液が増えることで心不全を助長する場合があります．

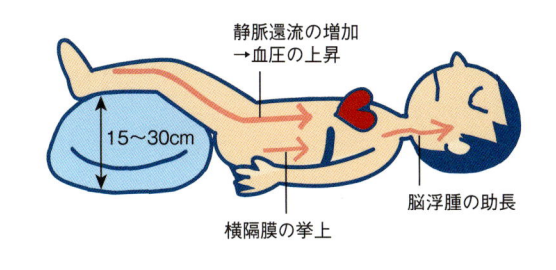

問題 92

選択肢 1 無気肺 (atelectasis) → ✗

無気肺では，聴診にて肺胞呼吸音の減弱がみられます．また，胸部X線写真では，肺区域・肺葉に一致した透過性の低下を認めます．

無気肺は術後の合併症として発症しやすい病態ですので，予防に努める必要があります．

選択肢 2 肺水腫 (pulmonary edema) → ◯

肺水腫は，左心系のポンプ機能が低下した場合に起こります．Aさんは心拍出量が低下しており，心不全をきたしていると考えられます．急性心不全では左心不全の徴候が強く，肺うっ血・肺水腫をきたし，設問のような，断続性副雑音の聴取や，泡沫状の喀痰が特徴的です．

選択肢 3 肺血栓塞栓症 (pulmonary thromboembolism) → ✗

肺血栓塞栓症では，胸部X線にて心陰影の拡大や肺門部肺動脈主幹部の拡大，血流が途絶した末梢肺野の透過性亢進が認められます．

術後の安静から深部静脈血栓症を併発し，離床時に血栓が移動し，肺動脈の血管を閉塞させることで症状が出現します．肺血栓塞栓症も術後合併症として発症しやすい病態ですので，予防が必要です．

選択肢 4 人工呼吸器関連肺炎 (ventilator-associated pneumonia) → ✗

人工呼吸器関連肺炎は，人工気道に伴う合併症として発症する肺炎で，気道内分泌物の気管・肺内への垂れ込みが原因です．聴診では，断続性副雑音が聴かれるため，痰の性状を見極めるよう観察が重要です．胸部X線では，肺胞性の陰影が認められます．

Aさんも気管チューブを留置していますので，人工呼吸器関連肺炎予防のために，口腔ケアや適切な気道管理，気管吸引を行う必要があります．

正答 2

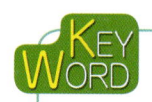

KEY WORD 肺水腫

左心室の機能が障害された場合，効果的に血液を拍出できないため，左心室は拡大します．左房圧は上昇するため，肺動脈圧も高くなります．これは左房圧が高く，肺から心臓に血液を送り出すことができなくなるからです．それにより肺の血管外の領域に水分が貯留し，肺胞が広がりにくくなることで呼吸不全におちいります．

同時に微細な毛細血管が損傷するため，痰に血液が混入します．肺内に水分が貯留していることから，水っぽく空気を含んだ血液混じりの痰が吸引されます．

聴診では，吸気・呼気ともに，水泡をはじくような音が聴診され，断続性副雑音として聴取されます．

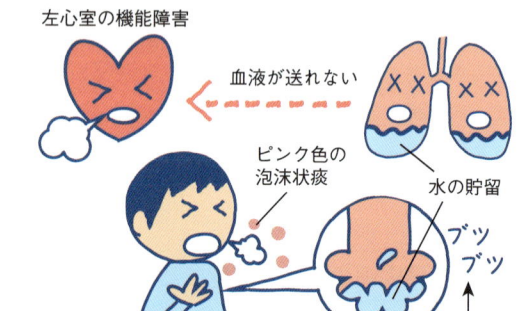

差がつく知識

肺血栓塞栓症の胸部X線像

- 肺血栓塞栓症では，心陰影の拡大や，肺門部肺動脈主管部の拡大，末梢肺野の血管影の減少（肺野が明るく見える）がみられます．

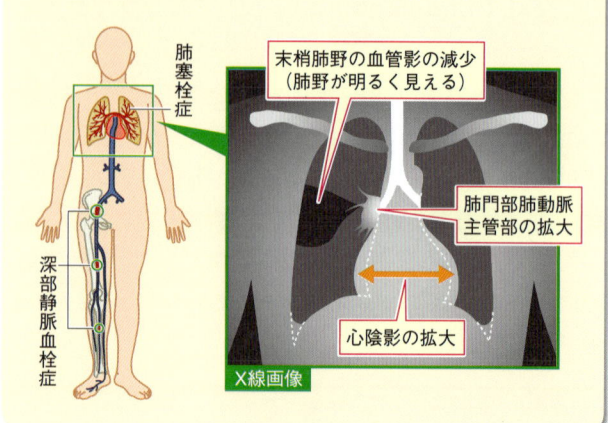

14 冠動脈バイパス術後の看護

問題 93

選択肢 1 家族の面会を制限する → ✕

　Aさんは，術後せん妄の状態であると考えられます．せん妄を防ぐためには，適切な刺激の受け入れが必要です．適切な刺激の1つとして，家族の面会時間は大切であり，面会しやすい環境づくりを行います．家族の面会を制限することは不適切です．

選択肢 2 天井の虫は幻覚であると説明する → ✕

　せん妄発症時は現状認識が困難です．よって誤った事項に関しての説明・説得は逆効果です．

　しかし安心を提供する必要はあるため，私たち看護師が安全を守ることを繰り返し提示する必要があります．

選択肢 3 モーニングケア後に睡眠薬を与薬する → ✕

　生活のリズムに反するため不適切です．

　私たちの体にはサーカディアンリズムが存在し，生体の日内リズムを整えています．このリズムが整いやすいよう環境を調整し，夜間の睡眠を促したり，食欲を回復させたり，日中活動意欲を高めることで，生体の活動と休息のリズムが整います．

選択肢 4 点滴チューブを病衣の袖に通して見えないようにする → ◯

　点滴という非日常のものが視界に入らないようにし，患者さんが余計な注意を払わなくてもいいように工夫することで，少しでも日常に近づけることは有用です．

　点滴チューブが視界に入っていると，不快に感じやすくなります．せん妄や認知症の患者さんでは，自己抜去の可能性も高くなります．

正答　4

KEY WORD　せん妄

　せん妄とは脳機能の失調によって起こる，注意の障害を伴った軽い意識混濁を基盤とする症候群をいいます．

　せん妄の特徴としては，発症が急激であり，症状が1日のうちで変動します．そして落ち着くともとに戻る場合が多く，覚えている場合もあれば，全く記憶にない場合もあります．

　せん妄の症状としては，落ち着きがない，幻視・幻覚，見当識障害，時に暴力行為も認められます．逆に反応の鈍さや会話の減少なども起こります．

　せん妄を発症した場合は，自覚症状を緩和することで苦痛の軽減を行い，不安の原因を取り除くように安全・安楽な環境づくりを行います．

実践　せん妄予防のために適切な刺激として，室内照明・騒音・室温の調整や，プライバシーへの配慮，テレビ・ラジオ・家族の写真などの知覚刺激，現状認識のための時計・カレンダーなどの提示などを行います．また，ふだん使用している眼鏡・補聴器を準備し，感覚遮断を防ぎます．

● せん妄予防のための工夫

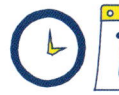

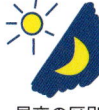

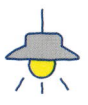

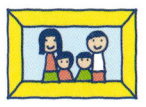

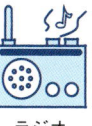

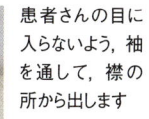

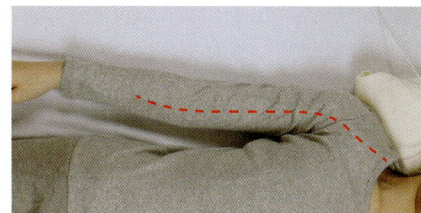

時計やカレンダー　昼夜の区別　照明の調整
家族の写真　ラジオ　眼鏡

点滴チューブの工夫

患者さんの目に入らないよう，袖を通して，襟の所から出します

情報収集のポイント　データを読み解く

> ここでは，患者さんがどのような状況にあるのか，問題文のデータからくわしく読み解いていきます．

問題文
Aさん（64歳，男性）は，人工心肺装置を使用した冠動脈バイパス術〈CABG〉を受け，ICUに入室した．手術時間10時間，手術中の輸液量6,200mL，出血量480mL，尿量980mLであった．手術直後の血圧72/34mmHg ①，心拍数110/分 ②，心係数2.0L/分/m² ③，肺動脈楔入圧20mmHg ④であったため，大腿動脈からカテーテルが挿入されて大動脈内バルーンパンピング〈IABP〉が行われている．

① 血圧72/34mmHg
② 心拍数110/分
③ 心係数2.0L/分/m²
④ 肺動脈楔入圧20mmHg

代償性のショック状態であり，左心不全を合併している

　開心術後の循環動態は，手術操作による影響・体外循環による影響などから，全身管理が必要です．心拍出量を適切に保ち，各臓器の機能を維持することが，生命の維持・回復につながります．
　心拍出量を規定する因子は，①前負荷，②後負荷，③ポンプ機能，④心拍数の4つです．術前の心機能を確認し，術後の心機能を予測して対応する必要があります．
　Aさんは心係数・血圧ともに低く，心拍数で補っていますが，代償性のショック状態です．肺動脈楔入圧も上昇しており，左心不全も合併しています．
　ショック（すなわち急性全身性循環障害）は，「重要臓器や細胞の機能を維持する十分な酸素と栄養素を供給するための血液循環が得られない結果発生する，種々の異常を伴った状態」と定義されます．
　心不全に対する治療指針としてのフォレスター分類を参考にすると，心係数・肺動脈楔入圧の数値から循環不全の状態は明らかです．
　なぜ低心拍出量なのか，原因を検索して対応していきます．

心拍出量を規定する因子

①前負荷
・心室が収縮を始める直前の負荷
・循環血液量など
・前負荷が大きいほど1回拍出量は増加する

②後負荷
・心室が収縮中に担う負荷
・末梢血管抵抗など
・後負荷が大きいほど1回拍出量は低下する

③ポンプ機能
④心拍数

心拍出量(L/分) ＝ 心拍数(回/分) × 1回拍出量(L)
心係数(L/分/m²) ＝ 心拍出量(L/分) / 体表面積(m²)

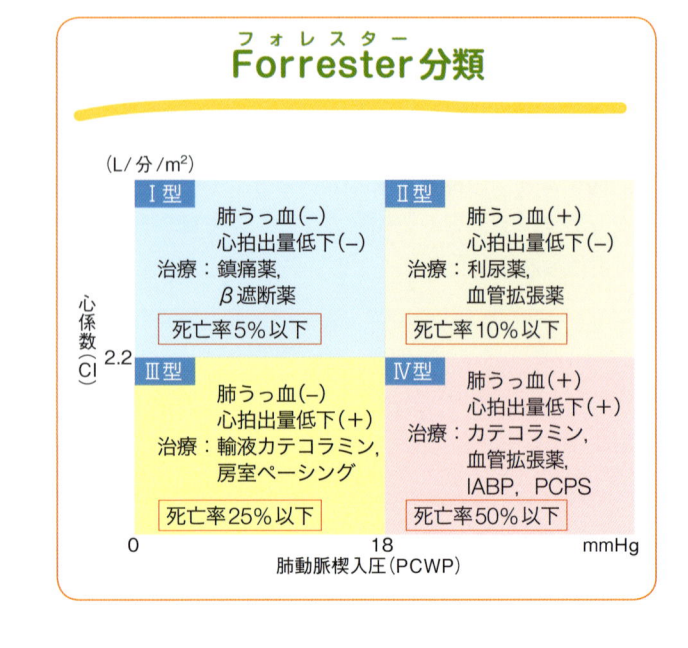

Forrester分類（フォレスター）

(L/分/m²)

Ⅰ型：肺うっ血(−) 心拍出量低下(−) 治療：鎮痛薬，β遮断薬　死亡率5％以下

Ⅱ型：肺うっ血(＋) 心拍出量低下(−) 治療：利尿薬，血管拡張薬　死亡率10％以下

心係数(CI) 2.2

Ⅲ型：肺うっ血(−) 心拍出量低下(＋) 治療：輸液カテコラミン，房室ペーシング　死亡率25％以下

Ⅳ型：肺うっ血(＋) 心拍出量低下(＋) 治療：カテコラミン，血管拡張薬，IABP，PCPS　死亡率50％以下

0　　　　18　　　　mmHg
肺動脈楔入圧(PCWP)

臨床に出るまで覚えておいてほしいこと

> 臓器1つひとつを分けて考えず，**全体像をとらえた全身管理**をしよう！

この問題を通して，術後の患者さんの全身管理を学習することができたと思います．

設問は循環器の手術に関するものでしたが，循環の目的は，まず，人間の特徴である高次脳機能を守るため，脳循環を最優先に保護することです．次に，各臓器機能を保護するために，血液循環によって酸素と栄養を末梢まで運搬します．そのために，心肺機能があります．

このように，循環は全身にわたってつながっており，臓器1つひとつを分けて考えることは適切ではないということがわかります．

患者さんの状態を考えるときに，個々の症状を把握することは大切ですが，それぞれを関連づけて，全体像を考えていくことが非常に大切です．

たとえば，術後せん妄も，意識障害の1つの症状として，中枢神経系の合併症というとらえ方で考えるようになってきました．

学生のみなさんは，臓器別の講義を受けてから，臨床実習に出ると思いますが，受け持ち患者さんの全体像をしっかりととらえたうえで，看護展開をするようにしましょう．

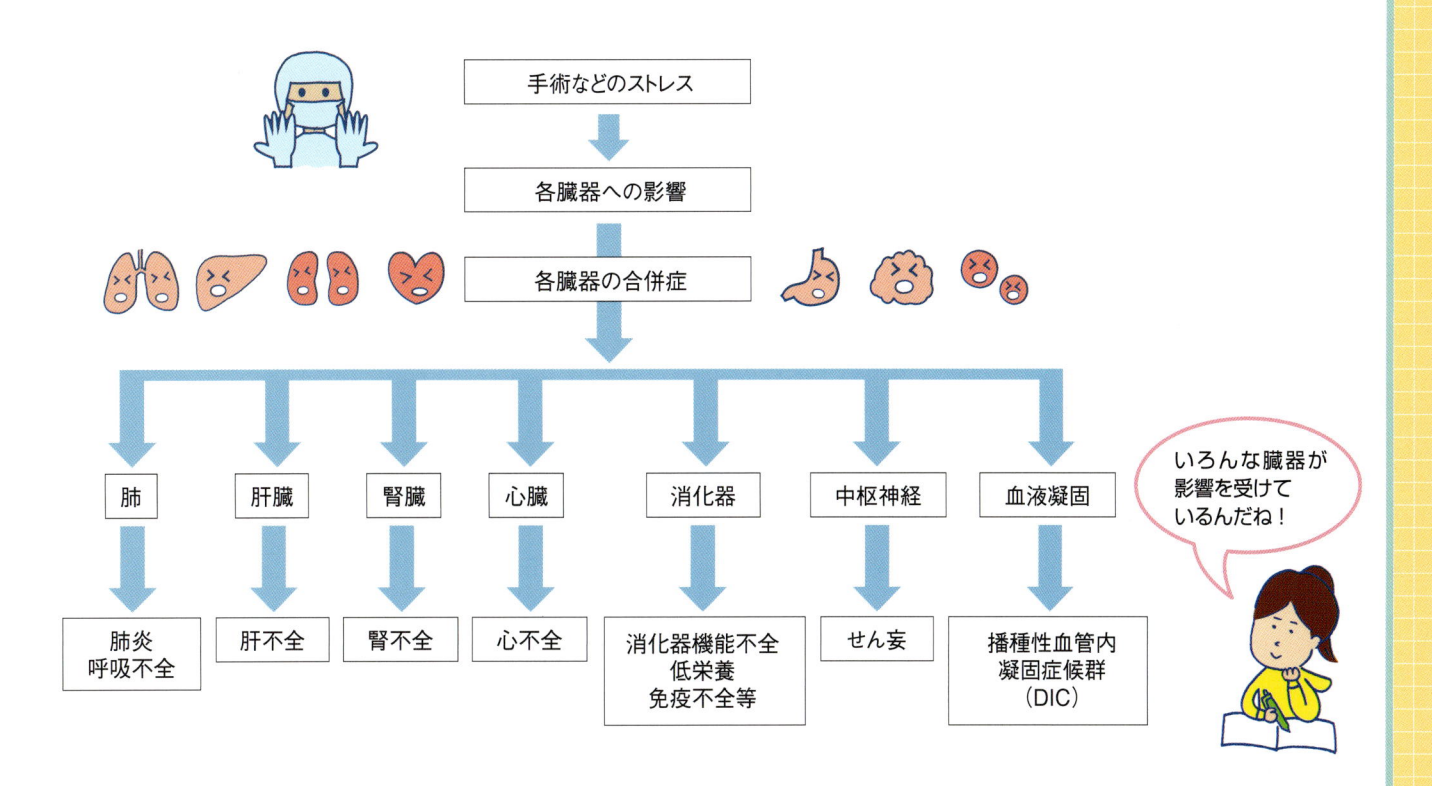

```
手術などのストレス
      ↓
  各臓器への影響
      ↓
  各臓器の合併症
      ↓
┌────┬────┬────┬────┬────┬────┬────┐
肺   肝臓  腎臓  心臓  消化器 中枢神経 血液凝固
↓    ↓    ↓    ↓    ↓     ↓      ↓
肺炎  肝不全 腎不全 心不全 消化器  せん妄  播種性血管内
呼吸不全              機能不全       凝固症候群
                    低栄養         (DIC)
                    免疫不全等
```

いろんな臓器が影響を受けているんだね！

引用・参考文献
1) 上田裕一編著：心臓外科看護の知識と実際．臨床ナースのためのBasic & Standard．メディカ出版，2009．
2) 龍野勝彦編著：心臓外科エキスパートナーシング．第3版，南江堂，2004．

MEMO

認定看護師が教える！

看護師国家試験 状況設定問題

第15問
がん患者への緩和ケア

● 看護のポイントは？ ●

全人的視点で患者さんをとらえて実施する緩和ケア

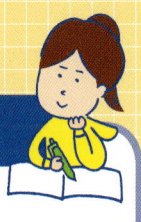

なぜ？　緩和ケアの基本的な考え方への理解が不可欠

この問題では，まず緩和ケアに対する考え，とらえ方を整理することが必要となります．みなさんは，「緩和ケア」にどのようなイメージを持っていますか？「終末期ケア」？「末期ケア」？ 受けたい人だけ受ける「緩和ケア」？……いかがでしょうか？

WHOが緩和ケアの概念を提唱して，20年あまりが経過しますが，患者さんだけでなく，悲しいことに，医療者の中でも本当の「緩和ケア」を知らない人が多いのが現状です．そのため，臨床では十分な緩和ケアが提供されていない現状も否めません．みなさんが，そんな悲しい事態を打破するために，ここでしっかりと整理をしておきましょう．

なぜ？　患者さんの苦痛を知ることが，それを和らげ，患者さんの希望をかなえる支援につながる

がん治療を受けている患者さんには，体験している苦痛を和らげて，患者さんの希望する生活ができるように，入院から在宅へ，スムーズに移行するための支援が必要です．

この問題を解き進めながら，患者さんがセルフマネジメントを実践できるように，医療者が持っている知識と技術を使って，指導するスキルを獲得しましょう．

そして，患者さんの希望を聞くこと，患者さんの苦痛を知ることのポイントを理解して，臨床で「今，この患者さんに何を看護すべきか」を常に考え，実践し，本当の看護ができる看護師を目指しましょう！

（執筆：中村 めぐみ，杉山 清香）

問題 （第101回・午前問題94〜96）

次の文を読み94〜96の問いに答えよ．

Aさん（74歳，女性）は，右肺尖部癌（apical lung cancer）と診断され，外科的治療は困難で，外来で抗癌化学療法を実施していた．半年後，胸壁への浸潤が進行したため，抗癌化学療法目的で入院した．Aさんは5年前に夫を亡くしてからは1人暮らしをしており，入院前は，近所に住むAさんの娘が毎日訪問していた．

94 入院後，呼吸苦と前胸部の痛みに対して，緩和ケアチームが関わることを主治医がAさんに提案した．その後，Aさんは病棟看護師に「私は末期ではないのになぜ緩和ケアを受けるのですか」と尋ねた．
病棟看護師の説明で適切なのはどれか．
1. 「有効な治療方法がないので緩和ケアに切り替えましょう」
2. 「痛みが我慢できるなら緩和ケアを受ける必要はないですね」
3. 「緩和ケアは病気の段階とは関係なくつらい症状を緩和するものです」
4. 「痛みを軽減するための麻薬が処方できるのは緩和ケアチームの医師に限られるからです」

95 Aさんは抗癌化学療法を開始したが，副作用が強かったため，「治療をやめて家で過ごしたい」と希望し，退院した．退院後3日，訪問看護が開始された．
訪問看護師が今後注意すべきAさんの症状はどれか．
1. 構音障害
2. 聴力の低下
3. 片麻痺の出現
4. 上肢の強い痛み

96 Aさんは現在，在宅酸素療法2l/分に加えて定期薬としてオキシコドン塩酸塩水和物徐放薬10mgを1日2回内服し，臨時追加薬としてオキシコドン塩酸塩水和物を使用している．
訪問看護師がAさんに対して行う疼痛管理の指導として適切なのはどれか．
1. 痛みがないときは定期薬の内服を中止する．
2. 食事が食べられなかったときは，定期薬の内服を中止する．
3. 臨時追加薬を内服した日付と時刻とを記録する．
4. 痛みが強いときは，臨時追加薬は間隔を空けずに追加内服する．

この問題を解いておきたい理由

この問題では，がんの治療期にある患者さんへの緩和ケアについて考えます．Aさんは右肺尖部がんで化学療法を受けていましたが，病状が進行している状態です．そのため，Aさんの苦痛に対する緩和ケアの提供と，病状の進行に伴いどのような症状が出現するのかを知っておくことが必要です．また，自宅で過ごすAさんの観察点，看護についても学んでいきます．

各設問のポイント

94 緩和ケアの基本的な考え方
看護師の緩和ケアに対する考え，捉え方を整理することが必要となります．そして，患者さんに理解してもらうために，どのように伝えるかを考えましょう．

95 肺がんの胸膜浸潤
肺尖部がんが胸膜浸潤した状態をフィジカルアセスメントして，今後起こりうる症状を予測しながら看護を展開していきます．看護の基本となる観察点について，解剖学の視点から，Aさんに起きている病態を考えていきます．

96 疼痛のセルフマネジメントのための指導
呼吸困難，疼痛（胸痛，右上肢の痛み）に対し，在宅酸素療法と医療用麻薬が開始となっています．ここでは，1人暮らしで医療用麻薬を開始したAさんが痛みを和らげるためのセルフマネジメントを獲得できるように，適切な指導を行うことが必要となります．医療用麻薬の薬理学から考え，看護に活かしていきます．

解答と解説

問題 94

選択肢 1 有効な治療方法がないので緩和ケアに切り替えましょう → ✗

「緩和ケア」はがんに対する治療と並行して提供するものであり、Aさんの場合においても化学療法か緩和ケアかという二者択一ではありません．Aさんにその必要があれば、その時が緩和ケアを開始すべきタイミングなので、治療から切り替えて行うものではありません．よって×です．

選択肢 2 痛みが我慢できるなら緩和ケアを受ける必要はないですね → ✗

Aさんが「痛み＝苦痛」を感じているならば、それがAさんが緩和ケアを受けるタイミングです．除痛せずがまんしてしまうと、痛みは慢性化し、日常生活動作が障害されて、抑うつなどの精神的苦痛を併発することにより苦痛が複合化し、緩和が難しくなります．そのため、初期アセスメントを行い、すみやかに疼痛治療を開始する必要があります．

がんの痛みは早期から出現し、がんの進行とともに頻度が高くなります．また、放置すると鎮痛が難しくなる傾向にあり、持続性の強い痛みで、自然に軽快することが期待できない場合が多くなっています．

選択肢 3 緩和ケアは病気の段階とは関係なくつらい症状を緩和するものです → 〇

緩和ケアは、病気の段階（＝病期）は関係なく、いつでも誰でも受ける医療をいいます．

選択肢 4 痛みを軽減するための麻薬が処方できるのは緩和ケアチームの医師に限られるからです → ✗

がんの痛みに対する医療用麻薬の処方は、緩和ケアチームの医師に限られていません．麻薬施用者（都道府県知事の免許を受けて、疾病治療の目的で麻薬を記載した処方箋を交付できる医師、歯科医師、獣医師）の免許を有する医師であれば誰でも処方は可能です．

正答　3

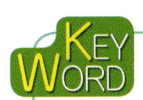

KEY WORD: 緩和ケアについて

2002年、世界保健機構（WHO）は緩和ケアを「生命を脅かす疾患による問題に直面している患者とその家族に対して、痛みやその他の身体的問題、心理社会的問題、スピリチュアルな問題を早期に発見し、適切なアセスメントに基づく治療やケアを行うことによって、苦痛を予防または和らげることで、QOLを改善するアプローチである」と定義しています．

つまり、がんによる身体とこころの"つらさ"を和らげ、患者さんやご家族が、自分らしい生活を送れるようにする、それが「緩和ケア」なのです．

緩和ケアは、がんと診断されたときから、がんに対する治療と一緒に受けることが大切です．早期から緩和ケアを受けることにより、QOLが向上し、生命予後が長くなるといわれています．

また、緩和ケアは入院・外来通院・在宅を問わず、患者さんが必要とするときにいつでも受けられます．

1) 従来の考え方

| がん病変の治療 | 緩和ケア |

診断時　　　　　　　　　　　　　　　死亡
がんに対する治療が終了するまで苦痛緩和治療は制限し、治療終了後緩和ケアを行う

2) 現在の考え方

　　　　　　　　　　　　　　　　グリーフケア
| がん病変の治療　　　　　　｜緩和ケア |

診断時　　　　　　　　　　　　　　　死亡
がんに対する治療と並行して緩和ケアを行い、状況に合わせて割合を変えていく

出典：一般病棟でできる緩和ケア（WHO1989）

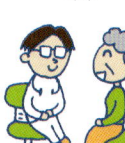

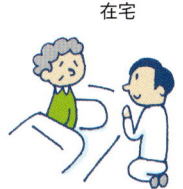

入院　　　　外来　　　　在宅

いつでも・どこでも緩和ケアが受けられる

問題 95

- 選択肢 1 構音障害
- 選択肢 2 聴力の低下 → ☒
- 選択肢 3 片麻痺の出現

　Aさんは診断時には，外科的治療が困難であったことから，隣接臓器への浸潤，またはリンパ節転移や遠隔転移があったと推測されます．

　がん細胞が血液と一緒に全身を巡ることで，各臓器や脳などにがん細胞が移りやすくなります．

　肺がんは，脳，肝臓，副腎，骨への転移が多くみられ，特に脳や骨に転移しやすい性質を持っています．

　設問ではAさんは脳転移の診断はないため，選択肢1～3は正解とはなりません．しかし，今後は脳転移での症状（巣症状）として出現する可能性もあるため，注意しておく必要があります．

- 選択肢 4 上肢の強い痛み → ◯

　がんが進行し，胸壁へ浸潤すると，腕神経叢浸潤症候群やホルネル症候群が出現します．

　Aさんの場合，胸壁への浸潤が進行しているため，腕神経叢浸潤症候群を一番に危惧しなければなりません．この場合，腕神経叢浸潤症候群による，右上肢の強い痛みが出現する可能性が高いと考えます．

正答　4

差がつく知識

転移性脳腫瘍

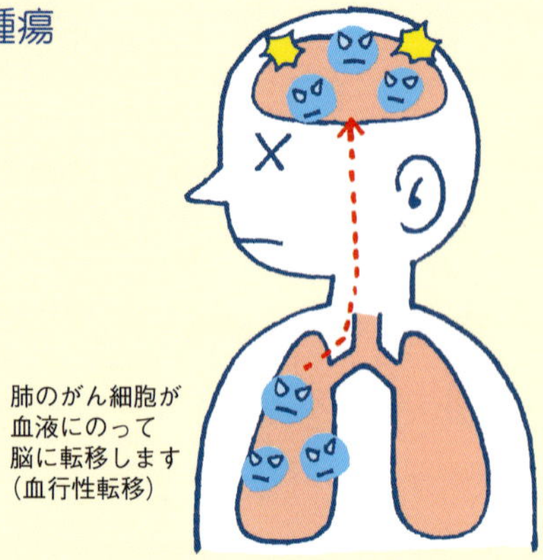

肺のがん細胞が血液にのって脳に転移します（血行性転移）

- 転移性脳腫瘍の症状は大きく2つに分類されます．

● **頭蓋内圧亢進症状**
脳の腫れや腫瘍により脳そのものの大きさが増加することで頭蓋内圧が上昇し，頭痛・嘔吐や意識障害を認める

● **巣症状（局在徴候）**
腫瘍が周辺の脳組織を直接損傷し，それに伴う神経障害を認める

KEY WORD

肺尖部がん
（パンコースト腫瘍，パンコースト型肺がん）

　肺尖部がんは，肺の上部（肺尖部）に発生した肺がんで，肺尖胸壁に浸潤するものを指します．パンコースト腫瘍，パンコースト型肺がんともよばれます．

　鎖骨などのために肺の影が見えにくく，胸部X線検査による発見は難しいです．

　肺尖部がんは容易に腕神経叢へ浸潤するため，上腕内側や肩周囲に頑固な痛みが生じます．肺尖部がんで起こる代表的な症候群，①腕神経叢浸潤症候群，②ホルネル症候群 を覚えておきましょう．

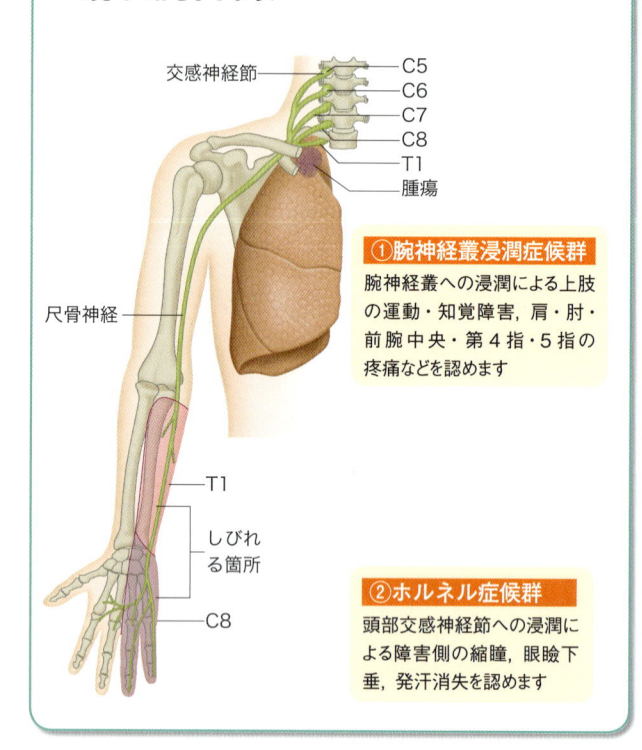

交感神経節 — C5, C6, C7, C8, T1, 腫瘍
尺骨神経
T1
しびれる箇所
C8

①腕神経叢浸潤症候群
腕神経叢への浸潤による上肢の運動・知覚障害，肩・肘・前腕中央・第4指・5指の疼痛などを認めます

②ホルネル症候群
頭部交感神経節への浸潤による障害側の縮瞳，眼瞼下垂，発汗消失を認めます

問題 96

選択肢 1 痛みがないときは定期薬の内服を中止する → ✗

進行がんや末期がん患者では，3分の2にがん疼痛があると報告されています（Twycross,1994）．がん疼痛は慢性化しやすく，また痛みが持続性であることが特徴です．

Aさんの場合も，化学療法を中止することで痛みの原因が消失することは考えにくく，鎮痛薬の効果が切れてしまうと，痛みが再燃すると考えられます．そのため，定期的な内服を行い，鎮痛薬の血中濃度が一定に維持され，効果が持続的になるように定期薬を内服が必要です．よって✗です．

選択肢 2 食事が食べられなかったときは，定期薬の内服を中止する → ✗

オキシコドン塩酸塩水和物徐放薬をはじめとする，内服薬として使用される医療用麻薬は，消化管への悪影響はありません．さらに，医療用麻薬を内服する場合は，食前や食後の内服ではなく，8～24時間ごとの決まった時間に内服することで，一定の血中濃度が維持されます．

また，経口摂取が困難となった場合には，静脈注射や皮下注射，貼付薬，坐薬などの医療用麻薬に変更する必要があります．

選択肢 3 臨時追加薬を内服した日付と時刻とを記録する → ○

Aさんが，痛みの程度や部位，また，使用した臨時追加薬（レスキュー・ドーズ）の量や時間，効果や副作用を記録することで，痛みの変化が詳細に把握でき，評価しやすくなります．さらに，Aさんが自ら痛みを管理しコントロールすることで，セルフケア能力が高まることが期待されます．

選択肢 4 痛みが強いときは，臨時追加薬は間隔を空けずに追加内服する → ✗

血液中の濃度が1番高くなる時間を「最大血中濃度到達時間」といい，薬の効果が最も現れる時間となります．そのため，間隔を空けずに服用すると，過量投与となる可能性があります．

正答　3

KEY WORD：WHO方式がん疼痛治療法

効果的にがん疼痛を治療するために，基本原則を守って鎮痛薬を使用することが重要です．WHO方式がん疼痛治療法に基づき治療を行うことで，70～90％のがん患者さんの痛みを消失させるといわれています．

WHO方式がん疼痛治療法の5原則
- 経口的に（by the mouth）
- 時刻を決めて規則正しく（by the clock）
- 除痛ラダーにそって効力の順に（by the ladder）
- 患者ごとの個別的な量で（for the individual）
- その上で細かい配慮を（with attention to detail）

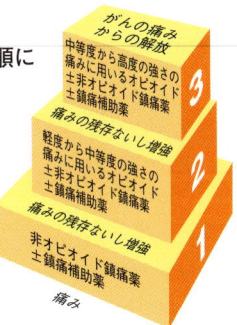

除痛ラダー

実践！ 痛みと服薬状況について記録することにより，外来受診や訪問診療等の短い診療時間のなかでも，医療従事者との痛みに関するコミュニケーションが円滑になり，より良いマネジメントを行うことが期待できます．

差がつく知識

レスキュー・ドーズ

- レスキュー・ドーズ（rescue dose，随時追加薬）とは，疼痛時に臨時に使用する薬剤やその使用量をいいます．
- がん疼痛は，1日の大半を占める持続痛と，突出痛とよばれる一過性の痛みの組み合わせで構成されます．持続痛には，徐放薬を使用し，突出痛には速放薬を使用し，これらをうまく組み合わせて，疼痛緩和をはかります．

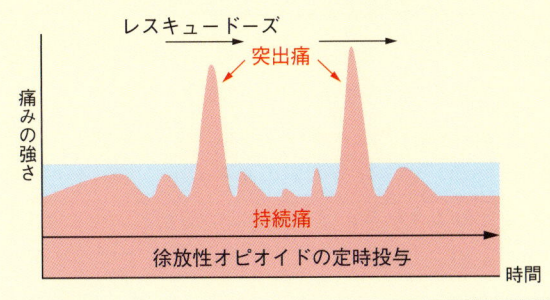

情報収集のポイント　データを読み解く

> ここでは，患者さんがどのような状況にあるのか，問題文のデータからくわしく読み解いていきます．

問題文
Aさん（74歳，女性）は，右肺尖部癌（apical lung cancer）①と診断され，外科的治療は困難②で，外来で抗癌化学療法を実施していた．半年後，胸壁への浸潤が進行③したため，抗癌化学療法目的で入院した．Aさんは5年前に夫を亡くし④てからは1人暮らし⑤をしており，入院前は，近所に住むAさんの娘が毎日訪問⑥していた．

① 右肺尖部癌（apical lung cancer）
② 外科的治療は困難
③ 胸壁への浸潤が進行

進行がんである

肺尖部がんで外科的治療が困難であったことから，診断時には進行がんの状態（多臓器への転移，浸潤）で発見されたと考えます．

また，胸壁への浸潤が進行している状態では，浸潤の部位や程度によっては，腕神経叢浸潤症候群での上腕部に加え，前胸部や背部にがん疼痛が生じる可能性もあります．

さらに，がん性胸膜炎の併発により，胸水の貯留による呼吸不全，呼吸困難，倦怠感などの他の症状の出現も危惧して，観察を行う必要があります．

④ 5年前に夫を亡くし

死別体験があり，死生観を確認する必要がある

夫が亡くなった経緯について詳細な記載はありませんが，Aさんは現在患者であり，遺族でもあります．夫との死別体験をしているAさんがどのような死生観を持っているかを知ることが重要となります．

死生観とは，その人が今までに，どのような人の死や別れを経験して，自分の死の迎え方や，「死」そのものに対してどのような考え方をもっているかということです．

Aさんが夫の死をどのように感じ，今まで生きてきたのか，また，その中で病気や今後についてどのように考えているのか，Aさんの語りに耳を傾けます．そこでAさんの考える最期の時までの過ごし方（たとえば，自宅で過ごしたい，寝衣でなく気に入った洋服を着たい，など）を聴き，それを可能な限り実現することもケアのひとつになります．

Aさんの身体面ばかりに注目するのではなく，Aさんの主観的な想い，願い，価値観を知ることでAさんの本当の苦しみを知り，Aさんのニーズにあったケアや医療の提供をしていきたいものです．

⑤ 1人暮らし
⑥ 近所に住むAさんの娘が毎日訪問

在宅療養に備えた調整が必要

今後がんの進行とともに，さまざまな身体症状が出現すると考えられます．そのため，AさんのADL，住居状況を把握し，AさんのQOLが維持されるための方策を考える必要があります．

また，近所に住む娘が毎日訪問していますが，娘の生活の状況や思い，どの程度介護協力が得られるのかを確認する必要があります．

そして，娘だけに負担がかかる可能性も否めないので，娘以外にAさんの生活を支援できる家族がいるかどうかや，娘を支える存在の有無も聞いておきましょう．

今後，Aさんが在宅療養を続けていく場合は，娘にも，痛みをはじめとした身体症状の観察や，苦痛の緩和ができるように説明をします．また，訪問看護以外の往診医やヘルパーの利用について検討し，Aさんのニーズに応じた社会福祉サービスの利用を検討していきます．

ADL：activities of daily livings，日常生活動作
QOL：quality of life，生活の質

15 がん患者への緩和ケア

臨床に出るまで覚えておいてほしいこと

> **全人的視点**で患者さんの苦痛を捉えよう！

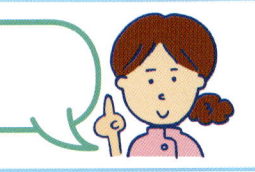

がん患者さんの変化（病状，治療，生活）を，タイムリーに把握し，早期に苦痛に気付けるようにします．また，その時には，身体面，社会面，心理面，スピリチュアル面などといったあらゆる角度から患者さんの痛みを捉えることが重要です（全人的苦痛）．

まずは，痛みや倦怠感，呼吸困難といった身体的苦痛を，薬物療法やケアで緩和することが重要です．

次に，精神的苦痛である不安や苛立ち，孤独感などを患者さんの言葉や表情，夜間の睡眠の変化からキャッチすることが必要です．患者さんにかかわる中で「いつもと違うな」と感じたときには，「○○さん，いつもよりつらそうに感じますが，何かご心配事や気掛かりなことがありますか？」と具体的に質問をします．患者さんによっては，不安やつらい気持ちを話すことは，医療者に迷惑になると思っている場合があるため，意図的に聴くことが重要です．

次に，社会的苦痛では，患者さんが家庭や仕事でどんな役割を担っていたか，病気によりその役割にどんな影響があるかを聴いていきます．また，家族の苦痛も含まれるため，家族の想いを聴くことが必要となります．

最後に，スピリチュアルペインですが，これは，患者さんに質問をして回答されるものではなく，語りの言葉に生じています．たとえば，「どうしてこんな病気になってしまったのだろう．何か悪いことしたかな…」や「もう，生きている意味なんてない」などの言葉です．それらの言葉が患者さんから語られたとき，私たちは，反復と沈黙の技術を使って傾聴し，「受け止めましたよ」と，メッセージを送ることが大切です．次に会話例を示します．

> 患者A　スーッと楽に死にたい．こんなにがんがつらいとは思わなかった．
> 看護師　がんがこんなにつらいとは思わなかったのですね．Aさんは死にたいって思うくらい，つらいのですね．

ただのオウム返しではなく，患者さんが苦しみと感じている部分に焦点をあてて，その苦しみの部分を看護師が言語化して，患者さんに伝えます．

患者さんの想い，希望，願いと現実の状況とのギャップが「苦痛＝苦しみ」となります．患者さんの苦しみを知るため，看護師には，観察力と聴く技術が必要です．

その前提として，がん患者さんの病状を正しく把握し，どのような症状が出現していて，これから出現する症状は何かを理解しておく必要があります．

●全人的な苦痛の諸因子（WHO）[1]

身体的苦痛
・痛み
・ほかの身体症状
・日常生活動作の支障

精神的苦痛
・不安
・いらだち
・孤独感
・恐れ
・うつ状態
・怒り

社会的苦痛
・仕事上の問題
・経済上の問題
・家庭内の問題
・人間関係
・遺産相続

スピリチュアルペイン
・人生の意味への問い
・価値体系の変化
・苦しみの意味
・罪の認識
・死の恐怖
・神の存在への追求
・死生観に対する悩み

中央：全人的苦痛

引用・参考文献
1) 恒藤暁：最新緩和医療学．最新医学社，1999．
2) 恒藤暁：系統緩和医療学講座―身体症状のマネジメント．最新医学社，2013．
3) 国立がん研究センターがん対策情報センター：医療用麻薬適正使用ガイダンス～がん疼痛治療における医療用麻薬の使用と管理のガイダンス～．http://www.mhlw.go.jp/bunya/iyakuhin/yakubuturanyou/other/iryo_tekisei_guide.html より2015年3月23日検索
4) 佐々木常雄：がん診療パーフェクト―基礎知識から診断・治療の実際まで．羊土社，2012．
5) 山下めぐみ：レスキュー・ドーズ使用時における看護師の役割．がん看護，15(2)：166～169，2010．
6) 山下めぐみ：疼痛ケアポケットガイド 看護師編．塩野義製薬，2012．
7) 小笠原利枝：疼痛マネジメントにおけるレスキュー・ドーズ．がん看護，16(7)：711～714，2011．
8) 小澤竹俊：苦しみの中でも幸せは見つかる．扶桑社，2004．
9) 日本緩和医療学会緩和医療ガイドライン作成委員会：がん疼痛の薬物療法に関するガイドライン2010年版．金原出版，2010．
10) 林章敏：いつでもどこでもがん疼痛マネジメント．Nursing Mook 50，学研メディカル秀潤社，2008．
11) 林章敏，中村めぐみ，高橋美賀子：がん性疼痛ケア完全ガイド．エキスパートナース・ガイド，照林社，2010．

MEMO

認定看護師が教える！

看護師国家試験 状況設定問題

第16問

摂食・嚥下障害のある患者の看護

● 看護のポイントは？ ●

摂食・嚥下障害がQOLに与える影響を知ろう

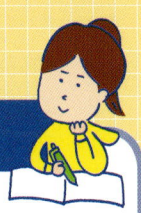

なぜ？ 「口から食べる」ことは生きる力，喜びになるため

摂食・嚥下障害の主症状は，「食べられない」「上手に食べられない」「むせる」などであり，そのほか，口腔内に食物残渣が多かったり，食べるのが遅かったりと，幅広い症状を呈します．

嚥下障害の原因として，大きく機能的原因と器質的原因に分けられます．機能的原因は，脳血管障害・脳腫瘍・パーキンソン病・筋ジストロフィー・加齢などに伴う機能低下であり，器質的原因は，口腔・咽頭・食道の悪性腫瘍やその摘出，奇形などの解剖学的構造に異常があることによる機能低下です．

摂食・嚥下障害の原因や症状はさまざまですが，「口から食べる」ということには，生きる力や喜びがあり，患者さんのQOLに大きく影響することから，早期からのリハビリテーションが求められ，嚥下障害の特徴をふまえた看護が必要になってきます．

ヴァージニア・ヘンダーソンの基本的ニードの1つに，"適切に飲食をすること"という項目があります．望ましい状態とは，必要な栄養がとれ，楽しく食べられ満足感を得られた状態です．適切に飲食することが損なわれた人の苦しみは，はかり知れないものがあります．

筆者は臨床で数多くの患者さんと出会ってきましたが，食事の摂取状態は，患者さんの体調のバロメーターであり，口からご飯を食べられるようになった患者さんの回復には目を見張るものがあることを，数多く経験してきました．「口から食べること」を援助するということは，患者さんの生きる喜びを支援しているという認識をもってケアを行うことが重要です．

（執筆：高津 咲恵子，佐藤 加寿美）

QOL：quality of life，生活の質

問題 （第97回・午後問題31～33）

次の文を読み31～33の問いに答えよ．

74歳の男性．70歳の妻と2人暮らし．1か月前に脳梗塞を発症し入院した．右不全麻痺があるが病状が安定したため3日前に在宅療養となった．療養者は麻痺が受け入れられず，1人で食事を摂取する意欲が乏しく，退院後の食事はベッド上で坐位になり妻の介助で軟らかい物を経口摂取している．初回訪問時に妻から「食事に時間がかかって困ります」と訪問看護師に相談があった．食事の様子を観察すると，麻痺側の口腔内の食べ物は残りがちで，お茶はスプーンで摂取しているがむせることがある．

31 妻への食事介助の指導で適切なのはどれか．
1. 食物は細かく刻む．
2. 液体はとろみをつける．
3. 香辛料を用いる．
4. 一口量は多くする．

32 嚥下障害の悪化を予防するために嚥下訓練を勧めた．妻への指導で最も適切なのはどれか．
1. 食前にアイスマッサージをする．
2. 食事時の体位は頸部を後屈する．
3. 食後に肩の運動を促す．
4. 食後に深呼吸を促す．

33 嚥下訓練を継続したことでむせることがなくなり，1人で食事を摂取することに意欲がみられ始めた．療養者は右利きであり「右手で自分で食べたい」と言う．妻も「少しでも自分で食事ができるようにしたい」と言う．
指導で適切なのはどれか．
1. 従来使用していた箸を使う．
2. スプーンの握りを太くする．
3. 体の左側を枕などで固定する．
4. オーバーベッドテーブルの高さは胸の位置にする．

この問題を解いておきたい理由

この問題では，脳梗塞により摂食・嚥下障害を抱えた患者さんが登場します．1つひとつの文章を読み解くことで，まずは患者さんの状態を把握します．それから，どのように看護介入を行っていけばよいか考えていきましょう．

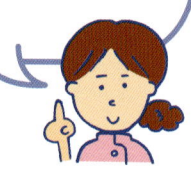

各設問のポイント

31 誤嚥を予防する食事形態の工夫

設問から，脳梗塞後に嚥下障害がある患者さんであることがわかります．誤嚥を予防する食形態の工夫について，どのような家族指導が必要か理解しておく必要があります．

32 嚥下障害に対する嚥下訓練

嚥下障害がある患者さんに，嚥下機能の向上を目的とした嚥下訓練を行うことは，誤嚥を予防するうえで大切な看護です．また，嚥下訓練をどのタイミングで行うかも，理解しておかなければならない重要なポイントです．

33 誤嚥を予防する食事姿勢と使用物品

麻痺のある患者さんが安全・安楽に食事を摂取できるように，適切な自助具を使い，適切な食事姿勢をとっているかが問われています．患者さんの機能を最大限に発揮するために，どのようなかかわりが適切であるか考えましょう．

解答と解説

問題 31

選択肢 1 食物は細かく刻む → ✕

食物を細かく刻み過ぎると口腔内での食塊の形成を困難にし，むせる原因になり，誤嚥のリスクとなります．よって✕です．

また，細かく刻んだものは口の中でまとまりにくく，食べたあとでも口腔内にも残りやすいため，嚥下機能が低下している場合には咽頭に食べ物が残留するリスクがあるため，細かく刻むことは適していません．

選択肢 2 液体はとろみをつける → 〇

さらさらした液体は嚥下反射が起こる前に咽頭へ流れ込みやすく，誤嚥の危険性があります．液体に粘性をつけることは，口腔内での食塊形成を助け，水分の咽頭への流れ込みの速度を遅くするため，誤嚥予防に有効です．

選択肢 3 香辛料を用いる → ✕

香辛料に含まれる成分には，嚥下反射や嚥下運動を改善する効果があるといわれています．しかし，脳梗塞の後遺症で味覚障害がある場合や，嗜好により香辛料が苦手な場合には食欲を低下させる原因にもなるため，注意が必要です．

選択肢 4 一口量は多くする → ✕

設問に示されているように，Aさんは，口腔内に食べ物が残る，食事に時間がかかるといった状況です．脳梗塞の後遺症で舌や口の動きが悪く，噛み砕いた食べ物を口の中で丸める作業（食塊形成）が困難であることが予測されます．このような場合，一口量が多いと食塊形成がさらに困難となり，誤嚥を起こしやすくなります．よって✕です．

正答 2

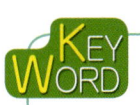

KEY WORD 嚥下障害者の食事指導

嚥下障害者の家族への食事指導の際，「半固形のものや，粘度（とろみ）をつけたものがいいですね」といった抽象的な指導では，どのように献立を考えてよいのか困ります．

そこで，「刻んだものだと口の中でまとまりが悪くなるので，食べ物を塊にまとめやすいように工夫しましょう．たとえば，ペースト状にしたり，餡でまとまりをもたせるとよいです」といった，具体的な提案が必要になります．

餡かけの仕方を伝えたり，市販の増粘剤を紹介してもよいでしょう．また，最近ではゼリー飲料も数多く市販されています．こうしたものを活用して水分補給をしたり，服薬時に，薬をゼリーで覆うことでスムーズな嚥下が可能となります．

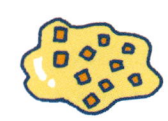

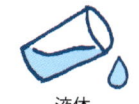

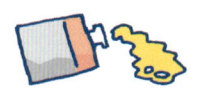

むせやすい	むせにくい
細かく刻んだもの	餡かけ
液体	ゼリー飲料

差がつく知識

スプーンの選択

- スプーンの大きさで，一口の量が決まります．患者さんに合った大きさを考えて，スプーンは底が浅く，幅が狭いタイプを選びましょう．
- 一口量が多い患者さん，食べるペースの速い患者さんには小さめのスプーンを選びます．

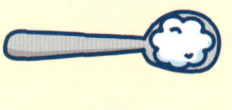

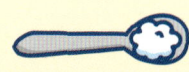

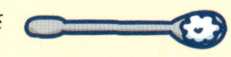

問題 32

選択肢 1 食前にアイスマッサージをする → ○

アイスマッサージを食前に行うことで，嚥下反射を誘発する効果が期待できます．そのため，食前に行うことは誤嚥予防に有効です．

選択肢 2 食事時の体位は頸部を後屈する → ✕

食べるための基本姿勢は「頸部前屈位」です．口腔や咽頭腔の構造上，頸部が後屈した状態では食道上の空間が狭くなり，咽頭側への空間が広くなります．そのため，嚥下時に食塊が気管に入りやすくなるので，枕やタオルなどを使用して頸部前屈位へ体位を整えることが誤嚥予防に有効です．

選択肢 3 食後に肩の運動を促す → ✕

肩の運動をすることで，嚥下にかかわる筋肉の緊張を和らげ，誤嚥の危険を少なくする効果が期待できます．そのため食前に行うことが有効です．

選択肢 4 食後に深呼吸を促す → ✕

選択肢3と同様に，食前の準備運動として行うことが誤嚥予防につながります．

正答 1

差がつく知識

頸部後屈位と頸部前屈位

- 頸部後屈位では顎が上がり，食道の空間が狭くなり，咽頭腔（気管の入り口）が広がり誤嚥しやすくなります．
- 頸部前屈位では咽頭腔（気管の入り口）が狭くなり，食道の空間が広くなるため，誤嚥予防に有効な体位です．

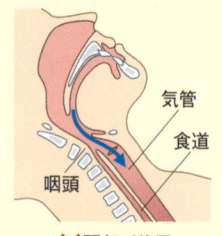

✕ 頸部が後屈
飲食物が真っすぐ気管に入ってしまいやすく危険

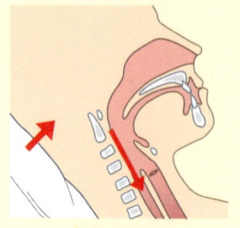

○ 頸部が前屈
頸部を前屈すると咽頭と気管に角度がついて食道に入りやすくなる

実践！ 麻痺側の口腔内に食べ物が残りがちな場合は，麻痺側（溜まる側）の頬を少し指で押したり，介助者が麻痺側の口角を少し持ち上げて口唇閉鎖を補いながら摂食するとよいでしょう．

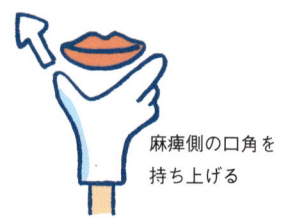

麻痺側の口角を持ち上げる

●食事介助の工夫

顔を麻痺側が下になるように少し傾けると（右麻痺の場合は，右に少し傾ける）健側の梨状陥凹が広がるため，食塊を咽頭へ送り込みやすくなります．妻にもこのような食事介助の工夫を指導していきましょう．

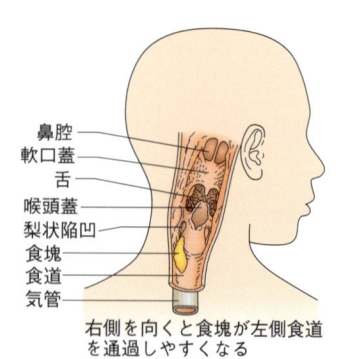

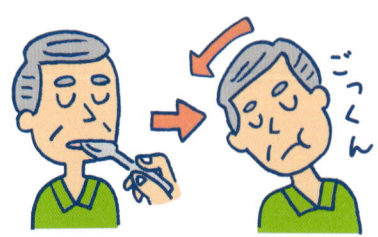

鼻腔
軟口蓋
舌
喉頭蓋
梨状陥凹
食塊
食道
気管

右側を向くと食塊が左側食道を通過しやすくなる

麻痺側に少し傾けて嚥下する

●食事の工夫

食前のアイスマッサージによる寒冷刺激や，温かいタオルで顔を拭くこと，嚥下体操など両上肢の挙上や肩を動かすことによって，嚥下にかかわる筋肉の緊張をやわらげ，覚醒の効果が得られ，食事への準備が整います．

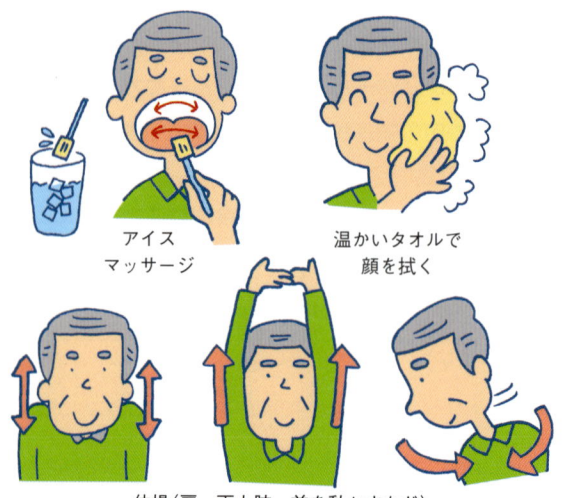

アイスマッサージ

温かいタオルで顔を拭く

体操（肩，両上肢，首を動かすなど）

問題 33

選択肢 1 従来使用していた箸を使う → ✗

　右不全麻痺により，従来使用していた箸の使用が困難なことが予測されます．よって✗です．

　不適切な物品を使用することは食事動作を困難にし，患者さんの自尊心の低下を招く原因ともなります．また，食事時間の延長にもつながり，疲労感や誤嚥のリスクを招きかねないため，注意が必要です．

選択肢 2 スプーンの握りを太くする → ◯

　右不全麻痺により，右手指の動きや筋力が低下していることが予測されます．そのような場合には柄を太くすると握りやすくなります．患者さんの自立を助ける自助具を利用することは，「右手で食べたい」という患者さんの思いを実現させるために有効な手段です．

　普段使用しているスプーンにタオルやハンカチを巻くなど，簡単に工夫できます．

選択肢 3 体の左側を枕などで固定する → ✗

　麻痺があると麻痺側の体の重みによって，麻痺側に体が傾きやすくなります．姿勢が崩れた状態では食事動作がしにくく，誤嚥のリスクを高めます．そのため，体幹が真っすぐになるように麻痺側(設問では右側)に枕などをおき，姿勢を整えることが重要です．

　また，「固定する」という表現は，自由に動ける範囲を制限してしまうことにつながるため適切ではありません．

選択肢 4 オーバーベッドテーブルの高さは胸の位置にする → ✗

　オーバーベッドテーブルの高さは，テーブルに手をおいて肘を曲げたときに上腕が垂直になるぐらいの高さ，または臍辺りがよいでしょう．この高さは，テーブル上の食事がしっかり見えて，上肢も動かしやすい高さです．

　胸の高さでは麻痺側(設問では右側)を拳上した状態で食事動作をしなければならないため，疲労感や意欲の減退を招きかねません．

正答　2

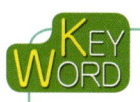

KEY WORD　自助具

- **返し付きの皿**：ふちが内側に傾斜しているため，スプーンで端に食べ物を寄せて持ち上げると自然にすくえる．
- **飲みやすいコップ**：鼻があたる部分をカットしてあるコップは，頭を後ろにそらさなくても飲むことができる．
- **バネ箸**：手の細かい動きが困難な場合でも，バネの力を利用して指の動きだけで上手に箸を使うことができる．
- **柄の太いスプーン**：筋力が低下していても握りやすい．

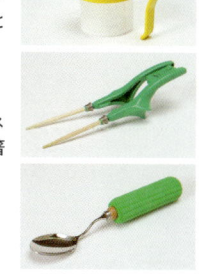

＊紹介した自助具は一例です．患者・家族の希望や残存機能を評価し，患者に合った自助具を選択しましょう．

差がつく知識

食事姿勢

- **ベッド上の場面**
  - 体を30°以上挙上し，頸部前屈位をとります．これにより，口腔から咽頭に食塊を送り込むとき，重力の影響によって気管に入りにくくなり，誤嚥しにくくなります．

- **車椅子乗車の場面**
  - 体が座面に対して垂直になるように深く座りましょう．肘をつき，両足が床に接地するようにテーブルの高さを調整しましょう．両足がしっかり接地していると，姿勢が安定します．足が床に届かない場合は，低い台を用いるなど工夫しましょう．

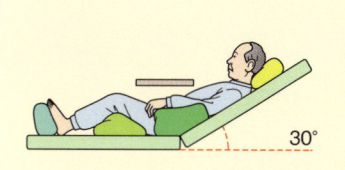

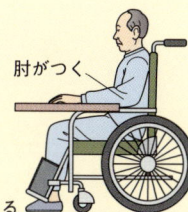

  30°　両足が接地する　肘がつく

- 食前に体位を整えても，食事中に体位が崩れてしまう場合もあります．体がずり落ちると顎が上がり頸部後屈位となります．誤嚥予防のためにも，適宜体位を整えるようにかかわりましょう．

情報収集のポイント　データを読み解く

> ここでは，患者さんがどのような状況にあるのか，問題文のデータからくわしく読み解いていきます．

問題文

74歳の男性．70歳の妻と2人暮らし①．1か月前に脳梗塞を発症し入院した．右不全麻痺がある②が病状が安定したため3日前に在宅療養③となった．療養者は麻痺が受け入れられず，1人で食事を摂取する意欲が乏しく④，退院後の食事はベッド上で坐位になり妻の介助で軟らかい物を経口摂取している．初回訪問時に妻から「食事に時間がかかって困ります」と訪問看護師に相談があった．食事の様子を観察すると，麻痺側の口腔内の食べ物は残りがち⑤で，お茶はスプーンで摂取しているがむせることがある⑥．（中略）
嚥下訓練を継続したことでむせることがなくなり，1人で食事を摂取することに意欲がみられ始めた．療養者は右利きであり⑦「右手で自分で食べたい」と言う．妻も「少しでも自分で食事ができるようにしたい」と言う．

① 74歳の男性．70歳の妻と2人暮らし
② 1か月前に脳梗塞を発症し入院した．右不全麻痺がある
③ 在宅療養

▼

妻にも片麻痺の療養者への不安が生じる

　夫婦2人暮らしですが，同じ食卓を囲めなくなり，おいしいものを一緒においしいと言い合える日常の幸せが失われ，妻も片麻痺の療養者を抱えて不安な療養生活が始まったことが予想されます．

● **麻痺**
脳の障害により，運動中枢から筋線維までの神経伝達が障害され，その先にある骨格筋を意図的に動かすことができなくなります．

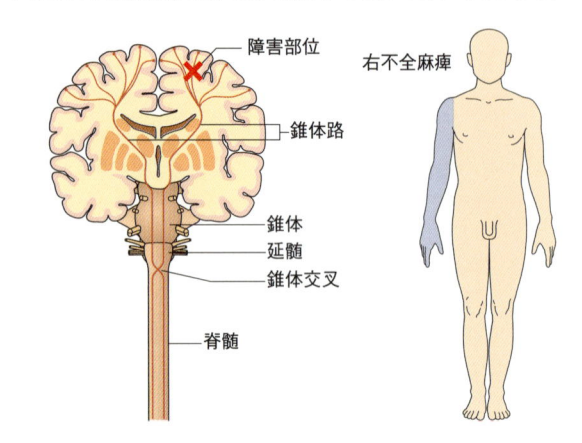

［図：脳の断面図 — 障害部位、錐体路、錐体、延髄、錐体交叉、脊髄／右不全麻痺の人体図］

② 1か月前に脳梗塞を発症し入院した．
　右不全麻痺がある
④ 療養者は麻痺が受け入れられず，
　1人で食事を摂取する意欲が乏しく
⑤ 麻痺側の口腔内の食べ物は残りがち
⑥ お茶はスプーンで摂取しているが
　むせることがある
⑦ 療養者は右利きであり

▼

脳梗塞により，摂食・嚥下障害が生じている

　上記より，摂食・嚥下障害が生じていると考えられます．また，療養者は右利きのため，右不全麻痺により日常生活動作に不自由が生じており，麻痺が受け入れられていないと考えられます．
　自分の身に生じた障害や，食事を上手くできないという現実を受け止められない患者さんの心理を理解し，軽率な励ましはせずに，正しい情報を提供しながら，療養者だけでなく，家族のサポートを行う必要があります．
　リハビリテーションや食事指導についても，在宅療養であるため，療養者自身の生活背景や家族構成をふまえながら，無理なく続けられる内容であることが重要です．
　そのためには，情報収集をきちんと行い，患者さんが生活と折り合いをつけられるように調整していくことがポイントとなります．

16 摂食・嚥下障害のある患者の看護

実習にいく学生のみなさんに考えてほしいこと

【麻痺を抱える患者さんとの向き合い方】

ある実習で，脳血管障害で麻痺の出現した患者さんが，リハビリをしながら「この手は動くようになるのかなぁ」と言いました．すると，学生さんは「大丈夫です！ がんばってリハビリをすれば治りますよ！」と無邪気な笑顔で答えていました．しかし，本当に「リハビリをすれば治る」のでしょうか？

患者さんの考えている"治る"は，きっと元気（健康）だったころと同じようになるまでに"治る"ということでしょう．学生さんが言った"治る"は，「ある程度動くようになる」といったことかもしれません．

学生のみなさんは，「患者さんに前向きになってもらいたい」と考えると思いますが，退院後も障害を抱えて生活していく患者さんにとって，本当に大切な支援とは何か，ぜひ考えてみてください．

【見ておきたい，食事と口腔ケアの実際】

実習の休憩時間は，患者さんの昼食時間と重なることも多いかと思います．昼食を配膳したら数分だけ観察して休憩にいき，患者さんの食事や看護師による口腔ケアが終了したころに休憩から戻り，「口腔ケアは終了しており，食事は○割程度摂取できていました」といった報告をすることもあるでしょう．

実はこのあいだに，食事摂取の様子，内服時の介助，口腔ケア実施，口腔ケア後の口腔内の観察など，重要な観察のポイントがたくさんあります．

学校や病院の規則のため，実習生の休憩時間をずらしてもらうことは難しいかもしれませんが，一度，見せてもらえるように頼んでみてはいかがでしょうか．

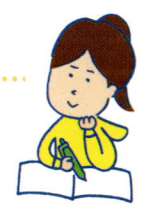

臨床に出るまで覚えておいてほしいこと

> 口腔の観察・ケアが，摂食・嚥下リハビリテーションの第一歩
> **早期からのアプローチ**が大切！

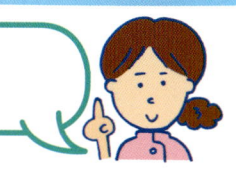

摂食・嚥下障害は，脳血管障害や神経疾患による運動や知覚機能の障害などが原因になることも多いですが，そのほか，さまざまな疾患による長期の療養生活などで廃用症候群が進行し，「食べる」機能が損われる場合もあります．

そのため，禁飲食管理下にある急性期から，口腔ケアによって舌苔を取り除き，口腔内環境を整えておくことが，摂食・嚥下リハビリの第一歩になります．

急速に高齢化が進行するわが国の病院においては，褥瘡対策が重要視されてきており，看護師の褥瘡予防に対する意識も高まってきています．しかし，口腔ケアに対する意識は，まだまだ薄いように感じられます．たとえば，緊急入院して，数日間入れ歯が入れっぱなしだった……といった事例もみられます．

口から食べられない患者さんであっても，口腔内や口唇の乾燥，舌苔の付着，義歯の状態など，口腔内を観察することは，重要な看護です．

口の中は，患者さんに口を開けてもらわないと観察できません．そのため，看護師がその必要性を患者さんや家族に説明をし，早期から，患者さんと家族を巻き込んだアプローチが必要になります．

引用・参考文献

1) 小山珠美，芳村直美監：実践で身につく！摂食・嚥下障害へのアプローチ——急性期から「食べたい」を支えるケアと技術．学研メディカル秀潤社，2012．

MEMO

認定看護師が教える！看護師国家試験 状況設定問題

第17問
ファロー四徴症患児の看護

● 看護のポイントは？ ●

病態を理解したうえで適切なケアを行う

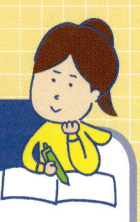

なぜ？ 乳幼児期以降にみられるチアノーゼを呈する心疾患の中で，最も頻度が高いため

生まれつき心臓や血管の形が正常と異なる先天性心疾患は，日本では100人に1人（約1％）の割合で生まれ，ファロー四徴症（TOF）は，先天性心疾患の中で全体の約10％の頻度で発生します．そして，乳幼児期以降にみられるチアノーゼを呈する心疾患の中で，最も頻度の高い疾患です．また，男女比は2：1と男児に多くみられます．

なぜ？ 病態や成長段階によって症状や治療が変わってくるため

ファロー四徴症は，胎生期に大動脈と肺動脈とを分割する円錐中隔が前方に偏位することが原因と考えられており，①「肺動脈の狭窄」，②大動脈が左右の心室にまたがる位置になる「大動脈騎乗」，③円錐中隔と洞部中隔の融合不全による「心室中隔欠損」，④肺動脈狭窄のために右室負荷となり二次的に起こる「右室肥大」，の4つを特徴とする疾患です（p.135参照）．
心室中隔欠損症だけの場合と比べると，血行動態が異なり，症状にも違いがあります．また，肺動脈狭窄の程度や肺血流量によって，心不全症状やチアノーゼの程度も変わってくるため，「症状がいつ頃から出るのか」「どのような手術を行うのか」「いつ頃手術を行うのか」が違ってきます．

（執筆：若林 世恵）

TOF：tetralogy of Fallot，ファロー四徴症

問題 （第98回・午後問題106〜108）

次の文を読み106〜108に答えよ．

在胎40週，3,100gで出生した新生児．胎児超音波検査で先天性心疾患を疑われていたが，検査の結果，ファロー四徴症と診断された．全身状態が良好であったため，外来通院で経過を観察することとなり1か月で退院した．

106 生後5か月になり，ファロー四徴症に伴う症状を呈するようになってきた．
乳児に**認められない**症状はどれか．
1. 浮腫
2. 頻脈
3. 多呼吸
4. 哺乳不良

107 2歳になり児は根治手術を受けることとなった．
手術前に注意すべき症状はどれか．
1. 乏尿
2. 起坐呼吸
3. 頻拍発作
4. 無酸素発作

108 根治手術が成功し，その後も外来受診が継続された．ある日母親から「乳歯が虫歯になり抜くことになりました．何か注意することがあれば事前に知りたいのですが」と小児科外来に電話があった．
説明で適切なのはどれか．
1. 入院による抜歯となる．
2. 出血が止まりにくい．
3. 抜歯前に抗菌薬を内服する．
4. 特別な注意点はない．

この問題を解いておきたい理由

この問題では，ファロー四徴症の心臓の解剖学的なかたちと血行動態の理解，また成長発達段階により起こってくるさまざまな症状を把握し，乳児期と幼児期，周術期，退院後の母親への指導までの看護が問われています．

先天性心疾患は多岐にわたっており，同じ疾患名でも解剖学的に千差万別ですが，この疾患を理解することは，ほかの先天性心疾患を理解するうえでも役に立ちます．

各設問のポイント

106 ファロー四徴症の乳児期に出現する症状
身体が成長するにしたがい，さまざまな症状が出現します．チアノーゼは生後すぐではなく，新生児以降に発生し，生後2〜3か月ごろから無酸素発作をきたすようになります．どのような症状がなぜ起こるのかを，解剖学的特徴から読み解くのがカギです．

107 根治手術を行う時期に起こりやすい症状
この事例では，新生児期は全身状態が良好であり，症状の出現が生後5か月になってからということで，姑息手術（鎖骨下動脈-肺動脈短絡術：blalock-taussig shunt，大動脈-肺動脈短絡術：central shunt）を行っていません．しかし，2歳になり，成長に伴う体重増加や活動性により症状が進行し，根治手術（心室中隔欠損の閉鎖＋右室流出路形成，p.138参照）が必要な状態にあることから，この段階の時期に起こりうる症状の理解と対応が求められます．

108 退院後の生活上の注意事項
根治手術は終わっていても，日常生活において継続的に注意を要することがあります．術後も定期的な外来通院となりますが，日常生活上の注意点等について，養育者への指導が必要となります．

解答と解説

問題 106

選択肢 1 浮腫 → ✕

浮腫は，うっ血性心不全の進行により体液が貯留することで起こります．ファロー四徴症の場合，根治手術の前は単心室のような状態なので，浮腫などのうっ血性心不全の症状は原則的に起こりません．したがって，正答です．

逆に根治手術後には，肺血流量の増加，右室流出路の狭窄の残存により心不全が生じやすくなります．

成人では心臓性の浮腫は下肢にみられますが，小児では心不全にかぎらず眼瞼，手背，足背にみられやすくなります．また，右心不全では肝臓腫大もみられます．

選択肢 2 頻脈 → ○

この疾患では肺血流量の減少により肺静脈還流量が少なくなるため，左室へ流入する血液量が減少します．左室が小さく（低形成），一回心拍出量が少ないため，活動性が上がることで全身の酸素消費量が増加し，循環血液量を補うために頻脈となります．したがって，正答ではありません．

選択肢 3 多呼吸 → ○

ファロー四徴症では，乳児期になると肺血流量が減少し，多くの静脈血が心室中隔欠損を通して大動脈から全身へ拍出されるため，低酸素血症となり，多呼吸が生じます．したがって，正答ではありません．

なんらかの原因で呼吸困難になると，鼻翼呼吸，肩呼吸，下顎呼吸が起こります．このような症状は，いずれも少しでも酸素を体内に取り入れようとする動作です．

選択肢 4 哺乳不良 → ○

乳児の場合，心不全の症状の1つである易疲労性が，哺乳量の減少となって出現します．ミルクを与える際に，休み休み哺乳して時間を要する，哺乳量が減少するという症状がある場合は，必要な酸素が全身に供給されていないことを意味します．したがって，正答ではありません．

正答　1

KEYWORD ファロー四徴症

- 新生児以降にチアノーゼで初発します．
- 生後2～3か月頃より無酸素発作(anoxic spell)(p.136 KEYWORD 参照)を起こすようになります．
- 2歳以降に蹲踞の姿勢を呈するようになります．
- 出生直後より，肺動脈狭窄に由来する収縮期心雑音が聴診されます．
- 右室流出路(肺動脈)が狭窄し，肺血流が低下します．
- 染色体異常：21trisomy（ダウン症候群），CATCH22の合併がみられることがあります．

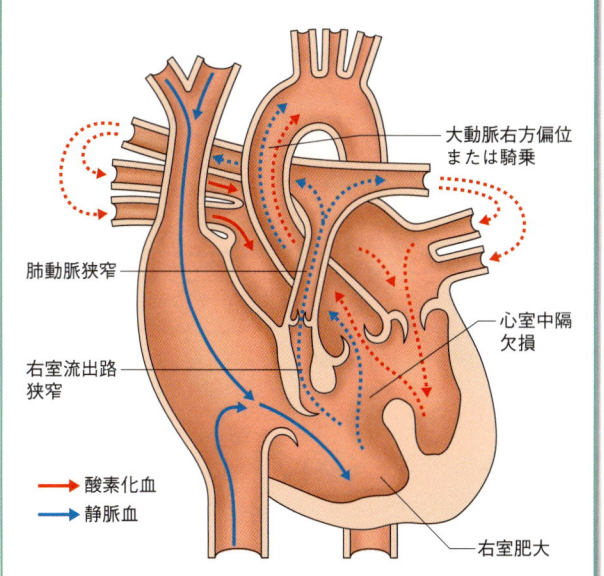

●蹲踞の姿勢

運動や発熱などは体血管抵抗(SVR)を低下させ，体循環血液量を増加させ，右-左シャントを増加させます．蹲踞の姿勢は，大腿動脈を圧迫することで体血管抵抗(SVR)が上昇し，右-左シャントを減少させる防御的動作です．大動脈-肺動脈への側副血行路の増加も低酸素症を減少させます．

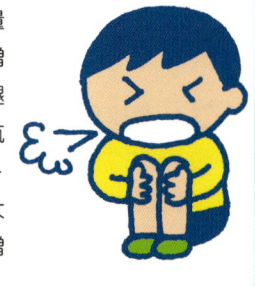

SVR：systemic vascular resistance，体血管抵抗

問題 107

選択肢 1 乏尿 → ☒

心疾患が原因の乏尿は，心機能の低下による心拍出量の低下，血圧の低下による腎血流量の低下に伴い起こります．この疾患では，肺血流量の低下による心拍出量の低下は考えられますが，これが直接原因で乏尿にはなりません．したがって，×となります．

選択肢 2 起坐呼吸 → ☒

起坐呼吸は，肺うっ血により肺水腫状態となったときに，少しでも肺への静脈還流を減らし，横隔膜を下がりやすくして換気しやすくする対処方法の1つとして，患者さんが無意識にとる姿勢です．ファロー四徴症では，術前に肺うっ血は起こりにくいため，×となります．

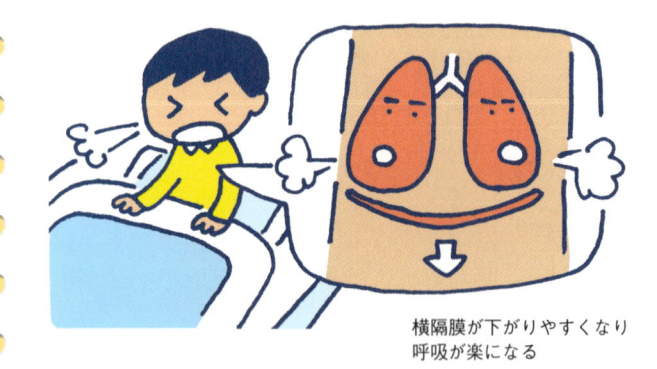

横隔膜が下がりやすくなり呼吸が楽になる

選択肢 3 頻拍発作 → ☒

刺激伝導系に障害があると，頻拍発作や徐脈・頻脈を起こします．また，手術操作によって刺激伝導系が障害されて頻拍発作を起こすことがあるため，開心術後にはとくに注意が必要です．

しかし，設問は手術前であり，頻拍発作を起こす可能性は低いと考えられます．したがって，×となります．

選択肢 4 無酸素発作 → ◯

無酸素発作は，朝起きてすぐ，哺乳・排便後，発熱や下痢，便秘などが契機となり，肺血流量の低下が著しくなることで起こります．全身性のチアノーゼの増強，多呼吸，代謝性アシドーシスを示します．したがって，◯となります．

正答 4

KEY WORD　無酸素発作

大きな心室中隔欠損のため，機能的には単心室となります．右室流出路狭窄が高度になるに従い，肺血流量が減少し，多くの静脈血が心室中隔欠損を通して大動脈へ拍出され，低酸素血症となります．

啼泣(ていきゅう)や発熱などを契機に右室流出路心筋の攣縮(れんしゅく)により肺動脈漏斗部の狭窄が強まり，肺血流がさらに減少します．これを無酸素発作(多呼吸発作)といいます．

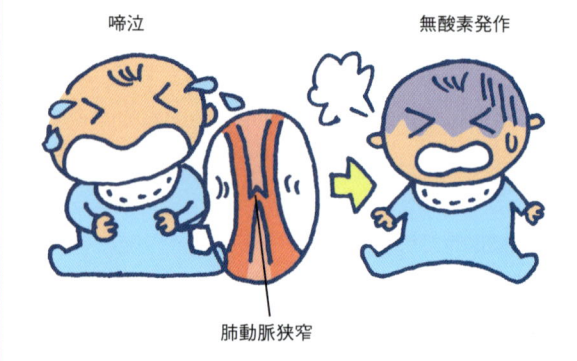

啼泣　　無酸素発作

肺動脈狭窄

【症状】
- 突然呼吸数が増えて息が荒くなる
- 不機嫌に泣き続ける
- 皮膚の色が青紫色になる

【対応】
- 鎮静，酸素投与，胸膝位(きょうしつ)姿勢，アシドーシス補正
- 頻発する場合はβ遮断薬の投与，緊急手術の適応
- 無酸素発作を乳児期早期より繰り返す場合は，早期に肺血流量を増加させる姑息手術(鎖骨下動脈-肺動脈短絡術:blalock-taussig shunt，大動脈-肺動脈短絡術:central shunt)を行う

差がつく知識

ファロー四徴症でみられるチアノーゼ

- ファロー四徴症では，大きな心室中隔欠損のために右室圧と左室圧が等しく，右室流出路が狭窄していることで，右-左シャントがあり，静脈血が混ざった血液が全身に流れるため，チアノーゼが出現します．
- 低酸素血症を代償するため，多血症となりますが，乳幼児は鉄不足から相対的貧血となり，注意が必要です．
- ファロー四徴症のなかでも右室流出路の狭窄が軽度の場合は，肺血流が多く，右-左シャント量も少なく，全身性チアノーゼが出現しないため，「ピンクファロー」とよばれます．一方で，15～20％には最重症型（ファロー極型）として，肺動脈閉鎖を合併するといわれ，高度なチアノーゼが出現します．

問題 108

選択肢 1 入院による抜歯となる → ✕

全身状態に問題がなければ，必ずしも入院の必要はありません．したがって，✕となります．

ただし，風邪など体調が悪いときに行うと，さまざまなリスクを伴うため，注意が必要です．

選択肢 2 出血が止まりにくい → ✕

ファロー四徴症の根治術後では通常出血傾向の症状は起こりません．したがって，✕となります．

ただし，先天性心疾患で人工弁の手術や人工血管の手術を行ったあとなどは，血液が固まらないように抗血小板薬（アスピリンなど）や抗凝固薬（ワルファリンカリウム，ヘパリンナトリウムなど）を使用します．このような場合は，けがや手術の際，出血が止まりにくくなるため注意が必要です．

選択肢 3 抜歯前に抗菌薬を内服する → ○

抜歯後やひどいう歯がある場合，歯髄の病原菌が血液中に入り，心臓に付着して細菌性心内膜炎を起こしやすくなります．抜歯が必要ならば，事前に抗菌薬の内服，または，点滴を行う場合もあります．したがって，○となります．

選択肢 4 特別な注意点はない → ✕

ふだんから，口腔内の清潔を保持し，虫歯にならないようにすることが大切ですが，抜歯後も口腔内の清潔保持に注意が必要です．発熱が持続するようなことがあれば，感染が疑われるため，早めに受診するよう説明します．したがって，✕となります．

正答 3

差がつく知識

ファロー四徴症の手術

- 肺血流が少ない場合は姑息手術を行います．
  鎖骨下動脈-肺動脈短絡術：blalock-taussig shunt
  大動脈-肺動脈短絡術：central shunt
- 2～5歳前後に根治手術を行います．
  姑息術後⇒ラステリ手術
  一期手術⇒心室中隔欠損パッチ閉鎖＋右室流出路形成（狭窄解除）
- 極型の場合，段階的に肺動脈を形成，最終段階は右室流出路再建術を行います．

実践！ 心内膜炎予防は，遠隔期も必要とされているため，根治術後でも，抗菌薬を投与します．また，静脈系の血液が動脈に流入する（右-左シャント）心疾患がある場合は，注意が必要です．まずは，虫歯の予防が第一となります．

●ファロー四徴症の血行動態

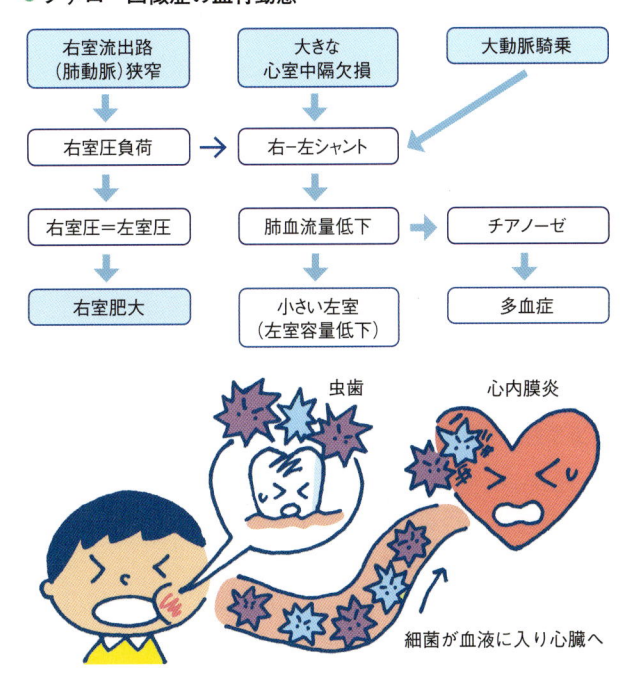

右室流出路（肺動脈）狭窄 → 右室圧負荷 → 右室圧＝左室圧 → 右室肥大

大きな心室中隔欠損 → 右-左シャント → 肺血流量低下 → 小さい左室（左室容量低下）

大動脈騎乗 → 右-左シャント

肺血流量低下 → チアノーゼ → 多血症

情報収集のポイント　　データを読み解く

> ここでは，患者さんがどのような状況にあるのか，問題文のデータからくわしく読み解いていきます．

問題文

在胎40週，3,100gで出生した新生児．胎児超音波検査で先天性心疾患を疑われていたが，検査の結果，ファロー四徴症と診断された①．全身状態が良好であったため，外来通院で経過を観察することとなり1か月で退院した②．
生後5か月になり，ファロー四徴症に伴う症状を呈するようになってきた③．
（中略）
2歳になり児は根治手術を受けることとなった④．

---

① ファロー四徴症と診断された
② 全身状態が良好であったため，外来通院で経過を観察することとなり1か月で退院した

肺血流量が維持できており，左室の低形成が問題となっていない

設問では肺血流量が維持できており，左室の低形成が問題となっていません．乳児期早期にチアノーゼが出現するなど，全身状態が悪い場合には，右室流出路の狭窄が著明で，肺血流量が維持できない，左室が低形成で，心拍出量が維持できないということを意味するため，姑息手術の適応となります．

③ 生後5か月になり，ファロー四徴症に伴う症状を呈するようになってきた

成長に伴って活動性が拡大し，哺乳量，酸素需要が増えているが，肺血流量が維持できなくなっている

成長に伴い，活動性が拡大するため，哺乳量，酸素需要が増える一方で，肺血流量が維持できなくなり，さまざまな症状が出現してきます．
このとき，啼泣などを契機に全身性のチアノーゼの増強や多呼吸，代謝性アシドーシスを示す「無酸素発作」（p.136）を生じることがあります．
また，慢性的な低酸素の二次的な変化として，ばち指（指先が太鼓の「バチ」のように太くなる）や，多血症などの症状がみられます．さらに，多血症により脳梗塞が起きやすくなるため，注意が必要です．

④ 2歳になり児は根治手術を受けることとなった

術後は心不全症状の出現に注意が必要

一期的に修復術を行う場合は，心室中隔欠損のパッチ閉鎖と右室流出路の狭窄解除を行います．
これによりチアノーゼは消失しますが，術後は肺血流量の増加による左心容量負荷の増大，右室流出路の狭窄の残存による右心不全が生じやすく，心不全症状の出現に注意が必要です．

● 心室中隔欠損の閉鎖＋右室流出路の狭窄解除

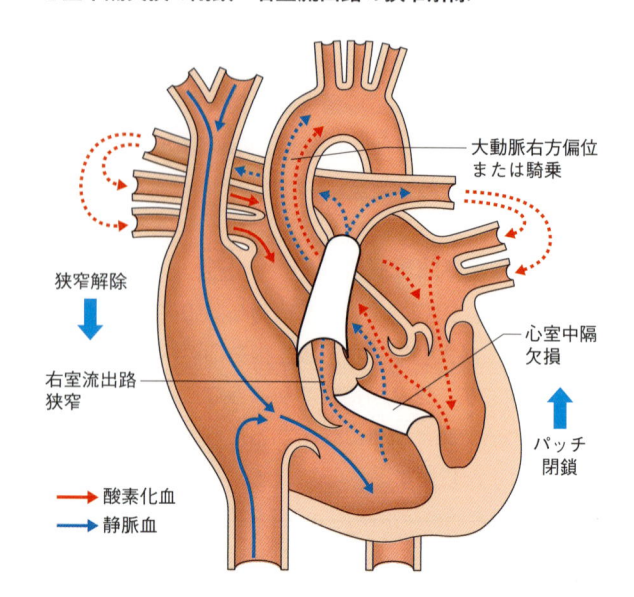

大動脈右方偏位または騎乗
狭窄解除
右室流出路狭窄
心室中隔欠損
パッチ閉鎖

→ 酸素化血
→ 静脈血

臨床に出るまで覚えておいてほしいこと

先天性心疾患の主な症状は，**心不全**と**チアノーゼ**で，疾患により症状の重さや症状の出る時期が異なる

心不全 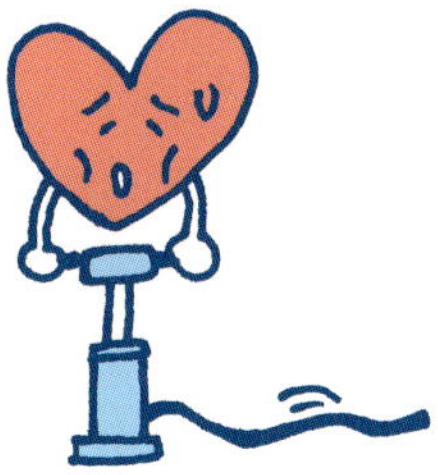
心臓のポンプ機能が低下し，全身に十分な血液を送れなくなる状態

チアノーゼ 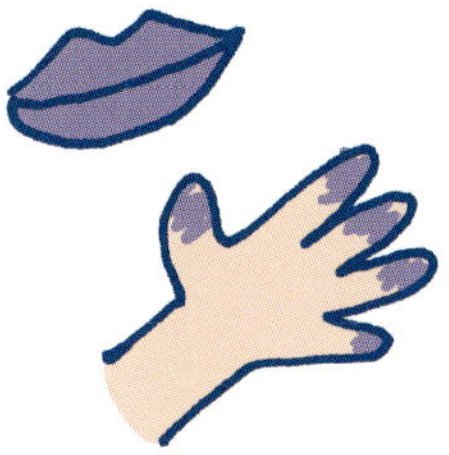
顔や全身の色が悪く，とくに口唇や指先が紫色になる状態

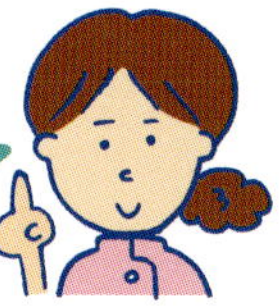

　先天性心疾患にはチアノーゼの症状が出る疾患と出ない疾患があります（図1）．チアノーゼ性疾患の子どもは全出生数の数千人から数万人に1人の確率で生まれます．
　チアノーゼは，還元ヘモグロビンが5g/dL以上になると出現します．ただし，貧血があるとチアノーゼが出現しにくいので，SpO_2測定と血算の値が重要となります．
　手術時期が遅くなった年長児は，Htが65％を超すと過粘稠となり，血栓症や凝固障害，腎障害などを続発することがあるため，注意を要します．

図1　初発症状からみた鑑別

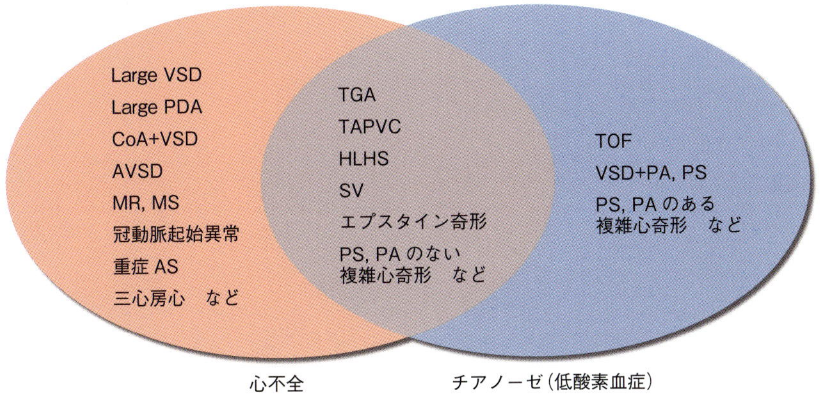

心不全側
Large VSD
Large PDA
CoA+VSD
AVSD
MR, MS
冠動脈起始異常
重症 AS
三心房心　など

重なり（心不全＋チアノーゼ）
TGA
TAPVC
HLHS
SV
エプスタイン奇形
PS, PAのない複雑心奇形　など

チアノーゼ（低酸素血症）側
TOF
VSD+PA, PS
PS, PAのある複雑心奇形　など

VSD：ventricular septal defect，心室中隔欠損症
PDA：patent ductus arteriosus，動脈管開存症
MR：mitral regurgitation，僧帽弁閉鎖不全症
MS：mitral stenosis，僧帽弁狭窄症
AS：aortic stenosis，大動脈弁狭窄症
TGA：transposition of great arteries，大血管転位症
TAPVC：total anomalous pulmonary venous connection，総肺静脈還流異常症
HLHS：hypoplastic left heart syndrome 左心低形成症候群
SV：single ventricle，単心室症
PS：pulmonary stenosis，肺動脈弁狭窄症
PA：pulmonary atresia，肺動脈弁閉鎖症

引用・参考文献
1) 金子幸裕ほか：カラーイラストでみる 先天性心疾患の血行動態．p.54～67，文光堂，2012．
2) 高橋長裕：図解 先天性心疾患―血行動態の理解と外科治療．p.118～129，医学書院，2007．
3) 中澤誠編：新 目でみる循環器病シリーズ13 先天性心疾患．p.207～226，メジカルビュー社，2005．
4) 中田諭：先天性心疾患の血行動態 第1回 先天性心疾患の理解に必要な血行動態と心不全症状．重症集中ケア，8(3)：91～97，2009．
5) 門間和夫：お母さんシリーズ④ こどもの心臓病．p.26～27，78～81，日本小児医事出版社，1999．
6) 黒澤博身ほか監，立石実著：不安なパパ・ママにイラストでやさしく解説/患者説明にそのまま使える こどもの心臓病と手術．メディカ出版，2011．

MEMO

認定看護師が教える！

看護師国家試験 状況設定問題

第18問 乳がん患者の看護

● 看護のポイントは？ ●

乳がんの治療やセルフケアに関して理解し，説明や支援ができるようになろう！

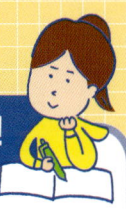

なぜ？ 乳がんはわが国で40～50歳代の女性に好発する疾患であるため

乳がんは日本人女性のがん罹患数1位の疾患であり，約12人に1人が罹患するといわれ，増加の一途をたどっています．また，乳がんの好発年齢は40歳から50歳代で，ライフサイクルのうえで大きな役割を担っている年代となります．

なぜ？ 患者さん・家族は病状・治療法を理解したうえで意思決定をしていく必要があるため

乳がんは病状に応じて選択できる治療に違いがあり，患者さんやその家族は，病状・治療内容を理解したうえでの意思決定が求められます．乳がんは手術によってボディイメージの変化が起こりやすく，また，手術のみならず薬物療法によってもセクシュアリティへの影響があることが特徴です．私たち看護師はこのような背景と特徴を理解したうえで，個々に応じた看護にあたることが求められています．

なぜ？ 退院後のセルフケアへの支援が必要であるため

乳がんの手術は患者さんの病巣の拡がりの程度により縮小化が可能であり，これに伴って入院期間も最短で2～3日，最長で10日前後に短縮してきています．その間に，創部が順調に回復するようにケアを実践し，退院後に患者さん自らが創部の回復に向けたケアや手術によって起こる後遺症への対処(リハビリテーションやリンパ浮腫等)ができるように，セルフケア支援を計画し実施していくことも大切な役割です．

（執筆：武石 優子）

問題　（第100回・午前問題103〜105）

次の文を読み103〜105の問いに答えよ．

　Aさん（50歳，女性）は右乳癌（breast cancer）と診断され，手術を受けるために入院した．Aさんは夫を3年前に腎臓癌（kidney cancer）で亡くしたが，貸しビル業を引き継いでおり，経済的な問題はない．趣味はテニスである．

103　Aさんに右乳房温存腫瘍摘出術と腋窩リンパ節郭清が行われ，腋窩部にドレーンが挿入された．Aさんは，病室に戻ったころより患側上肢のだるさを訴えている．
ドレーンを挿入したAさんへの対応で適切なのはどれか．
　1．ドレーンは水封式吸引装置に接続する．
　2．積極的な上肢回旋運動でドレーンからの排液を促す．
　3．ドレーン抜去時まで刺入部のガーゼ交換は行わない．
　4．ドレーンを抜去した翌日から全身のシャワー浴は可能である．

104　Aさんの術後の経過は良好で，外来で抗癌化学療法を受ける予定で退院した．Aさんは患側上肢のだるさ，疲れやすさが残ると外来看護師に話した．
Aさんの患側上肢の浮腫を予防する方法で適切なのはどれか．
　1．使い捨てカイロを患側の腋窩にあてる．
　2．患側上肢はなるべく動かさないようにする．
　3．患側上肢のマッサージを中枢から末梢へ行う．
　4．患側上肢の静脈では抗癌薬の静脈内注射を行わない．

105　抗癌化学療法が終了し，1年半が経過した．Aさんは肋骨と脳に転移が疑われ，精密検査の目的で再び入院した．Aさんは，「もうテニスはできないでしょうね．何を楽しみにすればいいのでしょう．早く夫のそばにいきたいです」と涙を流した．
Aさんが現在感じている苦痛に最もあてはまるのはどれか．
　1．貸しビル業を続けることの苦痛
　2．生きる目的を問うスピリチュアルな苦痛
　3．手術や化学療法を受けたことによる身体的な苦痛
　4．社会的な役割が果たせないことによる社会的な苦痛

この問題を解いておきたい理由

乳がんの手術後は，術後のケアと同時に，患者さんの退院に向けて，リハビリテーションや日常生活を送るうえで注意することを説明していきます．また，がん患者さんの心理状態を理解し，支持的なかかわり方を理解しておく必要があります．

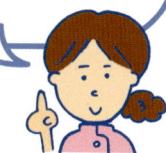

各設問のポイント

103　術後の創部・ドレーンの観察とケア

乳がんの手術後は創部やドレーンの観察・ケアが大切です．創部やドレーンの観察は，創部感染の予防と早期発見につながるため，どのような観察やケアを行うかを十分に理解しておきましょう．

104　退院後，リンパ浮腫の予防にあたっての注意点

術後のリンパ浮腫は早期発見と対応，そして予防が大切です．私たち看護師には，患者さんが退院後も日常生活の中でセルフケアを行っていけるように，情報提供し，継続して支援することが求められます．

105　がんの再発により心理的ショックを受けた患者さんへのケア

乳がんに限らず患者さんや家族にとって，がんや再発の診断を受けることは，心理的に大きなショックとなります．しかし，そのような状況の中でも治療を選択し，受けていかなければなりません．そのため看護師には，患者さんの危機プロセスを理解し，支持的にかかわっていくことが求められます．

解答と解説

18 乳がん患者の看護

問題 103

選択肢 1 ドレーンは水封式吸引装置に接続する → ✗

乳がん手術後のドレーンへの接続には，**閉鎖式吸引バッグ**が使用されています．よって✗です．

水封式吸引装置は，胸腔内に貯まった血液や滲出液等を排除・排気して胸腔内圧を陰圧化する目的で使用されるものです．乳がん手術後のドレーンには接続しません．

選択肢 2 積極的な上肢回旋運動でドレーンからの排液を促す → ✗

乳がん手術後のリハビリテーションは，ドレーンからの排液を促すために行うものではありません．よって✗です．

術創の傷治癒過程では，「瘢痕化」が生じます．患側の乳房，前胸部，腋窩部が瘢痕化することによって，患側上肢を挙上した際，創部やその周囲につっぱり感が生じます．これを改善する目的で上肢回旋運動を行います．

選択肢 3 ドレーン抜去時まで刺入部のガーゼ交換は行わない → ✗

ガーゼ交換は，刺入部の観察と，清潔保持・感染予防のために毎日行います．ドレーンの留置期間は術式やドレーンからの排液量によって異なり，短い場合は数日，長期にわたる場合は2週間ほどとなります．とくに，腋窩リンパ節郭清を受けた患者さんは，ドレーン抜去まで1週間以上の期間を要するため，刺入部の観察と清潔保持が大切なケアになります．

選択肢 4 ドレーンを抜去した翌日から全身のシャワー浴は可能である → ◯

ドレーンを抜去した直後は，ドレーン刺入部の創が塞がっていないため，全身シャワー浴を行うと，刺入部からの感染の危険があります．そのため，全身シャワー浴は翌日からの開始が望ましいとされています．

正答　4

● 乳房温存腫瘍摘出後のドレーン

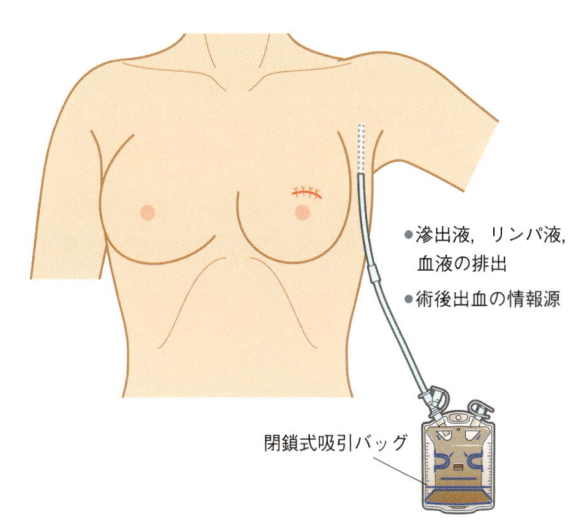

- 滲出液，リンパ液，血液の排出
- 術後出血の情報源
- 閉鎖式吸引バッグ

実践！ 回旋運動とは，内旋運動と外旋運動の2方向の動作を示します．乳がん手術後のリハビリテーションにおいては，ほかにも屈曲，外転などの動作も取り入れた総合的な運動を行うことが望ましいとされています．患者さんの創部痛の程度や上肢の挙上状態に応じて，徐々に進めていくことが大切です．

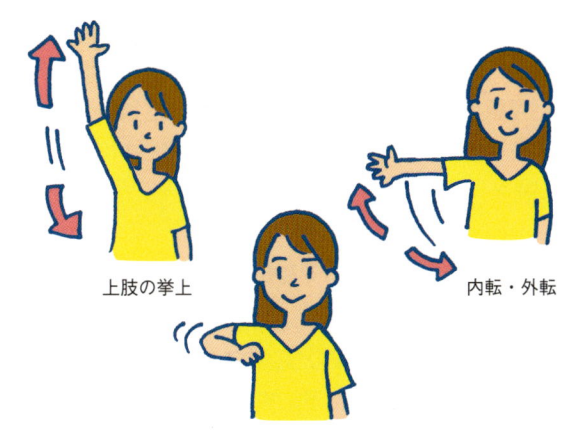

● 乳がん手術後のリハビリテーション

上肢の挙上　　内転・外転　　肩関節を回す

実践！ 最近ではドレーン刺入部に，透明のフィルムドレッシングを使用している施設もあります．観察のしやすさや，毎日の交換が不要である簡便さから，臨床で広く採用されています．

問題 104

選択肢 1 使い捨てカイロを患側の腋窩にあてる → ×

Aさんは腋窩リンパ節郭清を受けています．手術時に肋間上腕神経が損傷を受けると，後遺症として，腋窩から上腕内側にかけての知覚障害が生じます．知覚障害の可能性がある患者さんの腋窩にカイロをあてる行為は，熱傷につながる危険があるため避けるべきであり，×です．

また，リンパ浮腫を予防する手段としても，熱傷を引き起こす可能性のある行為は避けなければなりません．熱傷はリンパ浮腫を誘発する原因や，悪化につながるからです．

選択肢 2 患側上肢はなるべく動かさないようにする → ×

乳がん術後のリンパ浮腫の初期症状に患側上肢のだるさがあります．しかし，患側上肢の安静が必要な状態とは炎症を伴う急性期のリンパ浮腫で，Aさんには皮膚の発赤や腫脹といった症状は認められないため，患側上肢の安静は必要ありません．よって×です．

選択肢 3 患側上肢のマッサージを中枢から末梢へ行う → ×

乳がん術後のリンパ浮腫によって患側上肢にだるさや疲れやすさが生じた場合，マッサージが症状の改善に有効です．リンパ浮腫に対するマッサージは，末梢にうっ滞したリンパ浮腫を中枢へドレナージし，浮腫や症状の改善をはかる手技です．そのため原則として，末梢から中枢に向かって行います．

選択肢 4 患側上肢の静脈では抗癌薬の静脈内注射を行わない → ○

患側上肢の静脈で抗癌薬の静脈内注射を行わないことで，術後のリンパ浮腫を完全に予防することはできません．しかし，繰り返し針を皮膚に穿刺することや，万が一，抗癌薬が漏れた場合は，リンパ浮腫の発症リスクを上げることにつながります．そのため，患側上肢での抗癌薬投与に限らず，採血や血圧測定なども健側上肢で行うことが望ましいとされています．

正答 4

KEY WORD：リンパ浮腫

乳がんは，多くの患者さんで乳房の手術と一緒に，腋窩部のリンパ節の検査や手術が行われます．

乳がんが腋窩リンパ節に転移をしている場合は，郭清（リンパ節の切除）を行います．しかし，腋窩リンパ節への転移が明らかではない場合は，センチネルリンパ節生検(以下，SNB)が行われます．

センチネルリンパ節は"みはりリンパ節"ともよばれ，乳がんが腋窩リンパ節に転移する場合に最初に転移するリンパ節のことを意味し，特殊な薬剤を用いて同定・摘出します．摘出したリンパ節にがん細胞の存在が認められなければ転移はないと判断され，これ以上，リンパ節を摘出することはしません．

SNBですんだ患者さんは，手術を受けた側の上肢にリンパ浮腫(むくみ)が生じる可能性は低くなります．それに比べ，腋窩リンパ節郭清を受けた患者さんはリンパ浮腫が出現する可能性は高くなります．

そのため，リンパ浮腫を誘発する可能性のある行為やセルフケア方法について説明し，患者さんの日常生活をサポートします．

● センチネルリンパ節

（腋窩リンパ節のネットワーク／センチネルリンパ節／リンパ管／乳房内のリンパ節のネットワーク／腫瘍(がん)）

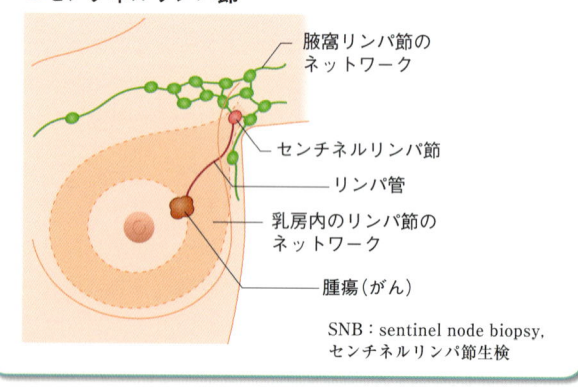

SNB：sentinel node biopsy，センチネルリンパ節生検

実践！ 患側上肢のだるさや疲れやすさを自覚する場合は，リンパ液の流れが悪く，うっ滞傾向になっていることが考えられます．そのため，リンパ液の流れを促進する運動を指導し，浮腫の発症を早期発見できるようにサポートしていくことが大切です．

実践！ Aさんは腋窩リンパ節郭清を受けているため，リンパ浮腫の発症リスク軽減のための予防行動をとる必要性があります．センチネルリンパ節生検のみでリンパ節郭清を受けなかった患者さんの場合は，リンパ浮腫の発症リスクが低いため，採血や血圧測定などは患側上肢で行う制限をしていない施設もあります．

問題 105

選択肢 1 貸しビル業を続けることの苦痛 → ✗

亡くなった夫の仕事を引き継いで続けている貸しビル業の仕事について，苦痛に感じているという話は聞かれていません．よって✗です．

選択肢 2 生きる目的を問うスピリチュアルな苦痛 → ○

Aさんは夫を亡くしたあと，仕事やテニスなどを通して生きがいを見出してきました．しかし，再発の疑いがあることを説明され，死が身近なことに感じられて，将来に関する不安を強く抱えている状態と考えられます．

Aさんの不安やつらさなどを傾聴し，Aさんが自らの思いを語ることで自身を振り返り，今後，どのようなことを目標に生きていくのかを見出していけるように見守ることが大切になります．

選択肢 3 手術や化学療法を受けたことによる身体的な苦痛 → ✗

問題文中のAさんの身体的な苦痛に関する情報は，手術後に患側上肢のだるさ，疲れやすさが残ることの2点です．化学療法を受けたことにより身体的苦痛が生じた可能性は予測されますが，その症状については具体的な情報がないため，苦痛とは判断できません．また，Aさんが再入院時に話した内容には，手術や化学療法による身体的な苦痛を訴える話は聞かれないため，✗と判断します．

選択肢 4 社会的な役割が果たせないことによる社会的な苦痛 → ✗

Aさんは再発の疑いから，生きる目的を見失った状況にあります．そのため，自らの社会的な役割や責任について考えられる状況にはないことが予測されます．また，個人の生きがいとして楽しんでいたテニスは，社会とのつながりのある行為ではありますが，貸しビル業を営んでいる立場や，家族や親族内での立場等に関しては，話をしていないため社会的な役割に関する苦痛があるとは判断できません．

正答 2

実践！ ただし，Aさんは肋骨と脳に転移が疑われる状況のため，看護師としてAさんが仕事と治療の両立をどのように考えているのか，治療を受けるうえで負担になっていること，Aさんをサポートしてくれる人の存在など，Aさんの思いや環境を情報収集していくことが大切です．

差がつく知識

補整下着・パッド

- 乳がんの手術とともに再建手術(p.147参照)を受ける患者さんが少しずつ増えています．しかし，さまざまな理由で希望しない患者さんも多くいます．このような患者さんに対し，補整下着やパッドの使用で，外見的な乳房の膨らみを取り戻せることの情報提供をしていくことが大切になります．
- 患者さんが受けた手術の内容や創部の状態，下着やパッドの好みを情報収集，アセスメントし，患者さんに適した下着やパッドを提案していきます．
- 補整下着やパッドによる乳房の補整は，外見を補整することだけが目的ではなく，体幹の左右のバランスや気持ちを整えることにもつながります．

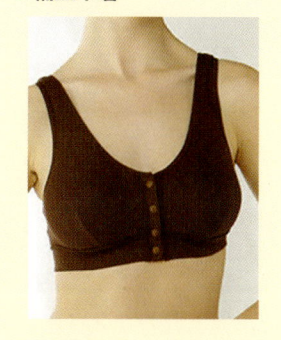

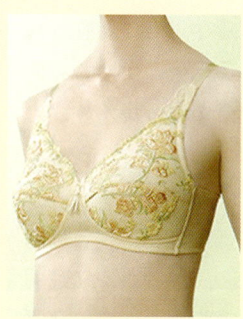

●補整下着

●パッド

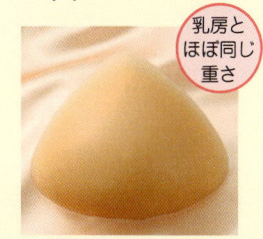

乳房とほぼ同じ重さ

＊写真提供：株式会社ワコール

情報収集のポイント　データを読み解く

> ここでは，患者さんがどのような状況にあるのか，問題文のデータからくわしく読み解いていきます．

問題文
Aさん（50歳，女性）は右乳癌（breast cancer）と診断され，手術を受けるために入院した．（中略）Aさんに右乳房温存腫瘍摘出術と腋窩リンパ節郭清が行われ，腋窩部にドレーンが挿入された．Aさんは，病室に戻ったころより<u>患側上肢のだるさ①</u>を訴えている．（中略）Aさんの術後の経過は良好で，外来で抗癌化学療法を受ける予定で退院した．Aさんは<u>患側上肢のだるさ，疲れやすさが残る②</u>と外来看護師に話した．

① 患側上肢のだるさ（手術直後）

▼

腋窩リンパ節郭清によるリンパ液のうっ滞と，術後の同一体位や患側上肢の過度な安静が原因と考えられる

手術が終わり病室に戻ってきたところで，Aさんは患側上肢のだるさを訴えています．その原因としては，腋窩リンパ節郭清によるリンパ液のうっ滞と，術後の同一体位や患側上肢の過度な安静が考えられます．

Aさんの場合はどちらの原因も可能性があり，患側上肢のだるさ以外に腫脹や痛みなどの有無を観察していきます．手術後に出血の可能性がある場合を除き，患側上肢の過度な安静は不要なため，ときどき手指や肘関節の曲げ伸ばしを行うことを患者さんに説明し実践してもらいます．

創部痛が強い場合は痛みのコントロールを十分に行ってから，患者さんに説明するとよいでしょう．手術後当日の手指や肘関節の運動は，患側上肢のリンパ管を刺激し，リンパ液のうっ滞改善にもつながる必要なケアです．

② 患側上肢のだるさ，疲れやすさが残る（退院後，外来で）

▼

日常生活の中でリンパ液のうっ滞につながる動作を考える

退院後初めての外来で，患側上肢のだるさと疲れやすさを訴えた場面であることが推察されます．むくみの訴えはありませんが，Aさんが自覚していない可能性もふまえ，リンパ液のうっ滞（リンパ浮腫を発症していない）による患側上肢のだるさが考えられます．

Aさんのリンパ液のうっ滞を引き起こす原因はどこにあるのでしょうか．手術による腋窩リンパ節郭清が1番の原因ですが，患側上肢の挙上状態，日常生活の送り方などに要因がないかを確認することが大切です．

上肢の挙上が不良な場合は，リハビリテーション不足によって筋肉の収縮（筋ポンプ）に伴うリンパ管への刺激が減少し，リンパ液のうっ滞につながっていることが考えられます．

また，患側上肢を過剰に使った生活や，リンパ浮腫を生じる可能性のある生活を送っている場合は，患側上肢に溜まった老廃物や乳酸などがうまく運び出されないために，体が疲れやすく，上肢のだるさが生じます．日常生活に潜んでいる原因を患者さんと一緒に確認して，どこをどのように改善していくのか考えていきます．このとき，始めから看護師が改善策を提案するのではなく，まず，患者さんに考えてもらってから，看護師はあくまでも提案する形で介入することが大切です．

このように「患側上肢のだるさ」という症状を訴える患者さんに対して，どのような治療を受け，どの時期にどんな生活を送っているのかなどの状況や情報によって，患者さんへの介入方法に違いがあることがわかったと思います．

乳房再建手術

- 乳がんで乳房を失ってしまった患者さんに対して，乳房再建で乳房の膨らみを取り戻す手術があります．方法としては2通りあり，人工物（シリコン）を使用する方法と，患者さん自身の脂肪や筋肉を移植する方法とがあります．手術を受ける時期にも違いがあり，乳がんの手術を受ける際に一緒に再建術を行う場合（一次再建）と，乳がんの手術とは別に再建手術を行う場合（二次再建）とがあります（表）．
- 乳房再建手術で人工物（シリコン）を使用した手術は，これまで医療保険の適用外でした．しかし，2013年7月より適用となりました．どの医療施設でも受けられる手術ではありませんが，乳房再建手術の種類，タイミング，長所・短所についての情報を整理しておくとよいでしょう．
- 今後，乳房再建手術を受ける患者さんが増加することが予測されるため，乳がんの手術と同様に乳房再建に関する情報提供やケアも看護師に求められています．

表　乳房再建手術を行うタイミングの種類と長所・短所

	【一次再建】乳がん手術と同時に行う	【二次再建】乳がん手術後，一定期間をおいてから行う
一期再建	1回の手術で完成させる場合"一次一期再建"という	1回の手術で完成させる場合"二次一期再建"という
二期再建	エキスパンダー*使用後に完成させる場合"一次二期再建"という	エキスパンダー使用後に完成させる場合"二次二期再建"という
長所	・乳房の喪失感が少ない ・入院期間が短く，身体・経済的負担が少ない ・一次二期再建では，エキスパンダー挿入時に，再建方法を熟考する時間がある	・乳がん治療に専念できる ・再建手術についての情報収集と熟考の時間がある ・乳がん手術とは別の施設で再建を行うこともできる
短所	・一次一期再建では手術について熟考する時間があまりない	・再建手術の回数が増える（最低でも2回） ・入院や手術の費用が増える

中村清吾・三鍋俊春監修：乳がん手術後に，もういちど乳房を取り戻す　乳房再建手術 Hand Book．NPO法人エンパワリング ブレストキャンサー，2014．より引用，一部改変
http://www.allergan.jp/japan/active/pdf/patients_handbook02.pdf
＊大胸筋の下に挿入して皮膚を伸ばす人工物

臨床に出るまで覚えておいてほしいこと

> 手術後の治療や生活をふまえた退院指導を理解しておこう
> 患者さんの**不安**を聴き，寄り添うことが大切！

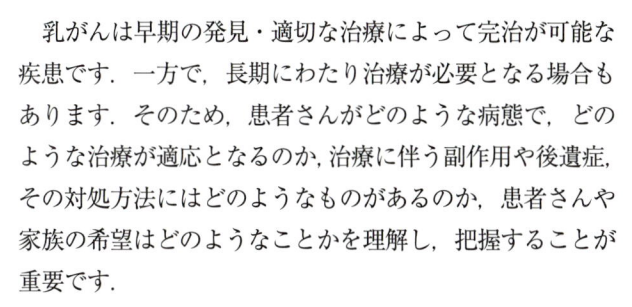

　乳がんは早期の発見・適切な治療によって完治が可能な疾患です．一方で，長期にわたり治療が必要となる場合もあります．そのため，患者さんがどのような病態で，どのような治療が適応となるのか，治療に伴う副作用や後遺症，その対処方法にはどのようなものがあるのか，患者さんや家族の希望はどのようなことかを理解し，把握することが重要です．

　まずは，乳がんの手術の内容と適応，手術後に行われる退院指導（リハビリテーション，リンパ浮腫，日常生活，補整パッドや下着に関する情報など）の内容を理解しておくことで，患者さんや家族にかかわり，サポートできる第一歩となります．

　乳がんは，手術だけでは治療が終わらないことが多い疾患です．手術後，放射線治療，抗がん薬，ホルモン療法など，どのような治療が患者さんや家族に提案されるのかに注目しておくことが大切です．

　乳がんの手術を目的に入院する患者さんには，クリニカルパスにそって治療・看護を提供する施設が多くなっています．また，入院が短期間となっているため，患者さん1人ひとりに応じた看護が提供できないまま退院していくという現状があるのも事実です．

　そんな中，患者さんは退院後の生活やその後の治療に対して不安を抱えています．入院中には解決できない内容が大半を占めますが，患者さんは不安な思いを看護師に聴いてもらえたことをきっかけに，さまざまな感情を整理し，前向きになることができます．

　私たち看護師は，患者さんや家族の話をしっかりと聴き，安心を感じてもらえる存在でいられるように心がけると同時に，配慮していくことが必要です．

引用・参考文献
1）阿部恭子ほか編：乳がん患者ケア．がん看護セレクション，p.145〜153，学研メディカル秀潤社，2012．
2）日本乳癌学会編：科学的根拠に基づく乳癌診療ガイドライン 1．治療編，p.229〜232，金原出版，2013．

MEMO

認定看護師が教える！

看護師国家試験 状況設定問題

第19問

ストーマ（人工肛門）造設患者の看護

● 看護のポイントは？ ●

術前の患者教育，精神的支援から，術後の観察，退院指導までの系統的な看護

なぜ？ 手術だけではなく，ストーマに対する不安が強いため

直腸がんでは，すべての症例にストーマ（人工肛門）を造設するわけではありませんが，造設する場合は，術前オリエンテーションのほかにもストーマサイトマーキング（ストーマの位置決め）が必要となります．不安，悲嘆がある患者さんに寄り添い，精神的援助をはかりながら，必要な情報を提供する必要があります．

なぜ？ 直腸がん患者は低栄養，貧血をきたしていることがあるため

とくに進行がんの場合，貧血が強く，術前輸血を要する場合があります．また，病変が大きく腸管狭窄による通過障害がある場合は，低蛋白血症になっていることがあります．術後合併症のリスクが高くなるため，注意が必要です．

なぜ？ 直腸機能障害の社会保障制度を知る必要があるため

ストーマ保有者が活用できる社会保障制度として，身体障害者福祉法，障害年金給付，障害者総合支援法等があります．わが国での公的サービスを理解し，経済的支援に関する情報を提供する必要があります．

（執筆：松永 希）

問題 （第94回・午後問題52〜54）

次の文を読み52〜54の問いに答えよ．

59歳の男性．妻と2人暮らし．会社役員．3，4か月前から排便が不規則で，便に血液の混入が認められるようになり，妻の勧めで受診した．検査の結果，直腸癌と診断され手術目的で入院した．入院時，身長170cm，体重61kg．体重はこの2か月で6kg減少した．

52　「医者から話を聞いたが人工肛門のイメージがつかなくて怖い」と話している．
手術前の援助で適切なのはどれか．
1. 妻に説明をし，妻から患者へ説明をしてもらう．
2. 退院後の生活についても一度に情報を提供する．
3. ストーマサイトマーキングを早めに行う．
4. ビデオを活用して人工肛門について説明する．

53　入院4日に腹会陰式直腸切断術により人工肛門を造設した．手術中の出血量は900mL，手術翌日の検査所見はHb 9.8g/dL，血清総蛋白6.0g/dLであった．その後，順調に経過したが，術後5日に体温38.4℃で殿部痛の訴えがあった．
この時の観察で最も優先度が高いのはどれか．
1. 尿の性状
2. 殿部の褥瘡の有無
3. 便の性状
4. 会陰創部の状態

54　退院指導で適切なのはどれか．
1. 将来，人工肛門は閉鎖できると伝える．
2. ストーマ装具はまとめて買うよう勧める．
3. 浣腸排便法を説明する．
4. 身体障害者手帳は申請できないと伝える．

この問題を解いておきたい理由

この問題では直腸がんの手術に腹会陰式直腸切断術（APR）を選択していますが，近年では，以前はAPRを行っていた下部直腸がん病変であっても，肛門を温存する内肛門括約筋切除術（ISR）が選択される場合があります．その際には，縫合不全予防のため一時的回腸ストーマを造設することがあります．そのため，ストーマ造設術の周手術期看護について，さまざまな視点で問われている本問を学習しておくとよいでしょう．

各設問のポイント

52　手術前の説明

手術に対するインフォームドコンセントと，術前看護について問われています．ストーマ造設を行う際には，術前のケアが重要です．患者さんがストーマ造設の必要性を理解して，受け入れやすいように情報提供し，理解を支援していく必要があります．理解度を把握しながら，必要な内容と情報量を判断し，個々の患者さんにあった術前オリエンテーションが求められます．

53　術後合併症のリスク

術後合併症のリスクと必要な検査データに関する設問です．腹会陰式直腸切断術後合併症として，創感染，腸閉塞，排尿機能障害等があります．臨床症状と検査データを結びつけてアセスメントし，合併症の早期発見に結びつけることができます．

54　退院後の生活指導

退院指導についての設問です．腹会陰式直腸切断術が永久的ストーマであることを知ったうえで，永久的ストーマを保有する患者さんが受けられる社会保障制度と排便管理への理解が求められます．

APR：abdominoperineal resection，腹会陰式直腸切断術．　ISR：intersphincteric resection，内肛門括約筋切除術

解答と解説

問題 52

選択肢 1 妻に説明をし，妻から患者へ説明をしてもらう
→ ✗

説明は患者さん本人に行い，患者さんの表情や言動を観察しながら理解度を確認していきます．よって✗です．

ただし，本人だけでなく家族の協力も必要となりますので，可能であれば家族の同席も求めます．

選択肢 2 退院後の生活についても一度に情報を提供する
→ ✗

「医者から話を聞いたが人工肛門のイメージがつかなくて怖い」と言っている患者さんに，退院後の生活についても一度に情報を提供することは，過度な量の情報を一度に提供することで，さらに不安を増大させることにつながります．よって，✗です．

患者さんの理解度や不安な気持ちを傾聴しながら，必要な情報を少しずつこまめに提供していくことで，不安の軽減につながっていきます．

選択肢 3 ストーマサイトマーキングを早めに行う
→ ✗

「人工肛門のイメージがつかなくて怖い」という不安に対する精神的支援が必要です．ストーマについて十分に説明し，理解できたうえでストーマサイトマーキングを行います．よって，✗です．

ストーマサイトマーキングの実施前には，「患者さんがストーマを造設することに同意しているか」「マーキングを受け入れることができる心理状態であるか」を確認します．

選択肢 4 ビデオを活用して人工肛門について説明する
→ ○

ストーマ造設後の生活が具体的にイメージできるように，パンフレットやビデオ，実際のストーマ装具などを見せながら説明することがあります．

正答 4

差がつく知識

がん患者指導管理料

- 近年，がん患者指導管理の充実が求められています．2010年度診療報酬改定では，「がん患者カウンセリング料」が導入され，現在では「がん患者指導管理料」となりました．
- 悪性腫瘍と診断された患者さんに対して，患者さんの心理状態に十分配慮された環境で，医師および専任の看護師が治療方法等について十分に説明し，文書等により情報提供します．筆者の施設においてもがん患者さんの心理的不安を軽減し，納得した治療が受けられるようにサポートするために積極的に行っています．

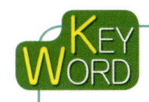

KEYWORD ストーマサイトマーキング

ストーマサイトマーキングは，ストーマ造設前に作成部位を決めるため，必ず行います．ストーマ造設術前に，患者さんのライフスタイルなどを考慮しながら，ストーマ装具の装着が容易で安定して貼付することができ，セルフケアしやすく，術後の合併症を起こしにくい造設位置を選びます．

適切な位置の指標として，以下の条件を満たすことが推奨されます．

クリーブランドクリニックの原則

- 臍より低い位置
- 腹部脂肪層の頂点
- 腹直筋を貫く位置
- 皮膚のくぼみ，皺，瘢痕，上腸骨棘の近くを避けた位置
- 本人が見ることができ，セルフケアしやすい位置

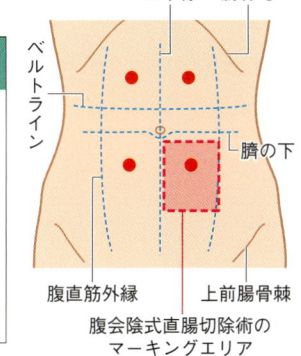

実践！ 医療者からの一方的なオリエンテーションは，患者さんとの信頼関係構築の妨げとなります．あまり見たくない，聞きたくないという患者さんの場合は，最低限の情報提供にとどめるなど，患者さんの個別性を考慮してオリエンテーション内容を検討する必要があります．

問題 53

選択肢 1 尿の性状 → ✗

腹会陰式直腸切断術では，陰部神経損傷により，排尿障害をきたす可能性があります．ただし，設問では排尿に関する臨床症状やデータの記載がないため，合併症の観察としての優先度は低いと考えられます．よって，✗です．

選択肢 2 殿部の褥瘡の有無 → ✗

体温38.4℃，殿部痛の訴えがあることから，殿部の褥瘡を疑うことも重要です．しかし，術後5日目で「順調に経過した」とあるため，術後の離床も進んでいると考えられ，褥瘡ができている可能性は低いと予想されます．よって，✗です．

体動時に会陰創部に痛みが生じることで歩行に支障をきたすことがあります．その場合は離床が進まず，仙骨部に体圧がかかり，血流障害を起こして褥瘡が生じる可能性もあります．そのため，鎮痛薬を使用して十分に痛みを取ること，創部に体圧がかからないように体圧分散マットレスを使用することが大切です．

選択肢 3 便の性状 → ✗

術後，腸閉塞が生じることもありますが，設問では腹部症状の訴えがないため，✗と考えられます．

選択肢 4 会陰創部の状態 → ○

腹会陰式直腸切断術では，死腔となる骨盤底に滲出液が貯留し，細菌の温床となることがあります．設問では，発熱，殿部の疼痛があることから，創部の感染を疑います．

正答 4

差がつく知識

排尿にかかわる骨盤神経叢

- 直腸がんの手術では，病巣の摘出とともに，がんが転移しやすいリンパ節を郭清します．リンパ節郭清に伴い，排尿機能をつかさどる骨盤内の神経が損傷されることがあります．
- 骨盤神経の損傷では，排尿障害として尿意がわからず，残尿が増加するなどの症状がみられます．残尿が50～100mLある場合は，自己導尿が必要になることがあります．

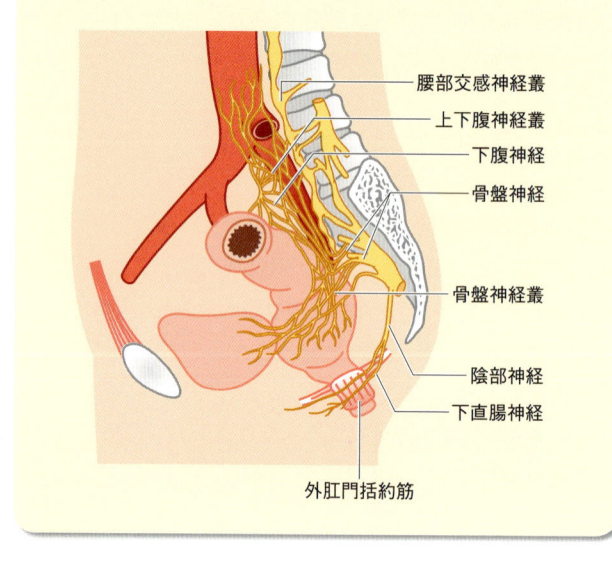

（図：腰部交感神経叢／上下腹神経叢／下腹神経／骨盤神経／骨盤神経叢／陰部神経／下直腸神経／外肛門括約筋）

実践！ 腹会陰式直腸切断術では，肛門とその周囲の組織を摘出して会陰部を縫合するため，会陰創ができます．

● 腹会陰式直腸切断術（APR）

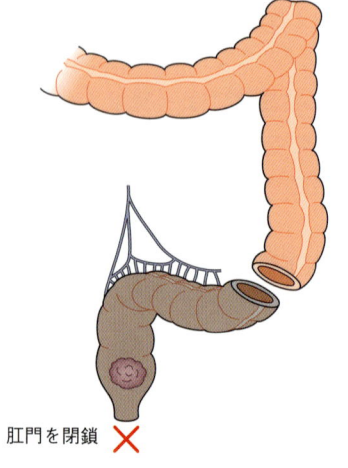

肛門を閉鎖 ✗
肛門括約筋を含めて直腸を切断し，肛門は閉鎖されて機能を失う

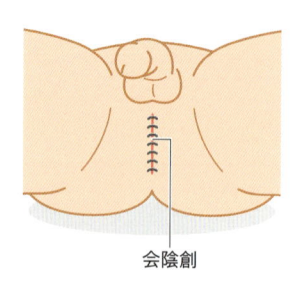

会陰創
会陰創が形成され，死腔となる骨盤底には滲出液が貯留し，細菌の温床となることがある

問題 54

選択肢 1 将来，人工肛門は閉鎖できると伝える
→ ✗

腹会陰式直腸切断術では肛門を切除するため，永久的ストーマになります（p.152参照）．よって✗です．

選択肢 2 ストーマ装具はまとめて買うよう勧める
→ ✗

術後のストーマは浮腫が生じてサイズが変化するため，ストーマのサイズや体型に合わせた装具が必要になります．また，身体障害者申請交付後には，市町村から，ストーマ装具に対して日常生活給付金が交付されます．そのため，退院指導でまとめて買うことは勧めません．

術後，ストーマサイズや体型にあまり変化がなくなれば，2～4か月分程度まとめて購入することがあります．

選択肢 3 浣腸排便法を説明する →○

「浣腸排便法」は，灌注排便法のことと読み取れます．灌注排便法とは，大量の湯水を結腸に注入して排便させる方法のことで，結腸の圧を上げて腸蠕動を促し排便させます．適応として，左結腸ストーマである，継続的な施行が可能である，などが挙げられます．よって，○です．

選択肢 4 身体障害者手帳は申請できないと伝える
→ ✗

「身体障害者福祉法」では，2003年4月の改正により，永久的ストーマ保有者であれば手術後ただちに身体障害者手帳を申請できるようになりました．よって✗です．直腸機能障害の等級は，社会での生活が著しく制限されるとして4級に該当します．

内肛門括約筋切除術を行った際の回腸ストーマ造設術は一時的ストーマであり，閉鎖予定がある場合は「障害が固定されない」ため，身体障害者手帳は申請できません．

正答 3

差がつく知識

内肛門括約筋切除術と一時的ストーマ

- 近年では，腫瘍下縁が肛門縁4cm未満の位置に存在する下部直腸がんでも，腫瘍の浸潤が固有筋層までにとどまる場合，肛門括約筋を部分的に切除しつつ肛門温存する手術が行われることが増えてきました．
- 内肛門括約筋切除術(ISR)といい，その際，縫合不全予防のために一時的回腸ストーマ造設術が行われることもあります．

●内肛門括約筋切除術(ISR)

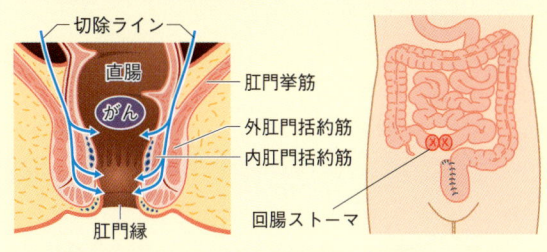

一時的に回腸ストーマを造設（閉鎖することができる）

KEY WORD 灌注排便法

ストーマからの排便方法には，自然排便法と強制排便法があります．強制排便法には灌注排便法があります．

【方法】
- 36～38℃の微温湯をストーマに注入して貯まった便を強制的に排泄する
- 注入量700～1,000mL
- 所要時間45～75分

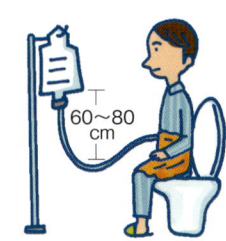

●灌注排便法の適応と利点，欠点

適応	・左結腸ストーマ ・継続的な施行が可能 ・便漏れや装具による皮膚障害を抱えている ・社会生活を送るうえで便の貯留やにおいが問題となっている
利点	・定期的な排便 ・においや便漏れなどの不安が軽減する ・経済的負担が少ない ・皮膚障害が生じない
欠点	・技術の習得が必要 ・時間と場所の確保が必要 ・右側結腸ストーマ，小腸ストーマ，腸穿孔の危険があるもの，ストーマ狭窄やストーマ傍ヘルニアなどストーマ合併症では禁忌

情報収集のポイント　データを読み解く

> ここでは，患者さんがどのような状況にあるのか，問題文のデータからくわしく読み解いていきます．

問題文

59歳の男性．妻と2人暮らし．会社役員．3，4か月前から排便が不規則①で，便に血液の混入②が認められるようになり，妻の勧めで受診した．検査の結果，直腸癌と診断され手術目的で入院した．入院時，身長170cm，体重61kg．体重はこの2か月で6kg減少③した．
（中略）
入院4日に腹会陰式直腸切断術により人工肛門を造設した．手術中の出血量は900mL④，手術翌日の検査所見はHb 9.8g/dL⑤，血清総蛋白6.0g/dLであった．その後，順調に経過したが，術後5日に体温38.4℃で殿部痛の訴え⑥があった

① 3，4か月前から排便が不規則
② 便に血液の混入
③ 身長170cm，体重61kg．体重はこの2か月で6kg減少

進行がんを疑う

　直腸がんの症状は，進行度や部位によって異なります．早期がんでは自覚症状がないことが多いですが，次第に大きくなり進行がんとなると，肉眼的な血便で気づくことがあります．
　がんが大きくなると腸の内腔が狭くなり，次第に便が通過しにくくなり，便秘，下痢を繰り返すようになったり，便が細くなったり（便柱狭窄化），腹痛を感じたりします．
　さらに，がんが大きくなれば腸閉塞になります．身長170cm，体重61kgであり，BMIは21.1で標準の範囲内といえますが，短期間での体重減少を認め，進行がんを疑います．

④ 出血量は900mL
⑤ Hb9.8g/dL

手術中出血に伴い貧血がある

　腹会陰式直腸切断術は，出血量が多い場合があります．一般的な外科手術では，循環血液量の20％未満の出血には細胞外液を十分に補充することで対応可能です．
　輸血はHb（ヘモグロビン）値だけでなく，血液成分の体内分布，必要最低値，臨床症状を考慮して行います．Hbの正常値は13〜16 g/dL，最低必要量は6〜8 g/dLです．
　設問では手術前から便に血液が混入していたため，術前から貧血があった可能性があります．術後合併症として縫合不全に対する十分な観察が必要です．

⑥ 術後5日に体温38.4℃で殿部痛の訴え

骨盤腔内感染，手術部位感染を疑う

　会陰部の皮膚と腹膜の間に死腔が生じるため感染を引き起こしやすい部位となります．
　会陰部の発赤，疼痛，発熱がある場合は骨盤腔内感染，手術部位感染（SSI）を疑います．

SSI：surgical site infection，手術部位感染

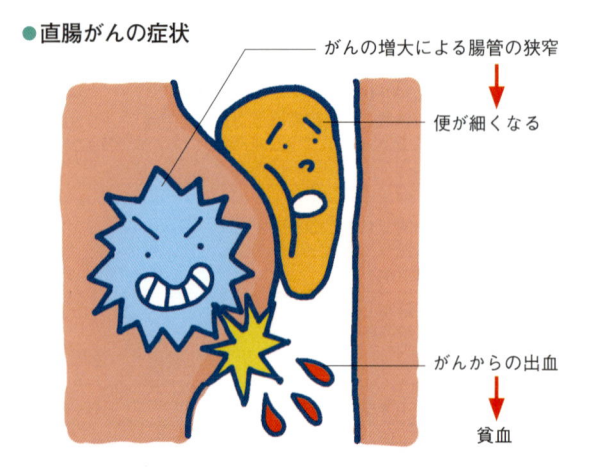

● 直腸がんの症状
- がんの増大による腸管の狭窄
- 便が細くなる
- がんからの出血
- 貧血

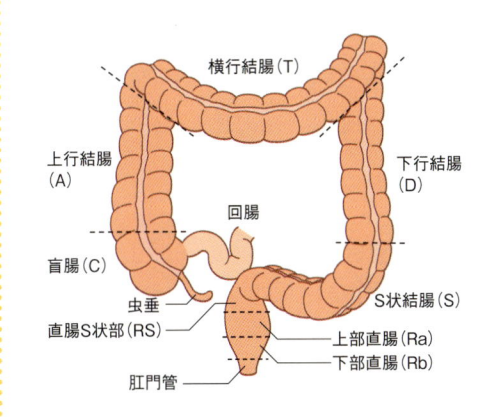

19 ストーマ(人工肛門)造設患者の看護

●大腸・直腸の区分

臨床では直腸を直腸S状部(RS)，上部直腸(Ra)，下部直腸(Rb)に区分しています．

大腸がんのうち直腸は全体の約40％を占めています．組織型はほとんどが腺がんです．

●TMN分類

■壁深達度(T：depth of Tumor invasion)

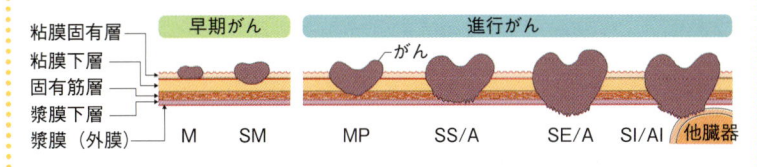

TX	：壁深達度の評価ができない
T0	：がんを認めない
T1	：がんが粘膜内(M)にとどまり，粘膜下層(SM)に及んでいない．
T1a	：がんが粘膜下層(SM)にとどまり，浸潤距離が1,000μm未満である．
T1b	：がんが粘膜下層(SM)にとどまり，浸潤距離が1,000μm以上であるが固有筋層(MP)に及んでいない
T2	：がんが固有筋層(MP)まで浸潤し，これを越えていない．
T3	：がんが固有筋層を越えて浸潤している． 漿膜を有する部位では，がんが漿膜下層(SS)までにとどまる． 漿膜を有しない部位では，がんが外膜(A)までにとどまる．
T4a	：がんが漿膜表面に露出している(SE)．
T4b	：がんが直接他臓器に浸潤している(SI/AI)．

■遠隔転移(M：Metastasis)
■リンパ節転移(N：Lymph Node)

大腸癌研究会編：大腸癌取扱い規約第8版，p.10, 金原出版, 2013. を改変

臨床に出るまで覚えておいてほしいこと

> ストーマ造設術を受ける患者さんの**不安な気持ちに寄り添い**，周手術期看護を実践することが重要！

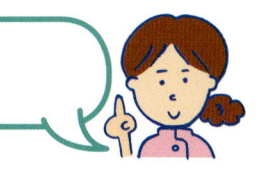

ストーマ造設術において，術前ケアは非常に重要です．患者さんがストーマの必要性を理解し，ストーマを受け入れられるように援助していく必要があります．

たとえば，ストーマサイトマーキングでは，患者さん自身が管理しやすいように，「この位置はどうですか？」「どちらのほうが見やすい位置ですか？」などと声をかけながら，主体的にストーマの位置を決めてもらえるようにかかわっていきます．

オリエンテーションの内容はたくさんありますが，不安を抱えている患者さんの心理状態に寄り添いながら負担とならないようにアセスメントし，計画，評価をする必要があります．

手術後には，創感染のほか，腸閉塞，排尿機能障害，ストーマ合併症などの術後合併症のリスクがあります．一般的な心・肺等合併症のほかにも，排便状態や排尿状態，ストーマの血流状態を観察できるように正常な状態を知っておくことが重要です．

また，社会保障制度などの法制度も年々変化しており，ストーマ装具の交換が，看護師以外でもできるようになりました．退院後の生活指導に活かすため，わが国の社会情勢や，それに伴い設けられている公的サービスについても学んでおきましょう．

引用・参考文献
1) 畑 啓昭編：外科の基本―手術前後の患者さんを診る．レジデントノート増刊, 14(17), 2013.
2) 杉原健一編：インフォームドコンセントのための図説シリーズ―抗悪性腫瘍薬 大腸癌, 改訂4版. 医療ジャーナル社, 2012.
3) 塚田邦夫ほか編著：新版ストーマ手術アトラス．へるす出版, 2012.
4) ストーマリハビリテーション講習会実行委員編：ストーマリハビリテーション―実践と理論．金原出版, 2006.

MEMO

認定看護師が教える！

看護師国家試験 状況設定問題

第20問
ペースメーカー挿入患者の看護

● 看護のポイントは？ ●

不整脈の症状・検査・治療と，ペースメーカー挿入後の生活について理解しよう！

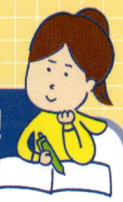

なぜ？　心疾患は，日本の死因第2位であるため

平成25年の心疾患による死亡数は，約20万人．全死亡数の約16％を占めています．高齢化が進むわが国では，今後も心疾患患者の増加が見込まれ，入院・外来問わず心疾患を罹患した患者さんや心疾患を既往歴に持つ患者さんと接する機会は多いと思います．

なぜ？　徐脈性不整脈は，不整脈の20％程度であり，心電図で見分ける必要があるため

徐脈性不整脈により，一過性脳虚血が生じるため，アダムス・ストークス症候群を起こし，死亡することもあります．徐脈性不整脈とともに，まずは，正常心電図をしっかり理解することで，異常のある心電図を見分けることができます．

臨床現場では，どんなに避けても，必ず！心電図に出会います．循環器領域に対して苦手意識をもつ方は多いと思いますが，基本をおさえておけばそんなに難しくありません．

また，生活上の留意点を指導するのは，看護師にとって大切な役割です．患者さんが安心して日常生活を送るために，個々の患者さんの生活をふまえた指導ができるように理解しておきましょう．

（執筆：山口 千恵子）

問題 （第96回・午後問題40〜42）

次の文を読み40〜42の問いに答えよ.

40歳の男性. 会社員. 3年前の定期健康診査で徐脈を指摘されていた. 3か月前から時折, めまいを感じることがあったが放置していた. 本日, 会社から帰宅途中に意識消失発作があり, アダムス・ストークス症候群の疑いで入院した. 脈拍数32/分, 血圧120/80mmHg. 意識は清明. めまいを訴えている.

40 診断のために行われる検査で適切なのはどれか.
1. 12誘導心電図検査
2. 磁気共鳴画像検査
3. 心臓カテーテル検査
4. 胸部エックス線撮影

41 入院時, イソプロテレノール（β刺激薬）が投与された. 患者に説明する内容で最も適切なのはどれか.
1. 「熱が上がることがあります」
2. 「ドキドキするようなら教えてください」
3. 「排尿しづらくなったら教えてください」
4. 「物が二重に見えるので気をつけてください」

42 その後, ペースメーカー植え込み術が行われた. 退院後は職場復帰を希望している.
生活指導で適切なのはどれか.
1. 「車の運転は控えましょう」
2. 「毎日脈拍を測定しましょう」
3. 「電池交換の必要はありません」
4. 「入浴時は植え込み部位がつからないようにしてください」

この問題を解いておきたい理由

この問題では, 徐脈性不整脈の症状の理解と診断, 治療について理解できているかがポイントとなります.

ペースメーカーを挿入した患者さんは, 日常生活での注意点を理解して社会復帰をしなければならないため, 退院指導は看護師にとって大事な役割です. しっかり理解しておきましょう.

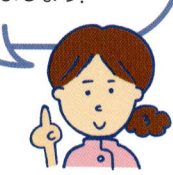

各設問のポイント

40 徐脈性不整脈の診断

臨床でよく行われる検査項目が選択肢としてあげられています. 患者さんの侵襲・負担を考え, 必要最低限の検査で診断することが大切です. 各検査の特性を理解しておく必要があります.

41 不整脈治療薬の理解

薬剤には効果と副作用が存在します. 患者さんにわかりやすく説明できるようにしましょう.

42 ペースメーカー挿入患者の退院指導

ペースメーカーを植え込んだことにより, 注意しながら日常生活を送る必要があります. 安全に安心して退院後の生活を送れるように, 患者さんに日常生活の注意事項を説明できるようにしましょう.

解答と解説

問題 40

選択肢 1 12誘導心電図検査 → ○

心臓に起きている異常を把握するうえで必要不可欠であり，心筋虚血の鑑別・不整脈の診断等に用いられます．

12誘導心電図は，四肢に1つずつ装着した4個の電極（四肢誘導）と胸部に装着した6個の電極（胸部誘導），あわせて10個の電極によって，心臓の電気の流れを12方向から測定することができます．

選択肢 2 磁気共鳴画像検査 → ×

不整脈の鑑別に使用することはできません．よって×です．

磁気共鳴画像（MRI）検査は，核磁気共鳴現象を利用して，エックス線を用いず非侵襲的に生体内の微小な変化を抽出できる検査法です．強力な磁場が発生することにより，ペースメーカーの誤作動やリード線のズレ等が起こる危険性があるため，ペースメーカー植え込み患者のMRI撮影は禁忌です．しかし，条件付きMRI対応ペースメーカーが開発され，2012年10月より使用され始めています．

選択肢 3 心臓カテーテル検査 → ×

動脈や静脈からカテーテルという細い管を心臓や冠動脈に挿入する侵襲的検査です．造影剤を注入して冠動脈造影検査を行うなど，形態評価や心機能評価を行います．

また，冠動脈形成術（冠動脈ステント留置）や不整脈（カテーテルアブレーション）などの治療も行えます．

選択肢 4 胸部エックス線撮影 → ×

エックス線撮影では，不整脈の鑑別はできません．

循環器領域における胸部エックス線撮影の目的は，①心血行動態の評価（心胸郭比，胸水貯留，肺うっ血など），②合併する肺病変の評価（肺炎，無気肺など），③処置・治療後の確認（ペースメーカーのリード線位置確認，気管挿管チューブの位置確認など）です．

正答　1

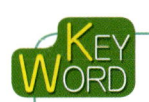

KEY WORD：12誘導心電図検査

12誘導心電図検査には，四肢誘導と胸部誘導があります．それぞれ，何色の電極をどこにつけるのか覚えましょう．

●四肢誘導
あ(赤) き(黄) よし
く(黒) み(緑) こ

●胸部誘導
せ(赤) き(黄) ぐ(緑)
ち(茶) く(黒) ん(紫)

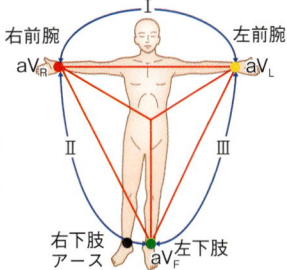

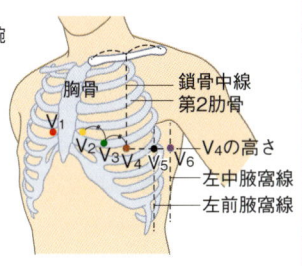

差がつく知識：冠動脈造影検査（CAG）

- 冠動脈造影検査とは，心臓カテーテル検査の1つで，冠動脈に造影剤を注入し，冠動脈の走行，形態，病変部などを評価する検査です．
- 侵襲的検査であるため合併症の観察は必須です．

〈目的〉
① 冠動脈疾患（狭心症・心筋梗塞）の診断
② 重症度把握と治療方針の決定
③ 先天性心疾患や弁膜症など開心術前の評価

〈合併症〉
① カテーテル操作による大動脈・冠動脈の損傷
② 血栓遊離による塞栓症
③ 穿刺部位の出血
④ 血管迷走神経反射による血圧低下や徐脈の出現
⑤ 造影剤の使用による造影剤アレルギー症状（発疹・瘙痒感）や造影剤腎症（腎機能障害）

MRI：magnetic resonance imaging，磁気共鳴画像
CAG：coronary angiography，冠動脈造影検査

問題 41

　イソプロテレノールは，徐脈によるアダムス・ストークス症候群の発作時に，一時的ペースメーカーを装着するまでの対症療法として使用します．アドレナリンβ受容体を介して心収縮力や心拍数，血管収縮を刺激します．心拍数が増加すると，徐脈時からの変化により動悸を感じることがあるため，事前に「ドキドキするようなら教えてください」などと患者さんに説明します．よって正解は2です．

　徐脈に対してアトロピン硫酸塩を使用することもありますが，抗コリン作用を理解しておきましょう．抗コリン作用とは，神経伝達物質のアセチルコリンを阻害する作用で，副交感神経系の作用が抑えられます．使用禁忌に，下記のような場合があります．

・前立腺肥大により排尿障害のある患者さん（選択肢3）

　抗コリン作用により膀胱平滑筋の弛緩，膀胱括約筋の緊張により，排尿困難を悪化させるおそれがあります．（排尿障害）

・緑内障の患者さん（選択肢4）

　抗コリン作用により眼圧が上昇し，緑内障が悪化するおそれがあります．（散瞳・近接視困難）

正答　2

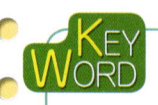

KEY WORD：アドレナリン受容体

　アドレナリン受容体にはα受容体・β受容体の2つがあり，さらに，$α_1$，$α_2$，$β_1$，$β_2$，といったサブタイプに分かれており，作用する器官や反応が異なります．

● α・β受容体

受容体	器官	反応
α	血管平滑筋（$α_1$）	収縮
	尿生殖器の平滑筋（$α_1$）	収縮
	腸の平滑筋（$α_1$）	弛緩
	瞳孔（$α_1$）	眼圧上昇
β	心臓（$β_1$）	心拍増加
		心筋収縮力増強
	血管平滑筋（$β_2$）	拡張
	気管支（$β_2$）	拡張
	腸管（$β_2$）	運動抑制

問題 42

選択肢1　車の運転は控えましょう　→　✕

　基本的に車の運転制限はありません．よって✕です．

　しかし，ボンネットを開けてエンジンに近づくとペースメーカーが誤作動を起こす危険性があるため避けましょう．

　また，シートベルトによるペースメーカー挿入部への圧迫や摩擦によりジェネレータが露出し，感染を起こす原因となることがあります．タオルなどを挟むように指導しましょう．

選択肢2　毎日脈拍を測定しましょう　→　○

　電池消耗や電磁干渉により誤作動を起こす可能性があるため，毎日脈拍を測定します．よって○です．

　設定通りに作動しているか確認するように指導しましょう．

　また，日常生活の中に電気製品はたくさん存在し，医療機器の中にも使用を制限されるものがあります．電磁干渉のあるものを右ページの表で確認しておきましょう．

選択肢3　電池交換の必要はありません　→　✕

　恒久的ペースメーカーは設定等により異なりますが，およそ5～10年で電池交換が必要となります．よって✕です．

　外来受診時に電池が消耗していないかチェックします．

選択肢4　入浴時は植え込み部位がつからないようにしてください　→　✕

　入浴は通常どおりに行うことができます．特別に水につからないようにする必要はないため✕です．

　ただし，電気風呂は使用できない点は注意が必要です．

正答　2

実践! 電磁干渉とは，外部からの電磁界によって混入したノイズを自己心拍と誤って感知し，ペーシングを行わないオーバーセンシングが生じる可能性があることです．日常生活の中に電気製品はたくさん存在します．また，医療機器の使用に対しても制限があります．

●電磁干渉のある電気製品

家庭，車両，生活，その他		
一般的に影響がない，影響が少ない	一般的に注意が必要なもの	影響があるもの
冷蔵庫 電子レンジ 掃除機 電気毛布，こたつ ホットカーペット パソコン テレビ 家庭用コードレス電話	IH調理器 炊飯器 携帯電話 盗難防止装置（EAS） 配電盤，分電盤 自動車のエンジンルーム 自動車のスマートキーシステム	全自動麻雀卓 金属探知機 体脂肪計 マッサージチェア アマチュア無線 電気風呂 各種溶接機 発電，変電施設内

医療機器	
一般的に影響がない，影響が少ない	影響があるもの
超音波診断治療，エックス線，心電計，血圧計	MR，放射線治療器，CT装置，体外式除細動器，電気メス，低周波治療器

差がつく知識

身体障害者手帳

- ペースメーカー等のデバイスを挿入すると身体障害者手帳の申請ができます．
- 申請は，居住地域の福祉事務所で行います．
- ペースメーカーを挿入すると身体障害者1級の認定がされていましたが，2014年4月より制度が改定され，ペースメーカー等への依存度や日常生活上の活動程度に応じて1級，3級，4級のいずれかの認定となります．

差がつく知識

デバイス治療

- 体内にペースメーカーなどの医療機器を植え込み，心臓のリズムや動きを補助する治療を，デバイス治療とよびます．
  ・ペースメーカー植込術：PMI
  ・植込型除細動器：ICD
  ・心臓再同期療法：CRT
  ・CRT＋除細動機能：CRT-D

20 ペースメーカー挿入患者の看護

KEY WORD ペースメーカー治療の種類

●一時的ペースメーカー

①経皮的パッチ電極によるペーシング

　心停止，極度の徐脈などの緊急時に使用します．胸部に貼ったパッドからペーシング刺激が送られます．疼痛を伴うため，意識のある患者さんには，鎮静や鎮痛を行う必要があります．

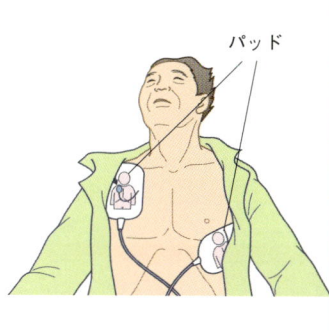

②経静脈的ペーシング

　緊急で徐脈を解除する必要がある場合や冠動脈形成術による徐脈が出現する可能性が高い場合などに使用します．鎖骨下静脈，頸静脈や大腿静脈からカテーテルを用いてペーシングリードを挿入します．リード位置のズレによるペーシングフェラー（ペーシング不全）や，心室細動を起こすことがあるため，固定を確実に行うとともに，活動制限が必要となります．

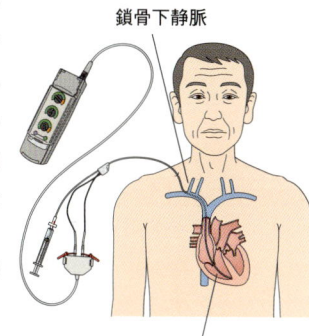

●恒久的ペースメーカー

　洞不全症候群や房室ブロックなどによりアダムス・ストークス発作を起こす場合などに使用します．皮下にジェネレーターという電池を植え込みます．

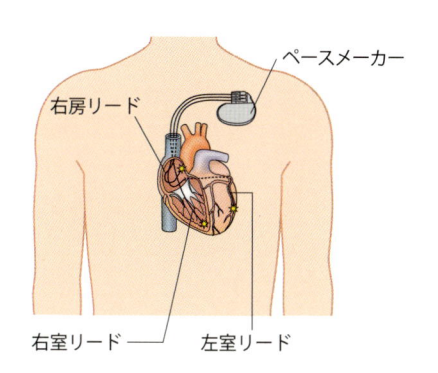

PMI：pacemaker implantation，ペースメーカー植込術　　ICD：implantable cardioverter defibrillator，植込型除細動器
CRT：cardiac resynchronization therapy，心臓再同期療法　　CRT-D：cardiac resynchronization therapy-defibrillator，両室ペーシング機能付き植込型除細動器

情報収集のポイント　データを読み解く

> ここでは，患者さんがどのような状況にあるのか，問題文のデータからくわしく読み解いていきます．

問題文
40歳の男性．会社員．3年前の定期健康診査で徐脈を指摘①されていた．3か月前から時折，めまいを感じる②ことがあったが放置していた．本日，会社から帰宅途中に意識消失発作があり，アダムス・ストークス症候群の疑い③で入院した．脈拍数32/分④．血圧120/80mmHg．意識は清明．めまいを訴えている．

① 定期健康診査で徐脈を指摘　　④ 脈拍数32/分

徐脈性不整脈と考えられる

徐脈性不整脈といっても複数あるため，心電図検査を行って，不整脈の種類を特定します．徐脈性不整脈には下記のものがあります．

② めまいを感じる
③ 意識消失発作があり，アダムス・ストークス症候群の疑い

不整脈により一過性の脳虚血症状が起こっている

アダムス・ストークス（Adams-Stokes）症候群とは，不整脈により心拍出量の急激な低下をきたすことで，脳血流量の減少が生じ，めまい，失神，痙攣などの一過性の脳虚血症状（アダムス・ストークス発作）を引き起こす一連の病態のことです．アダムス・ストークス症候群の特徴は，症状の発現が突然である一方，症状の消失および回復も比較的迅速に見られ，神経学的所見がない場合がほとんどです．約30〜40％は洞不全症候群に起因します．

● アダムス・ストークス症候群

めまい
失神
痙攣

脳血流の減少

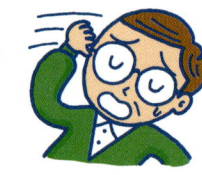

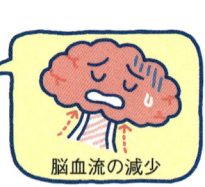

さまざまな徐脈性不整脈

● 洞不全症候群（心臓の電気興奮の始まりとなる洞結節細胞力［ペースメーカー細胞］の機能低下により出現する徐脈性不整脈のこと）

①洞性徐脈（心拍数50/分以下の持続性の徐脈）

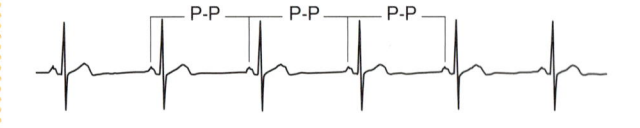

P-P　P-P　P-P

③洞停止（3秒以上の休止期が認められるもの）

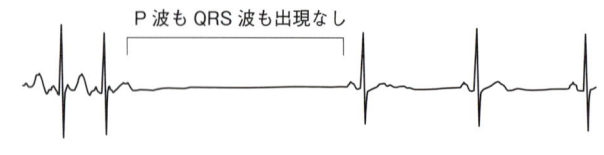

P波もQRS波も出現なし

②洞房ブロック（PP間隔が先行するPP間隔の整数倍に延長するもの）

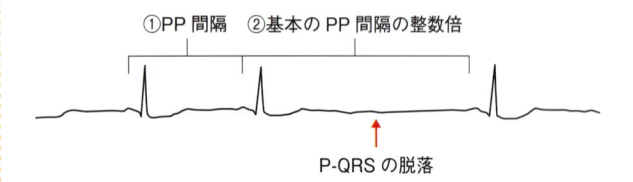

①PP間隔　②基本のPP間隔の整数倍

P-QRSの脱落

④徐脈頻脈症候群（発作性心房細動や上室頻拍などの頻脈を合併した洞不全症候群）

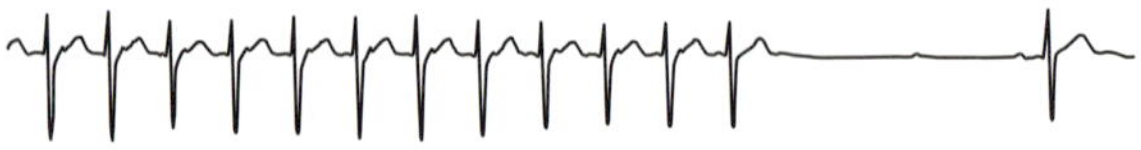

●房室ブロック
（心房から心室への電気興奮が伝導する際に障害があるときに起こるもの）

①1度房室ブロック（PR間隔が0.2秒以上に延長）

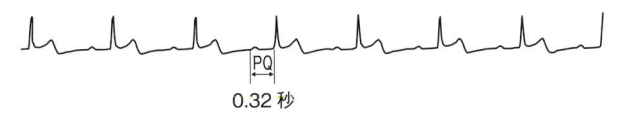

0.32秒

②2度房室ブロック
Wenckebach型（PR間隔が徐々に延長し，QRS波が脱落する）

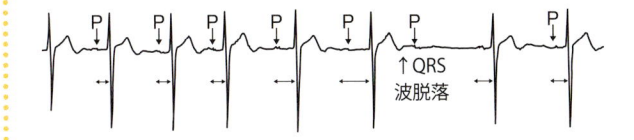

↑QRS波脱落

Mobitz Ⅱ型，3度（完全）房室ブロックはペースメーカー植え込みが考慮されます！

③2度房室ブロック
Mobitz Ⅱ型（PR間隔は一定だが，突然QRS波が脱落する）

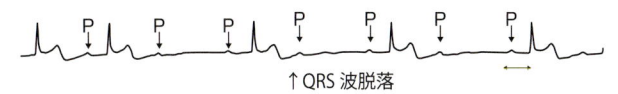

↑QRS波脱落

④3度（完全）房室ブロック
（心房から心室に興奮が伝わらないため，P波・QRS波が関連していない）

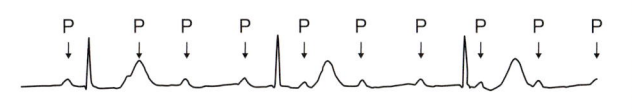

臨床に出るまで覚えておいてほしいこと

心電図の基本を覚えておくことは，就職する科にかかわらず，とても大切です

●心電図の基本

洞結節
心房
房室結節〜ヒス束
左右脚〜プルキンエ線維
心房の興奮期
5mm以内
心室の興奮期
心室の興奮がさめる過程
右心房　左心房
PQ時間
QRS波（3mm以内）
QT時間
（標準的な25mm/秒で測定時）

「心電図は苦手！」という人がとても多いと思います．どんなに逃げても循環器病棟以外に就職しても，必ず心電図と向き合わなければならないときがきます．「難しそう．よくわからない」という声が聞こえてきますが，基本の心電図以外は，異常心電図です．そのなかで，症状があるのか？　症状がなくても緊急性が高いのか？　で対応が異なります．

心電図に限らず，基本（解剖生理など）を理解することはとても大切です．国家試験の勉強をきっかけに心電図に触れるこの機会を大切に，学びを深めて欲しいと思います．

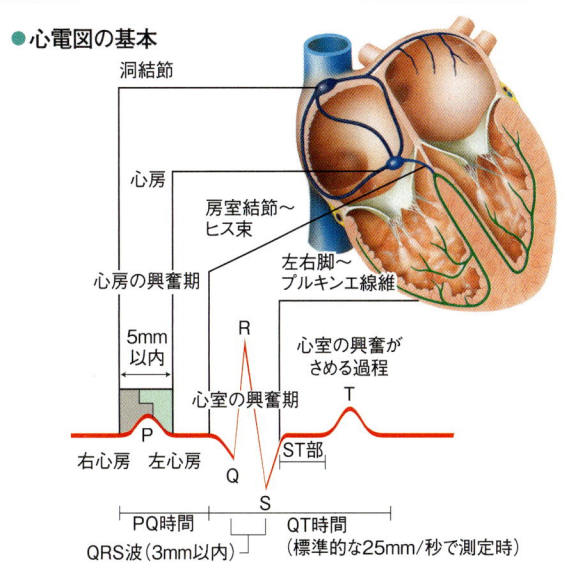

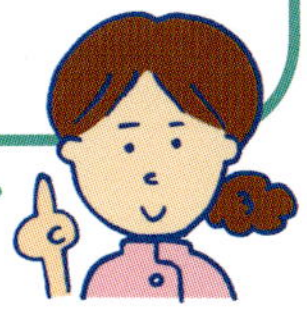

正常心電図	
①洞結節起源のP波	④正常PR間隔（＞0.2秒）
②PP間隔は一定	⑤幅の狭いQRS波
③PP間隔は60〜100回/分	

引用・参考文献
1) 劒持 功監：パッと引けてしっかり使えるモニター心電図の読み方．第2版，成美堂出版，2012．
2) 小田切史徳ほか：危険な徐脈性不整脈—洞停止，高度房室ブロック．Heart, 4(5)：56〜63, 2014．
3) 丹野郁：高度房室ブロック−洞停止の前兆と関連病態．Heart, 4(5)：64〜69, 2014．
4) 林裕樹ほか：ナースが「知る」・「見る」・「する」こと図解でコンプリート！心臓ペースメーカ治療＆看護の24トピック必修ノート．HEART nursing, 27(1)：9〜67, 2014．

MEMO

認定看護師が教える！

看護師国家試験 状況設定問題

第21問 嘔吐下痢症の小児の看護

● 看護のポイントは？ ●

患児の状態のアセスメントと並行し，感染対策を実践する

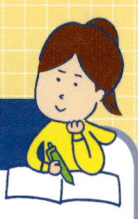

なぜ？ 脱水の迅速な評価と対応を行うため

繰り返す嘔吐と下痢により，脱水状態におちいっていることが推測されます．脱水の程度はさまざまですが，迅速な対応を要する場合も多いため，その評価ができる情報を収集します．

なぜ？ 感染性の強いウイルス性胃腸炎の可能性があるため

来院当初は，嘔吐下痢症の原因は不明なことが多いですが，ウイルス性胃腸炎を想定した感染対策を実施します．ウイルス性胃腸炎をきたすウイルスは感染性が非常に強いため，診断がついてからの対応では遅く，院内伝播のリスクを伴います．診断ではなく症状にあわせた感染対策が重要です．

なぜ？ スキントラブルに対応するため

水様性の下痢便は肛門周囲から殿部にかけてのスキントラブルの原因となります．患児の不快感を軽減し安静を保つためにも，皮膚の状況を観察し適切に対応します．

（執筆：鳴滝 由佳）

問題 （第96回・午後問題70〜72）

次の文を読み70〜72の問いに答えよ.

7か月の乳児. 昨日の昼から頻回に嘔吐があり, 経口水分摂取が困難となった. 夜から下痢を繰り返し, 朝になって小児科外来に母親が連れてきた. 受診時, 顔色は不良で, うとうとしており刺激すると覚醒する状態であった. 体重6,500g, 体温37.0℃, 呼吸数35/分, 心拍数129/分. 腹部は平坦で弱い腸蠕動音が聴取された.

70 母親に確認する情報で最も重要なのはどれか.
1. 6か月健康診査時の体重
2. 昨日朝の離乳食内容
3. 昨夜の睡眠時間
4. 最終おむつ交換時刻

71 児の便中ロタウイルス抗原が陽性で, 入院することになった. 院内感染防止のために必要な対策はどれか.
1. 児が使用したシーツ類は焼却する.
2. 陽圧に設定された個室に隔離する.
3. おむつ交換時は使い捨て手袋を着用する.
4. 児と接触した看護師のロタウイルス抗原検査を行う.

72 入院後嘔吐は改善したが, 下痢は続き殿部に発赤とびらんが出現した.
対応で最も適切なのはどれか.
1. 絶飲食にする.
2. 殿部浴を行う.
3. 抗真菌剤を塗布する.
4. 紙おむつから布おむつに変更する.

この問題を解いておきたい理由

小児の嘔吐下痢症は, 日常的に遭遇する疾患です. 目に見える「嘔吐」と「下痢」という症状だけに注目してしまいがちですが, 小児の身体特性を理解し, さらに重篤な状況におちいることを予測した対応と, 水平伝播させない感染対策のテクニックを同時に身につけることが必要です.

各設問のポイント

70 脱水の評価
嘔吐と下痢による脱水状態を評価するための, 情報収集に関する設問です. バイタルサインを含めた全身状態を正しく判断し, さらに母親には優先順位を考えて問診します.

71 感染対策の実践
ロタウイルス抗原陽性と診断されたという情報をふまえての設問です. この情報がなくても, 嘔吐下痢症に対しては常に標準予防策と接触予防策を実践する必要があります.

72 スキントラブルへの対応
頻繁な下痢が原因で生じたおむつかぶれへの対応方法の設問です. 発赤やびらんを生じている皮膚は, バリアが破たんしている状態であり, 愛護的なケアが大切です.

解答と解説

問題 70

選択肢 1　6か月健康診査時の体重　→ ✕

嘔吐下痢症が重症になると著明な体重減少を伴う脱水に進行するため，体重も脱水の評価指標になります（表）．しかし，1か月前の体重と今回の体重を比較しても，脱水の正しい評価はできません．よって✕です．

標準体重であるか，成長発達が順調であるかの判断はできます．

選択肢 2　昨日朝の離乳食内容　→ ✕

7か月という月齢は離乳食の形態や回数，種類，味付けなどが進む段階です．食中毒を疑うときは，その内容を確認することもあります．ここでは，「最も重要な情報」を問われているため，✕とします．

選択肢 3　昨夜の睡眠時間　→ ✕

この事例では，来院時にはぐったりして元気がない状態と書かれていますが，これは睡眠不足によるものではなく，脱水からくる嗜眠や意識レベルの低下と考えます．

嘔吐下痢症で不穏状態にあるときは，睡眠時間が十分でないことは予想できます．この情報は優先順位としては高くないため，✕とします．

選択肢 4　最終おむつ交換時刻　→ ◯

最終のおむつ交換時刻がわかれば，現在おむつに排泄されている尿から1時間あたりの尿量を推測し，脱水の程度を判断できます．

脱水の評価のためには，尿量を知ることが必要です．ただし，下痢便が続いている場合は，おむつから正確な尿量を把握することができません．また，発熱を伴っている場合は不感蒸泄も増加するため，脱水は進行します．したがって，脱水の程度は，尿量だけではなく採血結果，バイタルサイン，皮膚の状況，意識レベルなどから総合的に評価します．

正答　4

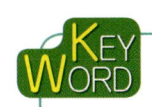

KEY WORD　小児の脱水

小児は成人に比べて体重に占める水分の割合，細胞外液量が多いという特徴があります．体重あたりの体表面積が大きく，不感蒸泄が多いため容易に脱水におちいります．

● 体重あたりの水分量

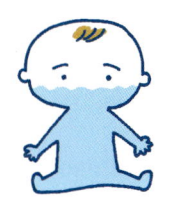

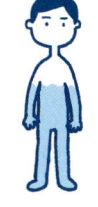

乳児約75％　　成人約60％

表　脱水症状の評価

重症度	体重減少率	症状
軽症	3〜5％	頬粘膜の軽度な乾燥，のどの渇き，軽度の尿量減少
中等度	5〜10％	頬粘膜の乾燥，頻脈，重度の尿量減少または無尿，嗜眠，眼および泉門の陥没，皮膚のツルゴールの低下
重度	5〜15％	中等度の症状に加え，速くて弱い脈，チアノーゼ，呼吸促迫，毛細血管再充満時間（CRT）の遅延，低血圧，昏睡

CRT：capillary refilling time，毛細血管再充満時間

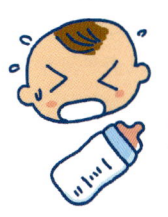

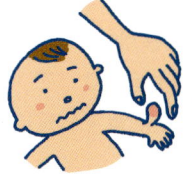

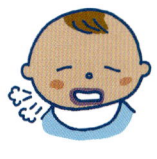

軽度：のどの渇き，尿量減少など
中等度：ツルゴールの低下，頻脈など
重度：チアノーゼ，呼吸促迫，昏睡など

実践！　母親に確認する情報としては，そのほかに，便の色や水様の程度などの性状，におい，血便の有無，吐物の量や色，血液混入の有無，嘔吐の回数，噴水様かどうか，腹痛の有無などがあります．また，きょうだいなどの家族や近所に嘔吐下痢症の流行がなかったかも確認します．

問題 71

選択肢 1 児が使用したシーツ類は焼却する → ✗

ロタウイルスの感染力は強いですが，使用したリネン類に付着したウイルスは通常の病院リネンの洗濯工程（80℃10分以上の熱水洗濯）で死滅するため，焼却処理の必要はありません．シーツの焼却は現実的でないため，×とします．

選択肢 2 陽圧に設定された個室に隔離する → ✗

ロタウイルス腸炎の患者は，標準予防策と接触予防策が行えていれば必ずしも個室隔離は必要ではありません．個室隔離する場合は，陽圧ではなく等圧もしくは陰圧にします．

選択肢 3 おむつ交換時は使い捨て手袋を着用する → ○

嘔吐下痢症の患者には，来院時から手袋とエプロンなどの個人防護具を使用して接触予防策を実施する必要があります．ロタウイルスは，小児の嘔吐下痢症の原因となる代表的な微生物です．非常に感染力が強く，ごくわずかなウイルス量で感染しますので，標準予防策に加えて接触予防策を厳重に行う必要があります．ウイルス陽性の結果をもって対策を開始するのでは遅く，そのときにはすでにウイルスを伝播している可能性があります．

個人防護具の正しい使用方法や手指衛生の方法など，感染防止に関するテクニックの習得が必要です．

選択肢 4 児と接触した看護師のロタウイルス抗原検査を行う → ✗

ロタウイルスによる嘔吐下痢症は成人でも罹患する可能性はありますが，児と接触した看護師の検査を実施することは現実的ではありません．よって，×とします．

標準予防策と接触予防策を厳重に行うことが水平伝播の防止の基本です．ただし，アウトブレイクが発生した場合には疫学調査の一環として実施することがあります．

正答 3

KEY WORD 標準予防策

CDCガイドラインに基づいた標準予防策（スタンダードプリコーション）では，「すべての患者の血液，汗を除く体液，分泌物，排泄物，傷のある皮膚，粘膜は伝播しうる病原体を含むものとして扱う」と定義されています．

これに基づき，おむつ交換時は使い捨ての手袋を着用し，終了後ははずして手洗いをします．

● リネン交換時の感染予防策

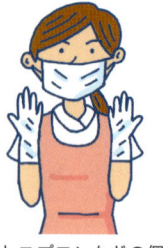

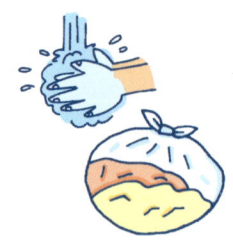

手袋とエプロンなどの個人防護具を使用する

作業後も手指衛生を行う．ビニール袋などに密閉し，運搬する

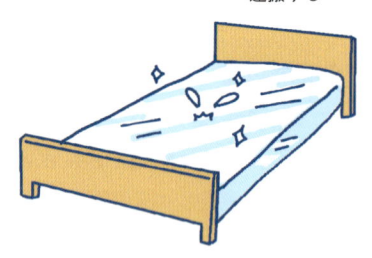

嘔吐と下痢の症状が強い場合は，防水シーツを使用する．状況によってはディスポーザブルシーツを使用する

CDC：centers for disease control and prevention，米国疾病予防管理センター

KEY WORD 陽圧個室・陰圧個室

陽圧は空気が個室から廊下側に流出し，陰圧は廊下から個室に流入します．

陽圧個室は，免疫不全などの状態で感染源から患者を守る必要がある場合に使用します（防護環境）．

陰圧個室は，結核，麻疹，水痘など空気感染予防策が必要な疾患に使用します．

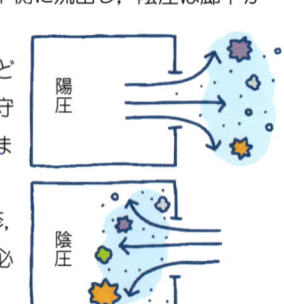

21 嘔吐下痢症の小児の看護

差がつく知識

ロタウイルス

- 消化管に感染するウイルスは，胃酸による不活化や胆汁酸の界面活性作用などから身を守るためにエンベロープを有しません．
- エンベロープは脂肪・蛋白質・糖蛋白質からできている膜です．エンベロープのあるウイルスにはアルコールの消毒薬が有効ですが，エンベロープのないウイルスは，一般的にアルコール抵抗性です．

● ロタウイルスワクチン（定期外接種［任意接種］）

副作用	腸重積
接種の時期	副作用の腸重積が起こりにくい低年齢で接種する（1価ワクチンは生後6週から24週までに2回，5価ワクチンは生後6週から32週までに3回）

● ロタウイルスの抗原検査

ロタウイルスの抗原検査は保険適用です（接触者のスクリーニングでの実施は施設負担）．ロタウイルス迅速抗原検査キットの感度は70～98％です．実施の際は，検査で陽性と出た場合にその職員の扱いをどうするかも考えておく必要があります．

問題 72

選択肢 1 絶飲食にする → ✕

設問の場合，嘔吐は改善し，下痢が持続している状況です．絶飲食は腸管の安静のためには有効な方法です．実際の治療では，下痢が改善するまで輸液療法を行うことがありますので，完全な不正解ではありません．

選択肢 2 殿部浴を行う → ○

びらんは皮膚のバリア機能が失われている状態です．殿部にスキントラブルがある場合，悪化させないように愛護的にケアすることが重要です．

選択肢 3 抗真菌剤を塗布する → ✕

抗真菌剤の軟膏は，びらんしている箇所に真菌の存在が認められた場合などに使用することはありますが，まず，皮膚を清潔にすることが重要です．軟膏を使用するとしても，まずは皮膚の保護を目的としたものを使用します．

選択肢 4 紙おむつから布おむつに変更する → ✕

おむつの素材の変更は，殿部の皮膚保護の視点からはとくに有効な方法ではありません．

また，本児はロタウイルスによる感染症のため，便には多くのウイルスが排泄されています．使用後の布おむつの処理を間違った方法で行うと，水平伝播させる可能性があり，使い捨ての紙おむつを使用して適切な方法で廃棄することが感染対策において重要です．

正答　2

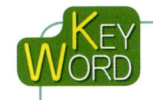

KEY WORD 嘔吐下痢症の小児のスキンケア

おしり拭きで清拭する際には，優しく押さえ拭きします．殿部浴は微温湯で殿部を洗浄する効果的な方法ですが，頻繁に実施すると必要以上に皮脂を取り除いてしまい，状態が悪化することがあります．

下痢が続いている場合は，下痢便が皮膚に接触する時間をなくすことは不可能ですので，皮膚を清潔に保持したうえで，ワセリンや亜鉛を含む軟膏，または皮膚保護材などで皮膚と便の間に物理的な緩衝作用を設け，皮膚を保護することが効果的です．

院内に皮膚・排泄ケア認定看護師がいる場合は，今回のようなスキントラブルについて相談すると，状況の早期改善につながることがあります．

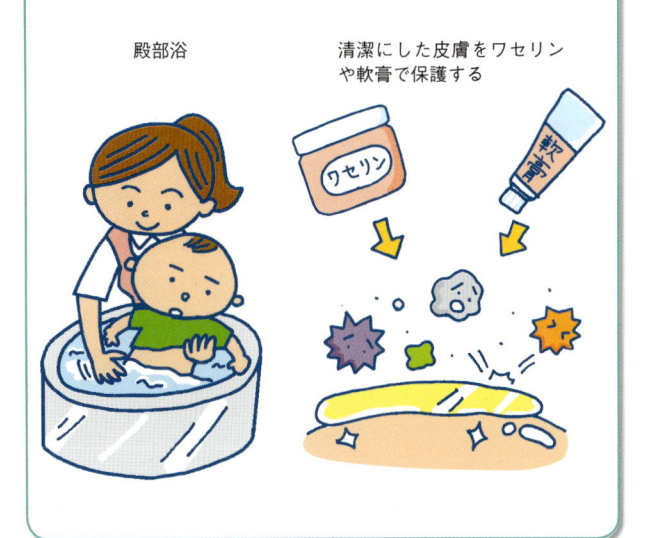

殿部浴　　清潔にした皮膚をワセリンや軟膏で保護する

情報収集のポイント　データを読み解く

> ここでは，患者さんがどのような状況にあるのか，問題文のデータからくわしく読み解いていきます．

問題文　7か月の乳児①．昨日の昼から頻回に嘔吐②があり，経口水分摂取が困難③となった．夜から下痢を繰り返し④，朝になって小児科外来に母親が連れてきた⑤．受診時，顔色は不良⑥で，うとうとしており刺激すると覚醒する⑦状態であった．体重6,500g⑧，体温37.0℃，呼吸数35/分，心拍数129/分⑨．腹部は平坦で弱い腸蠕動音が聴取⑩された．

① 7か月の乳児

嘔吐下痢症を発症しやすい時期である

母体からの受動免疫の効果がなくなり，腸炎を含めたさまざまな病気に罹患しやすくなる時期です．

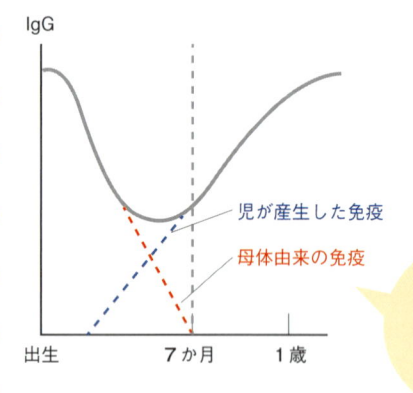

（IgGグラフ：出生〜7か月〜1歳；児が産生した免疫／母体由来の免疫）

母体由来の免疫グロブリンIgGは出生後に減少し，生後6〜7か月で消失します．

② 昨日の昼から頻回に嘔吐
③ 経口水分摂取が困難
④ 夜から下痢を繰り返し
⑤ 朝になって小児科外来に母親が連れてきた

経過から脱水の程度が予測できる

経過を時系列で並べてみると，嘔吐と下痢による水分および電解質の喪失に加え，18時間以上水分摂取ができていないことによる脱水の状態が予想できます．

⑥ 顔色は不良

皮膚色に異常あり

皮膚色の異常は，体調不良の大きなサインです．顔色とあわせて口唇色や眼力も観察します．

● 皮膚色の異常の例

チアノーゼ	青紫色．全身にみられる場合は低酸素血症，肺水腫など，末梢部に限局される場合には，ショック・寒冷刺激などによる血管収縮からの末梢血管抵抗の増大などが考えられる．
黄疸	血中のビリルビンの増加による．直接ビリルビンの増加の場合は，主に感染症，胆内胆汁うっ滞，胆道疾患などが原因．※生後2〜3日であらわれ，生後4〜5日をピークに生後7〜10日で自然に消失するのは生理的黄疸．

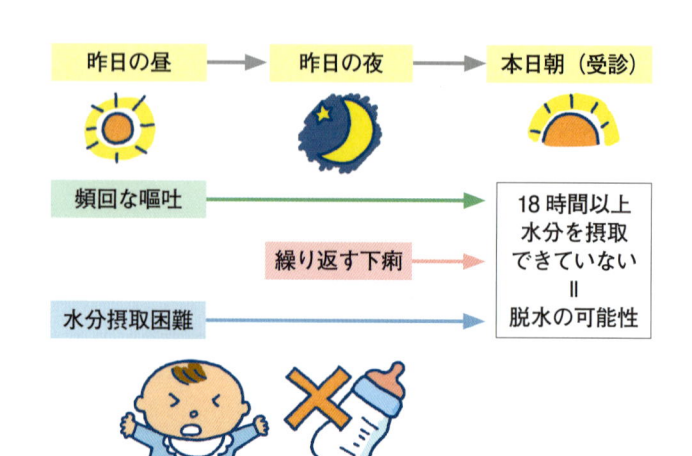

昨日の昼 → 昨日の夜 → 本日朝（受診）

頻回な嘔吐
繰り返す下痢
水分摂取困難
→ 18時間以上水分を摂取できていない ＝ 脱水の可能性

170

⑦ うとうとしており刺激すると覚醒する

> 意識障害の可能性がある

　嗜眠状態にあることがわかります．意識レベルの低下も視野に入れたアセスメントが必要です．

⑧ 体重6,500g

> 重度の脱水が予測される

　7か月の乳児にしては低体重です．男児であれば－2SD，女児であれば－1.5SD程度です．もともとの低体重なのか，今回の脱水による体重減少なのかを判断するために，母子手帳で確認する，もしくは母親から直近の元気なときの体重を聞くようにします．

⑨ 体温37.0℃，呼吸数35/分，心拍数129/分

> バイタルサインは異常なし

　体温，呼吸数，心拍数はともに正常範囲です．ウイルス性腸炎の場合は発熱を伴わないことも多いです．7か月の乳児の標準値は，体温36.0～37.0℃，呼吸数30～40回/分，心拍数120回/分程度です．

⑩ 腹部は平坦で弱い腸蠕動音が聴取

> 腸の働きが低下している

　下痢が続いていると腹部は平坦なことが多いです．弱い腸蠕動音は，水分ですら摂取できていない状況で腸管運動が低下していることを示しています．

SD：standard deviation，標準偏差

臨床に出るまで覚えておいてほしいこと

①小児の「いつもと違う」というサインに気づく！
②小児では，標準予防策に加え，接触予防策を含めた感染対策を心掛ける！

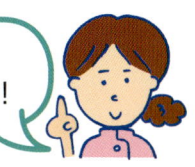

　小児は身体的な特徴や予備力の低さにより，全身状態が急激に悪化することがあります．この問題のような嘔吐下痢症であっても，対処が遅れると致命的になることがあります．

　小児看護は「気づき」が大切です．自ら言葉で訴えられない新生児や乳幼児はとくにそうです．「いつもと何かが違う」というサインを早くキャッチして対処する，そのためには正常の状態や普段の様子を知ることが不可欠です．

　また，小児看護には家族の存在が欠かせません．子どもの健康状態の異常により，家族の不安も大きくなります．子どもの情報収集をしながら，家族の精神的なサポートも並行して行います．

　そして，小児領域の感染対策には標準予防策に加えて接触予防策が重要です．小児は他人と密接して生活するため，成人と比較して感染症などの伝播が起こりやすい状況です．症状のアセスメントと対処に気を取られすぎて基本的な感染対策がおろそかにならないよう訓練し，ケアを実践しましょう．

引用・参考文献
1) 国立成育医療研究センター編：ナースのための小児感染症−予防と対策．p.12～19，57～62，146～150，中山書店，2010．
2) 中野綾美：ナーシング・グラフィカ 小児看護学(1)小児の発達と看護．第4版，p.191～193，384，メディカ出版，2013．
3) 大関武彦ほか編：小児科学．第3版，p.106～107，医学書院，2008．
4) 青木継稔ほか編：数値から見る小児の成長と発達−表で見る身体の基準値．小児科46(別冊)：p.3～5，28，46，68～69，金原出版，2005．

MEMO

認定看護師が教える！
看護師国家試験 状況設定問題

第22問
正常産褥期の看護

● 看護のポイントは？ ●

正常な産褥期の母子を知ろう！

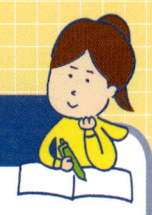

なぜ？ 女性の一生（ライフサイクル）は，妊娠・分娩・産褥期も含むため
核家族化，少子化といわれてもなお，母性看護学実習では妊婦や産婦，褥婦および新生児の看護ケアが中心となっています．母性看護学では，ウェルネスとして各期に起こりやすい心身の変化を正常に保ちつつ，日常生活を送れるかが看護の鍵となります．

なぜ？ スムーズな役割の変化を援助するため
母性看護は，対象となる人が思春期から壮年期と幅広く，生殖年齢に位置する男女であることから，社会生活において新たな役割への準備をさせ，少しでも混乱をきたさないように役割の変化を援助する必要があります．さらには，新しい家族の誕生から，その児の健やかな成長・発達を促進する援助が含まれてきます．

なぜ？ ハイリスクな出産が増える中，正常な経過を知ることは重要なため
現代社会においては，不妊治療や合併症を伴うハイリスクな妊産褥婦も多く，新生児においても同様にリスクが高まっています．それらの母子を安全に管理し，新しい家族構成で健やかな社会生活を送ってもらうためには，正常な母子の経過を知ることが重要となります．

（執筆：井上 理恵子）

問題 （第100回・午後問題109〜111）

次の文を読み109〜111の問いに答えよ．

Aさん（36歳，2回経産婦）は正常な妊娠経過で，妊娠37週2日に2,600gの児を正常分娩した．分娩の所要時間は3時間40分，出血量は250mL，会陰裂傷はない．

109 産褥1日目，体温37.3℃，脈拍70/分，血圧104/68mmHgである．子宮底の位置は臍下2横指，子宮は硬く触れ，血性悪露が中等量みられる．Aさんは「授乳後におなかが痛くなりました」と言う．
Aさんへの対応で適切なのはどれか．
1. 経過観察
2. 授乳の中止
3. 全粥食への変更
4. 下腹部の冷罨法

110 生後3日目．児の体重は2,450g，体温37.3℃，呼吸数52/分，心拍数134/分である．顔面，胸部の皮膚に黄染がみられ，血清総ビリルビンは10.0mg/dL．児の皮膚は乾燥しており，手首の皮膚が一部剝離している．昨日の児の排便は4回で黄緑色の軟便，排尿回数は6回であった．
児のアセスメントで適切なのはどれか．**2つ選べ**．
1. 低出生体重児である．
2. 排泄は正常である．
3. アレルギー反応がみられる．
4. バイタルサインは正常である．
5. 黄疸は生理的範囲を逸脱している．

111 産褥5日目．Aさんは「この子は上の子たちに比べて小さく，母乳を吸う力も弱く，授乳後に母乳が残った感じがします．授乳回数は1日10回ぐらいで，夜中は2回くらい授乳しています．今後どうしたらよいでしょう」と話す．児の体重は2,530gである．
Aさんへの対応で適切なのはどれか．
1. 「授乳を3時間ごとにしましょう」
2. 「このままの授乳で様子をみましょう」
3. 「母乳を飲ませた後にミルクを飲ませましょう」
4. 「おっぱいがすっきりするまで授乳後に毎回搾りましょう」

この問題を解いておきたい理由

この問題では，正常な産褥期にある母子の看護が問われており，母性看護学の知識を再確認できます．

学生や新人看護師がおちいりやすい，母親しかみていない，もしくは赤ちゃんしかみていないといった，母子の経過を総合的に判断できないという点を解決してくれる設定です．

この問題を用いて，母子の産後の経過から必要なケアを考えてみましょう．

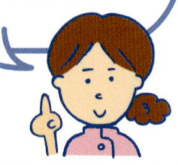

各設問のポイント

109 後陣痛への対処
産褥期の生理的変化に伴う疼痛の1つとしてあげられるのが，後陣痛（子宮復古による痛み）です．対処方法を知り，褥婦の育児行動や日常生活に支障をきたさないようケアする必要があります．

110 児の経過観察
新生児の経過は産褥経過にも反映され，児の成長発育をみることで，褥婦の母乳分泌を総合的にアセスメントでき，褥婦の母親役割の獲得や安寧の度合いを知ることにもつながります．

111 退院後の母乳育児支援につながるかかわり
産褥5日目は，基本的には退院日となります．経産婦では，退院が近づくと上の子どもとの関係や育児など悩みを抱えることが多いです．初産婦，経産婦にかかわらず，新しい家族を迎えての生活は期待と不安が入り混じるので，しっかりと母親の話を聞いて，個別に対応する必要があります．また，退院後の母乳育児支援につなげるようなかかわりが入院中から大切になります．

解答と解説

問題 109

選択肢 1 経過観察 → ○

産褥1日目，体温が37.3℃とやや微熱を認めますが，脈拍も正常であり，子宮内感染など，産褥熱(分娩後24時間以降，産褥10日以内に2日間以上にわたり38℃以上の発熱をきたすものをいう)と判断する数値ではありません．血圧も正常であり，子宮復古状態も悪露の状態も正常範囲です(KEYWORD参照)．

授乳後におなかが痛くなったとの発言は，経産婦によくきかれる後陣痛によるものと考えます．

選択肢 2 授乳の中止 → ✕

産褥1日目で，授乳は極度の疲労がない限り行うべきであり，後陣痛があっても授乳を中止する必要はありません．

しかし，授乳による乳頭刺激がオキシトシンの分泌を促し，後陣痛を強くします．このことから，授乳前にあらかじめ鎮痛薬を使用し，快適な授乳が行えるよう配慮することは，母子関係をよりよくすることにもつながります．

選択肢 3 全粥食への変更 → ✕

後陣痛は子宮収縮の痛みであることから，消化器系の安静をはかるような全粥食への変更は必要ありません．

選択肢 4 下腹部の冷罨法 → ✕

子宮収縮を促すために，以前は分娩直後より子宮底付近の冷罨法を行っていましたが，基本的にエビデンスがないといわれています．また，子宮を冷やすことでより痛みを増強することになります．

正答 1

実践！ 日常生活に支障をきたすほどの後陣痛であれば，鎮痛薬の投与も考えますが，生理的には子宮復古を促す正常な経過であり，産後の回復にはよい現象が起こっている証拠であることを説明しましょう．しかし，鎮痛薬を使用しても疼痛を強く訴えるようなときは，医師に診察を依頼する必要があります．

KEYWORD

産褥の経過

●分娩後の子宮底の位置の変化

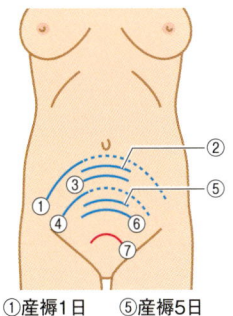

時期	子宮底高	子宮底長
胎盤娩出直後(④)	臍下2〜3横指	11〜12cm
産褥1日(①)	臍下1横指	12〜13cm
産褥2日(②)	臍下2横指	12〜13cm
産褥3日(③)	臍下2〜3横指(分娩直後と同高)	10〜12cm
産褥5日(⑤)	恥骨結合上縁上3横指	8〜10cm
産褥7〜10日(⑥⑦)	恥骨結上縁にわずかに触れる	6〜9cm
産褥11〜14日	腹壁上から触知不可	

①産褥1日　⑤産褥5日
②産褥2日　⑥産褥7日
③産褥3日　⑦産褥10日
④分娩終了後

●悪露の状態

	色・量・性状	子宮内の創傷治癒過程
産褥0〜3日	赤色〜暗赤色 新鮮血性 流動性，凝血塊なし 甘酸っぱい特有の臭い	止血が不完全
産褥3〜7日	赤褐色〜褐色 血液成分，白血球減少 血色素が変化して褐色化 軽い臭気	子宮胎盤血管開口部の閉鎖
産褥1〜2週	黄色〜クリーム色 漿液あるいはクリーム状 血球成分は白血球が主体	
産褥2〜4週	灰白色〜透明 子宮腺分泌成分が主体 血液成分はほとんどなくなる	上皮化が亢進

問題 110

選択肢 1 低出生体重児である → ✗

低出生体重児とは，出生時に2,500g未満の児で，出生後に2,500g未満となっていても低出生体重児とはいいません．

生後3日目，児の体重が2,450gということは，出生時の2,600gから150gマイナスです．体重減少率は5.8％となり正常範囲内の体重減少です．

選択肢 2 排泄は正常である → ◯

便の状態も移行便で，排泄回数としても正常です．

新生児は初め，粘度が高い暗緑色無臭の胎便を排泄します．その後，経口摂取が順調に進むと胎便の色は徐々に薄まっていきます．この時期の便を移行便とよびます．とくに問題のない場合は，3〜5日くらいで黄色の普通の便になります．

選択肢 3 アレルギー反応がみられる → ✗

新生児期はアレルギーはほとんど認められません．
皮膚の乾燥や一部剥離（落屑）は胎児期からの環境の変化によるものであって，正常な範囲での経過と考えてよいでしょう．ほかにも，出生直後には中毒性紅斑（中央部に白〜黄色の丘疹があり周囲に紅斑があるもの）が生じることもありますが，原因は不明です．

新生児期は新陳代謝が激しく，環境に影響を受けやすいことや，排泄回数が多いことから，おむつかぶれや湿疹などの皮膚トラブルが起こりやすいため，スキンケアが大切となります．また，そのことを母親に伝えるのも重要です．

選択肢 4 バイタルサインは正常である → ◯

新生児期のバイタルサインの正常範囲は，体温が36.5〜37.5℃，呼吸数40〜50回/分であり，呼吸数60回/分以上が多呼吸と診断されます．心拍数は120〜150回/分前後が正常範囲（徐脈が100回/分以下，頻脈が160回/分以上）とされます．

選択肢 5 黄疸は生理的範囲を逸脱している → ✗

皮膚に黄染が見られますが，血清総ビリルビンも正常範囲であり，生理的黄疸といえます．

正答　2，4

KEY WORD：新生児のビリルビン代謝と生理的黄疸

生後3〜7日目ごろの血中のビリルビン値が上昇し，肉眼的黄疸が認められるようになり，これを新生児の生理的黄疸といいます．

生理的黄疸は，哺乳量を増やし，循環血液量，排泄量を増加させることで，多少は軽減をはかることができます．

母乳栄養児では肉眼的黄疸が生後2週間以上消えないこともあります．

●生理的黄疸の発生機序

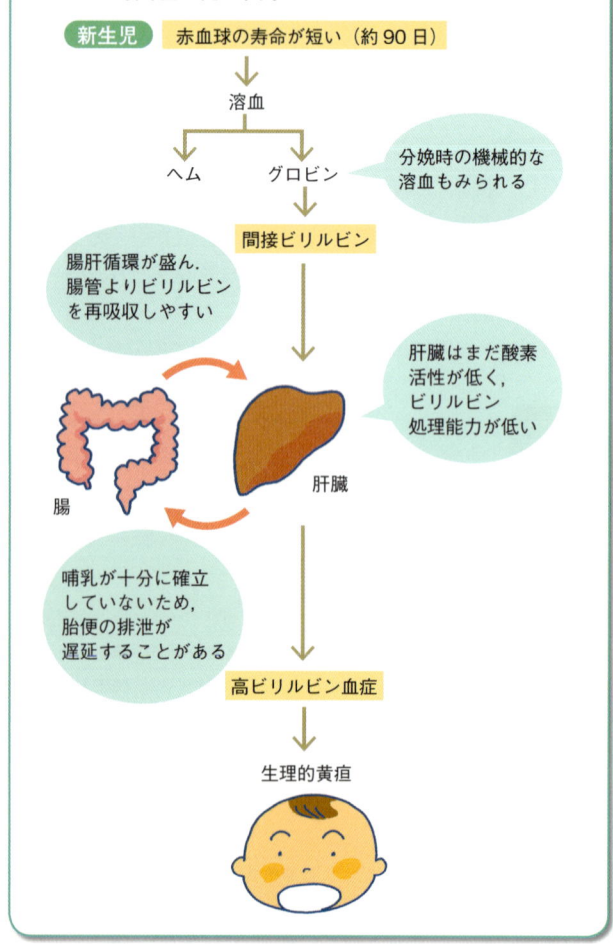

新生児：赤血球の寿命が短い（約90日）
↓ 溶血（分娩時の機械的な溶血もみられる）
ヘム／グロビン
↓
間接ビリルビン

- 腸肝循環が盛ん．腸管よりビリルビンを再吸収しやすい
- 肝臓はまだ酸素活性が低く，ビリルビン処理能力が低い
- 哺乳が十分に確立していないため，胎便の排泄が遅延することがある

↓
高ビリルビン血症
↓
生理的黄疸

実践！ 非常にまれですが，ミルクアレルギーの新生児もいます．その場合は，母乳促進の援助をしながら，大豆が原料のミルクなどを提供し，皮膚の状態を観察することがあります．

差がつく知識

ビリルビン光線療法

- 高ビリルビン血症の一般的な治療で，特殊な光線を皮膚にあててビリルビンを分解する方法

- 2,501g以上の児の血清総ビリルビン光線療法開始の基準値
  - ＜生後24時間　10mg/dL
  - ＜生後48時間　12mg/dL
  - ＜生後72時間　15mg/dL
  - ＜生後96時間　18mg/dL
  - それ以後　　18mg/dL

問題 111

選択肢 1「授乳を3時間ごとにしましょう」 → ✗

選択肢 2「このままの授乳で様子をみましょう」 → ○

児の体重は，2,530gと生後3日目から80g増加して，出生体重に戻りつつあります．1か月健診まで約30g/日増えていくことが理想的です．

現在，授乳回数は10回/日，夜間に2回と頻回で，約40g/日の体重増加がみられます．児の吸啜力が多少弱いと感じても，頻回の授乳で補えて体重増加率もよいため，自律授乳を続けてよいケースです．

3時間授乳という時間にこだわらず，このままのペースで問題ないことを伝えましょう．

選択肢 3「母乳を飲ませた後にミルクを飲ませましょう」 → ✗

今のところAさんの児にミルクの補足は必要ありません．

選択肢 4「おっぱいがすっきりするまで授乳後に毎回搾りましょう」 → ✗

母乳を飲ませた後に，少し残った感じがあるなら，部分的に後絞りを軽く行い，もし児に哺乳量を追加する必要があるなら搾乳を追加することもあります．

しかし，絞るときの注意として，授乳後毎回すっきりするまで搾乳することは避けます．理由は，絞れば絞るほど分泌が促され，児にとって必要以上の乳汁が作られるからです．それにより，乳汁うっ滞による乳腺炎などトラブルも起こりやすくなります．

正答　2

実践！　経産婦は上の子どもの育児の記憶をたどり，比較する発言をすることもありますが，子どもは新生児のときから個性があります．体重の増加や授乳状態など総合的にみて判断し，母親を安心させ，自信を持たせる必要があります．

KEY WORD 自律授乳

自律授乳とは，授乳間隔や回数を時間ごとに決めないで，児が泣いてほぼ一定の時刻になったら欲しがるだけ与えるという方法です．本来，新生児期は母子同室とすることで，児が欲しがるときに授乳することが望ましく，そのことが母乳栄養の確立にもつながります．

実践！　母乳不足のサインとして，授乳時間が30分以上かかる，なかなか乳房を離さない，授乳後1時間程度で指を吸ったり，吸いつくような動作をしながら泣きだす，不機嫌になる，体重増加不良，排泄量・回数の減少，といった様子がみられるときには，授乳後に搾乳やミルクを補足する必要があります．

差がつく知識

乳汁うっ滞と乳腺炎

- 母乳が乳腺にうっ滞すると，乳腺炎の原因となります．乳汁うっ滞の予防には，産前からの乳房ケア，授乳方法の指導，搾乳などが有効です．
- 乳腺炎の症状は，疼痛，圧痛，熱感，発赤，硬結，腫脹で母乳分泌は不良となります．炎症に対しては，患部の冷却，消炎薬・抗菌薬の投与などを行います．
- 乳腺炎には，乳汁うっ滞が原因となるうっ滞性乳腺炎のほか，細菌感染で起こる急性化膿性乳腺炎があります．

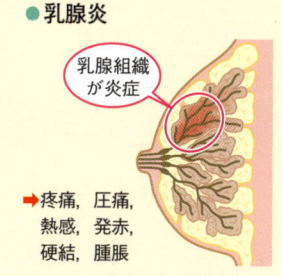

●乳腺炎
（乳腺組織が炎症）
→疼痛，圧痛，熱感，発赤，硬結，腫脹

情報収集のポイント　データを読み解く

> ここでは，患者さんがどのような状況にあるのか，問題文のデータからくわしく読み解いていきます．

問題文
Aさん（36歳，2回経産婦①）は正常な妊娠経過で，妊娠37週2日②に2,600gの児を正常分娩した③．分娩の所要時間は3時間40分④，出血量は250mL⑤，会陰裂傷はない⑥．

① 36歳，2回経産婦
② 妊娠37週2日
③ 2,600gの児を正常分娩した
④ 分娩の所要時間は3時間40分
⑤ 出血量は250mL
⑥ 会陰裂傷はない

経産婦の分娩経過からすべてが正常といえる

①36歳，2回経産婦
　36歳という年齢は，初産婦であれば高齢出産ですが，経産婦であればとくに問題はありません．

②妊娠37週2日
　正期産は，妊娠37週0日から41週6日までであり，このケースは早産（妊娠22週0日以降から36週未満の分娩）でも過期産（42週0日以降の分娩）でもありません．

③2,600gの児を正常分娩した
　前述したように，出生時体重が2,500g未満であれば低出生体重児で，4,000g以上であれば巨大児です．

④分娩の所要時間は3時間40分
　分娩所要時間は，分娩開始（規則的な痛みを伴う腹部緊満［陣痛］が発来したとき）から，子宮口全開大までの分娩第1期と，子宮口全開大から児娩出までの分娩第2期，児娩出から胎盤娩出までの分娩第3期を合わせた総時間をいいます．個人差はありますが，初産婦では15時間，経産婦では8時間が分娩に要する時間となります．

⑤出血量は250mL
　出血量は，分娩中とその後2時間までの総出血量が500mL以上の場合，異常出血とします．

⑥会陰裂傷はない
　会陰切開および裂傷がないことは，褥婦の日常生活への支障を軽減し，母乳育児のときにも正しい姿勢を維持できることから，有益とされています．

＊

　褥婦にとって，分娩の疲労や外傷が最小限にとどまることは，早期に心身を安定させ，母親役割の獲得や育児行動をとりやすいことにつながります．短い入院生活で心身の変化も著しいため，情報を見逃さずアセスメントし，必要なかかわりや保健指導などをしていくことが大切です．

●出生体重による区分

〜999g	超低出生体重児
1,000〜1,499g	極低出生体重児
1,500〜2,499g	低出生体重児
2,500〜3,999g	正常出生体重児
4,000〜4,449g	巨大児
4,500g以上	超巨大児

●分娩の経過

分娩第1期（開口期）	分娩第2期（娩出期）	分娩第3期（後産期）	分娩第4期
・分娩開始から子宮口全開大まで ・胎胞の形成，子宮頸管の開大 ・児頭は第1回旋，第2回旋を起こす	・子宮口全開大から胎児娩出まで ・排臨：児頭が陰裂に見え隠れする時期 ・発露：陣痛間欠時にも児頭が陰裂から後退しなくなった状態	・胎児娩出から胎盤娩出まで ・胎盤剥離徴候	・胎盤娩出直後から2時間まで

分娩所要時間
（初産婦では約15時間，経産婦では約8時間）

臨床に出るまで覚えておいてほしいこと

> 母親の身体の変化や心理的な変化を理解して，寄り添い，個別に対応する

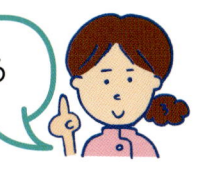

　産後の母親は，とても神経が過敏な状態になっています．新しい役割の獲得や生まれたばかりの児との新しい家族形成など，初産婦・経産婦にかかわらず，不安と期待でいっぱいです．

　また，産後すぐは，社会とのかかわりが薄く，孤立してしまうこともあります．そのため，産後の母親の身体の変化を知り，心理的な変化を理解して，母親に寄り添い，個別に対応する必要があります．

　産後早期にバースレビュー（出産時のことを振り返り，その体験が肯定的になるよう，想いを引き出す作業）を行うこともよいでしょう．

　また，産後，ホルモンの影響もあり，さまざまな精神神経症状が出現することがあります．

　マタニティブルーズは，分娩直後から10日以内にみられ，主に3～5日を発症のピークとする一過性の情緒障害です．特徴としては，涙もろさ，不安感，疲労感，当惑，頭痛，不眠，食欲不振，怒りっぽくなるという症状が出現します．

　私たちは，母親との何気ない会話やかかわりを通して，母親が急に泣いたり，怒ったりという一見理解できない状況に遭遇することもしばしばです．しかし，この時期の母親の精神を理解していれば，母親に寄り添い，母親の訴えを傾聴することで，よりよい関係を保つことができます．そのことは，今後の育児支援につながっていきます．

　育児をよりよくスタートさせるためには，夫や実母などの両親，兄弟姉妹，友人など多くの人の協力を必要としますが，地域でのかかわりも大切であるため，保健センターへの連絡など地域連携を強めることも重要となります．

　誰もが悩んで，不安になっていることを母親に伝え，早期にヘルプのサインを家族や周囲の人に出せるようかかわっていきましょう．

産褥期の看護のポイント
① 退行性変化および進行性変化の促進
② 育児行動の習得および社会生活への復帰
③ 母親役割の獲得および母子相互作用の促進
④ 精神的な安定

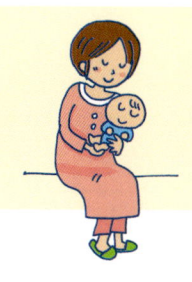

引用・参考文献
1) 森恵美ほか：系統看護学講座 専門分野Ⅱ 母性看護学[2] 母性看護学各論．医学書院，2012．
2) 佐世正勝ほか編：ウエルネスからみた母性看護過程＋病態関連図．第2版，医学書院，2012．
3) 堀内成子編：母性看護実習ガイド．照林社，2007．
4) 立岡弓子：周産期ケアマニュアル．サイオ出版，2013．

MEMO

認定看護師が教える!

看護師国家試験 状況設定問題

第23問

災害時の看護

● 看護のポイントは？ ●

災害サイクル，災害の種類や特徴など，災害時看護の基礎を理解しよう！

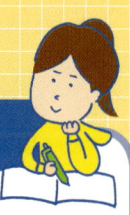

なぜ？ 地震・洪水などの自然災害は，時や場所を選ばず突然に発生するため

災害は，私たちの生活や社会を破壊し生命を脅かすほか，心身に苦痛をもたらす，まさに広範で深刻な脅威を与える出来事です．そして，誰もが被災地内支援者となる可能性があります．

なぜ？ 災害時の看護は，人的・物的に制限された現場での活動であるため

災害時は，人的・物的資源が制限されるため創造的な看護が必要とされます．また，被災者と向き合うためには援助的な人間関係の基礎となる，人を尊重する姿勢や確固とした倫理観が求められます．災害看護では高齢者や成人，母子，精神，地域などすべての領域や人が対象となります．対象者や地域に合わせた援助を創出する能力，関係諸機関や他職種と連携しながら役割を果たしていく能力が求められます．

なぜ？ 災害発生後の災害サイクルの各時期に対応した看護支援が必要であるため

災害サイクルの各期によって被災者や地域のニーズは変化します．看護者として看護の原点，基本に戻り，臨機応変で柔軟な対応が求められます．また，常に主となるのは被災者であることをおさえ，「心身ともに健康となる援助」をする必要があります．

（執筆：村上 香織）

問題 （第103回・午後問題118～120）

次の文を読み118～120の問いに答えよ.

午前6時30分，A県立病院の看護師は勤務中に突然，立っていられないほどの大きな揺れを感じた．病院の電源は自家発電に切り替わりA県北部を震源とするマグニチュード7.0の地震が発生したと院内放送があった．

118 病棟看護師が発災直後にとる行動で最も優先するのはどれか．
1. 病棟内の患者の安全確認
2. 病院外への患者の避難誘導
3. 水道・ガスの被害状況の確認
4. 患者への病棟内は安全という通知

119 多くの傷病者が病院に運ばれてきた．医師の指示により看護師がトリアージを行った．
誤っているのはどれか．
1. 歩行できているか確認する．
2. 呼吸をしているか確認する．
3. 血圧を測定する．
4. 従命反応をみる．

120 看護師はトリアージを待っている被災者の1人が床に倒れているのを発見した．
看護師が最初に行う対応で適切なのはどれか．
1. 自動体外式除細動器〈AED〉を装着する．
2. 呼びかけに対する反応を確認する．
3. 胸骨圧迫を開始する．
4. 大声で人を呼ぶ．

この問題を解いておきたい理由

災害発生直後は，まず災害の種類や場所，傷病者数や重症度などの初期対応に必要な情報を収集しつつ，病院の被災状況を把握します．そして，得られた情報から必要に応じて災害対応モードへの切り替え（＝非常事態宣言）をします．

そして，病院が持っている人的・物的医療資源で対応できるか，できないかを予測し，外部からの支援の必要性を判断しつつ，災害対策本部の指揮下に，トリアージポストや治療エリア（赤・黄・緑）を設営するなど，傷病者の受け入れ準備を開始する必要があります．

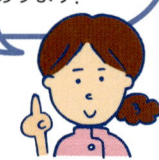

各設問のポイント

118 発災直後に優先すべき行動
発災直後に起こる混乱を乗り切るためには，個々の対応者がパニックからすぐに回復し，次の行動を開始しなければなりません．そのため，私たち看護者は発災直後にとるべき行動を理解しておく必要があります．

119 災害時のトリアージ
短い時間に多数の傷病者をふるい分ける方法はいくつかありますが，わが国では，判定基準を簡素化し，早期の治療開始を目的としたSTART式トリアージが最もよく使用されています．トリアージを実施するにはSTART法を理解しておくことが求められます．

120 災害時の傷病者への対応
災害時は，適切な傷病者を適切な場所へ適切なときに搬送するとともに，「最大多数に最善を尽くす」目的があります．倒れている人を発見した際は，非災害時に実施している一次救命処置を開始するかどうか考える必要があります．

AED：automated external defibrillator，自動体外式除細動器
START：Simple Triage and Rapid Treatment，スタート式トリアージ

解答と解説

問題 118

選択肢 1　病棟内の患者の安全確認　→ ◯

　地震発生時に必要な最初の行動は，火災発生の点検と安全確認の実施です．

　要救助者を増やさないために①自身，②現場，③傷病者の3つの安全が重要とされ，安全確認の実施では病棟内の被害状況を確認します．まず，職員や患者・家族の人数を把握し，負傷者の有無を確認するなど「人」の被害について確認と報告を行います．続いて設備や医療機器などの「物」の被害について確認と報告を行う必要があります．

　アクションカードを作成するなどして，災害で混乱している状況でも必ずとる行動と，後回しにできる行動を災害が起こる前から整理しておくことも大切です．

選択肢 2　病院外への患者の避難誘導　→ ✕

　火災が発生していない場合でも，病棟内の設備や被災状況によって，病棟外もしくは病院外へ避難誘導を行わなければならないこともあります．

　その場合，病院外への患者の避難誘導は，病棟内の患者の安全確認を行った後，もしくは火災発生時の初期消火困難時に考慮すべき内容です．

選択肢 3　水道・ガスの被害状況の確認　→ ✕

　水道・ガスの被害状況の確認は，「人」の被害の確認に続いて行う設備や医療機器など「物」の被害の確認であり，最も優先する項目ではないため，設問の解答としては✕になります．

選択肢 4　患者への病棟内は安全という通知　→ ✕

　患者への病棟内は安全という通知は最優先ではないため✕ですが，設備や医療機器など「物」の被害状況を確認したうえで確かな安全の通知を患者へ伝えることは，不安の軽減にもつながります．よって発災直後にとる行動の1つとなります．

正答　1

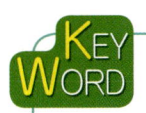

KEY WORD　大規模災害時の初動

　発災後約1週間の混乱した時期を急性期といい，この時期に優先することは，自らの安全を確保すること，傷病者の救出および救命，入院患者の保護となります．

　そのため，ただちに災害対策本部を立ち上げて初動体制を確立し，院内の電気・水道・酸素供給システム，人工呼吸器を装着した患者や透析患者への影響の有無など，院内の被害状況を評価します．

　災害の種類も規模も傷病者数も不明で，安全も確認されていない，情報入手や応援要請のための通信手段が困難な状況では，円滑な医療支援が妨げられます．そのため，安全かつ円滑な医療を提供するCSCATTTの概念が重要となります．

● CSCATTT

　TTT
　Triage：傷病者のトリアージ
　Treatment：応急処置，治療
　Transportation：安全な場所，治療が可能な場所への搬送

　CSCA
　Command：現場で統制の採れた指揮命令系統
　Safety：人員と現場の安全確保
　Communication：情報の収集と共有化（情報伝達）
　Assessment：現場の状況判断，評価

※CSCAに基づく管理体制が確立された状況下で，医療支援であるTTTを行うことが重要です

差がつく知識

火災が発生した場合

- 火災対応の原則
  - 初期消火と排煙，防火装置の作動を最優先する
  - 続いて避難誘導を行う
- 初期対応では3つの役割を同時進行する．優先順位を考えながら，発災時にいる人員を振り分ける．
  - 「責任者」…本部への報告や発火通報，スタッフへの指示，応援要請などを行う
  - 「初期消火」…延焼を防止する
  - 「避難誘導」…患者・家族やスタッフの安全を守る
- 初期消火が困難な場合は病棟外もしくは病院外への患者の避難誘導を行う

問題 119

選択肢 1 歩行できているか確認する → ◯
選択肢 2 呼吸をしているか確認する → ◯
選択肢 4 従命反応をみる → ◯

　短い時間に多数傷病者をふるい分けるための方法としてSTART式トリアージがあります．(KEYWORD 参照)
　START式トリアージでは，歩行の可否，気道の開通と自発呼吸の有無，呼吸回数，橈骨動脈脈拍触知の有無，爪床圧迫法，従命反応の有無から，30秒以内に生理学的に緊急度や重症度を分類します．

選択肢 3 血圧を測定する → ✕
　血圧は，一次トリアージをより生理学的・解剖学的に洗練した手法である二次トリアージでの指標の1つになります．したがって，正答です．

正答　3

KEYWORD　START式トリアージ
(simple triage and rapid treatment)

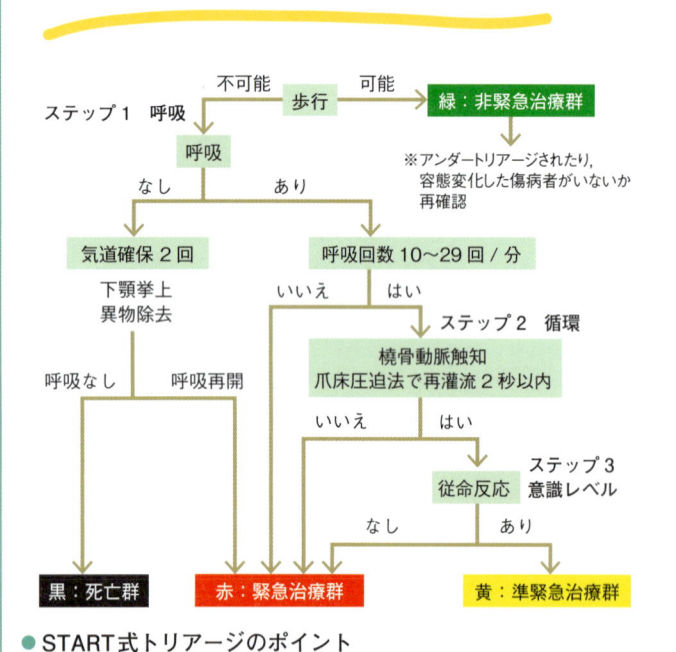

- 歩行可能者を「緑：非緊急治療群」として軽症者ゾーンへ移動させます．
- 自力で移動できない傷病者に対しては，優先的に呼吸の有無を確認し，気道確保を試みても呼吸を認めないものは「黒：死亡群」と判定します．
- 呼吸数を確認し9回/分以下あるいは30回/分以上であれば「赤：緊急治療群」と判断します．呼吸数が10〜29回/分の傷病者に対しては，爪床圧迫法により毛細血管再充満時間(CRT)を確認し，2秒以上であれば「赤」と判断します．夜間や停電で照明がなかったり，寒冷地などで爪床の色を判定できる条件にないときには，脈拍数120回/分以上または橈骨動脈脈拍触知不可でも代用が可能です．さらに，意識を確認するために簡単な指示動作をみます．「手を握る・開く」などの命令をし，従うことができない状態(従命反応なし)を「赤」とします．
- 従うことができれば「黄：準緊急治療群」と判断し，最後に「黄」の傷病者が介助で歩行可能ならば「緑」となります．

● START式トリアージのポイント

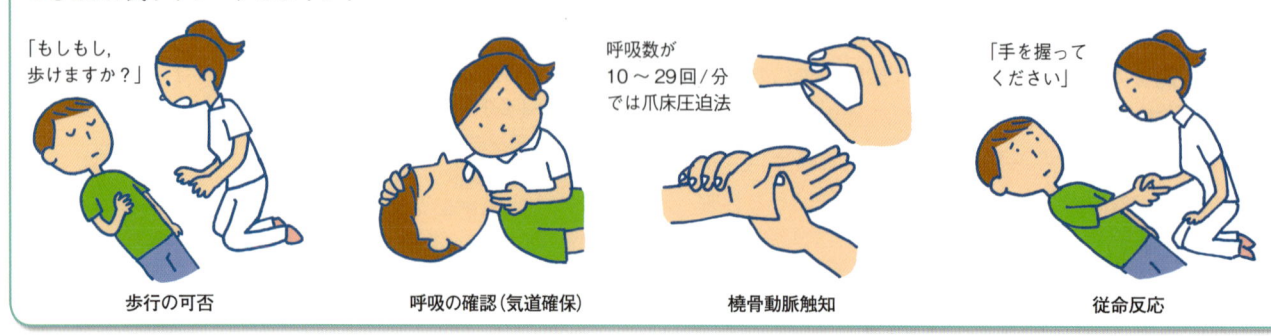

歩行の可否 ／ 呼吸の確認(気道確保) ／ 橈骨動脈触知 ／ 従命反応

CRT：capillary refilling time，毛細血管再充満時間

問題 120

選択肢 2 呼びかけに対する反応を確認する → ○

トリアージを待っている被災者の1人が床に倒れているのを発見した場合，すぐに近づいて呼びかけに対する反応を確認する必要があります．p.184 KEYWORD のような手順で，傷病者の緊急度や重症度を迅速に評価し，治療の優先順位（赤：緊急治療群，黄：準緊急治療群，緑：非緊急治療群，黒：死亡群）を決定しなければならないためです．

災害時の心肺停止は，呼吸障害と出血が原因であることが多く，救出時，救護所，医療施設への搬送時，医療施設に搬入後など，どの場面においても起こりうることです．

「最大多数に最善を尽くす」という観点から，われわれ医療従事者は心肺蘇生法の必要性を理解し，手技を身につけておく必要があります（KEYWORD 参照）．

しかし，医療資源（人・物・病院）の需要が供給を上回った場合，現場の指揮官の指示に従い，心肺蘇生を断念または中止することがあることも理解しておく必要があります．

選択肢 1 自動体外式除細動器〈AED〉を装着する → ✕

選択肢 3 胸骨圧迫を開始する → ✕

AEDの装着や胸骨圧迫も必要となることがありますが，まずは呼びかけに対する反応を確認し，傷病者の緊急度や重症度を迅速に評価して治療の優先順位を決定していきます．

選択肢 4 大声で人を呼ぶ → ✕

トリアージは開始されているため必要な人員はトリアージ実施場所に配置されています．よって人を呼ぶというのは✕です．

気道確保後に呼吸が再開する場合は，気道確保を解除すると呼吸が停止する可能性があります．そのため，バイスタンダーを利用する，簡易な気道確保用補助器具を挿入する，回復体位をとるなどの処置が必要となります．

正答	2

KEYWORD 災害医療の原則

①限られた資源で最大多数に最善を尽くすこと
②救命の可能性の高い傷病者を優先すること
③災害弱者（CWAP：Children, Women, Aged people, poor/patients）を優先すること
④軽症傷病者を除外すること

● トリアージのプロトコール

優先度	分類	色別	区分	疾病状況	診断
第1順位	緊急（最優先）治療群	赤	I	生命の危機的状況でただちに処置が必要	気道閉塞または呼吸困難，重症熱傷，心外傷，大出血，ショック
第2順位	準緊急（待機的）治療群	黄	II	2～3時間処置を遅らせても悪化しない程度，バイタルサインが安定している	熱傷，多発骨折，脊髄損傷，合併症のない頭部外傷
第3順位	非緊急（軽症）治療群	緑	III	軽度外傷，通院加療が可能程度	小骨折，外傷，精神症状を呈するもの
第4順位	死亡群	黒	0	生命徴候がない	死亡，明らかに生存の可能性がないもの

● 心肺蘇生法（CPR）

※呼びかけに反応がなく，正常な呼吸がない場合ただちに開始する

胸骨圧迫
・強く（成人は少なくとも5cm，小児は胸の厚さの約1/3）
・速く（少なくとも100回/分）
・絶え間なく（中断を最小にする）

人工呼吸
・30：2で胸骨圧迫に人工呼吸を加える
・人工呼吸ができない状況では胸骨圧迫のみを行う

↓

除細動（AEDまたは除細動器）
・ショック1回後，ただちに胸骨圧迫からCPRを再開
・ショックの必要なしと判断された場合も，ただちに胸骨圧迫からCPRを再開

CWAP：Children, Women, Aged people, poor/patients，災害弱者
CPR：cardiopulmonary resuscitation，心肺蘇生法

情報収集のポイント　データを読み解く

> ここでは，患者さんがどのような状況にあるのか，問題文のデータからくわしく読み解いていきます．

問題文　午前6時30分①．A県立病院の看護師は勤務中に突然，立っていられないほどの大きな揺れを感じた．病院の電源は自家発電に切り替わり②A県北部を震源とするマグニチュード7.0の地震が発生③したと院内放送があった．

① 午前6時30分

マンパワーの不足している時間帯である

　午前6時30分は夜勤の時間帯であるため，看護師だけでなく医師，そのほかの医療スタッフ，事務職員などすべての病院職員が日勤の時間帯と比べて少ない状況です．その少ない人数で入院患者の安全を確保しながら，地震発生時の初動である火災発生の点検や安全確認（職員，患者，施設設備・医療機器）を行わなくてはなりません．

　限られた職員で，ほかの職員の緊急招集をかけながら，病院内の人的・物的な被害状況の報告を行った後，傷病者の受け入れ準備を行う必要があります．

② 電源は自家発電に切り替わり

A県立病院，また病院周辺で停電が起こっている

　病院内には停電時に自家発電に切り替わる非常用コンセントがありますが，その非常用コンセントに医療機器のコードが差し込まれていない場合や，非常用コンセントが使用できない場合があります．また，医療機器にはバッテリーが内蔵されているものも増えてきていますが，十分に充電ができていないこともあります．

　そのため，人工呼吸器や輸液ポンプなどの医療機器類は，自家発電切り替え後の作動確認を行う必要があります．

　また，停電が発生しているということは，そのほかのライフラインも停止している可能性があります．病院内の被害状況（職員，患者，設備・医療機器）とともに，病院内のライフラインの稼働状況も確認し，院内の状況を把握することも重要です．

③ A県北部を震源とするマグニチュード7.0の地震が発生

大規模な自然災害であり，多数傷病者が発生している可能性があるため，通常の医療提供から災害対応モードへ切り替える必要がある

　自然災害では，ライフラインの途絶や住居を失うなど生活環境そのものが一変します．

　地震では，発生環境（場所，時間，季節など）や規模（大きさ，強度）が影響要因となり，人的・物的被害の大きさは異なります．

　地震による死傷の原因には，①建造物の崩壊，家具転倒や落下物によるもの，②火災によるもの，③津波によるものがあります．

　また，病院のあるA県が震源であるため，職員が被災者となっている可能性や，ライフラインも寸断されている可能性が高く，職員の緊急招集が難しいと考えられます．さらに，病院内の設備や医療機器が破損している可能性も高く，病院の人的・物的被害が大きいことが推測されます．

　そのため，地震による傷病者の疾病構造と，病院内の人的・物的被害状況を予測し，限られた資源の中で，傷病者の受け入れ準備や受け入れを行っていくことが重要になります．

●地震による死傷の時期と原因

即死	・頭部や胸部の圧挫損傷，大出血，津波による溺死など
早期死（数分〜数時間）	・外傷性窒息や胸部圧迫，低体温，循環血液量減少性ショックなど
遅延死	・クラッシュ症候群や脱水，感染症など
災害初期の傷病	・外傷が主 ・骨折，圧挫滅，内臓損傷，頭部損傷，クラッシュ症候群などがほとんどを占める

臨床に出るまで覚えておいてほしいこと

> 災害サイクル各期における看護者の役割を理解しておこう！

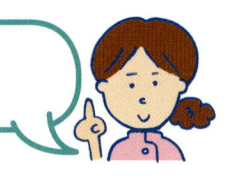

　災害時の看護は，刻々と変化する状況の中で，被災者に必要とされる医療および看護の専門知識を提供することであり，その能力を最大限に生かして被災地域や被災者のために働くことです．

　被災直後の災害救急医療から精神看護，感染症対策，保健指導など広範囲にわたる援助を行う必要があり，その援助は，災害サイクルのすべての時期が対象となります．

　看護者は，災害サイクルの各期の特徴や，被災者，地域住民のニーズを把握し，各時期における看護者の役割を理解しておくことが重要です．

● 災害のサイクル

注）各時期の時間経過は，災害の種類によって異なります．

発災

超急性期（～72時間）
　生命を守ることを最優先に迅速に対応する必要があり，1人でも多くの命を救うためにトリアージ，応急処置，搬送を行います．直近の医療機関は現場で医療活動を行い，近隣医療機関は傷病者受け入れ，処置，後方搬送などをします．
　また，被災地外からの救援が到着し，災害発生直後には救出困難であった被災者が救助される時期でもあります．

急性期（～7日）
　災害の全貌が明らかとなり，重症患者の救助，トリアージは一段落しています．しかし，この時期でも新たな傷病者が発見されることがあるため，重傷者への対応能力を維持しておく必要があります．
　また，被災者の不安軽減のための心理的な配慮も怠ってはなりません．遺体の整容，安置場所の配慮によっても，生存した被災者に与えるこころのダメージを軽減できます．
　そして，この時期は，救急処置を目的とする救援活動から，被災者の生活環境を確保し，亜急性期の医療支援を立ち上げる準備作業に移行する重要な時期です．災害の規模や状況と，今後を見すえた被災者のニーズを把握する必要があります．

亜急性期（～1か月）
　災害による生存者はほとんど救助され，ライフラインの復旧や避難所生活への援助，生活環境の整備が行われます．
　この時期は，災害による新たな傷病者の発見はなく，救急医療を行う機会はなくなりますが，元来持っていた慢性疾患の増悪や外傷を負った被災者への継続した治療が必要となります．災害で受けた精神的ダメージのケアや被災地の衛生管理も重要です．

慢性期（復旧復興期）（～3年）
　生活に必要な社会活動の回復，復興が進み，自然災害後であれば，被災者が仮設住宅に移り住む時期です．
　災害による慢性的なストレス障害（PTSD）や近親者を亡くした孤独感に苦しむ人も多く，精神的なケアが求められます．

静穏期～準備期（3年～）
　被災から復興して次の災害に備えた準備を行う時期です．地震，風害，津波などいくつかの自然災害は，予報や予知できる場合がありますが，多くの災害は予測することは困難です．きたるべき災害に備えて，災害対策システム・マニュアルの構築や整備，市民の自主防災能力の向上，医療機関の体制づくりなどに取り組む時期です．

引用・参考文献
1）酒井明子ほか編：看護学テキストNiCE 災害看護-看護の専門知識を統合して実践につなげる．南江堂，2008．
2）山崎達枝：災害現場でのトリアージと応急処置．日本看護協会出版会，2009．
3）中島康：アクションカードで減災対策-緊急時の行動指標．日総研出版，2012．
4）南裕子ほか編：災害看護学習テキスト-実践編．日本看護協会出版会，2007．
5）サイモン・カーレイほか，MIMMS日本委員会監訳：ホスピタルMIMMS大事故災害への医療対応-病院における実践的アプローチ．永井書店，2009．

PTSD：post-traumatic stress disorder，心的外傷後ストレス障害

KEYWORD・差がつく知識　一覧

第 1 問　慢性閉塞性肺疾患(COPD)患者の看護 (p.5〜p.11)

KEYWORD
- CO_2 ナルコーシス

差がつく知識
- 呼吸補助筋
- COPDのX線所見
- 炎症反応の継続による血糖上昇
- 冠動脈疾患や心不全では水分制限を考慮する
- 口腔ケアで肺炎予防

第 2 問　くも膜下出血(SAH)患者の看護 (p.13〜p.19)

KEYWORD
- 頭蓋内圧亢進症状
- 失語

差がつく知識
- 動脈瘤の好発部位と脳血管の走行

第 3 問　心筋梗塞患者の看護 (p.21〜p.27)

KEYWORD
- 経皮的冠動脈形成術(PTCA)
- せん妄
- 心臓リハビリテーション

差がつく知識
- 自律神経のはたらき

第 4 問　川崎病患児の看護 (p.29〜p.35)

KEYWORD
- 免疫グロブリン療法
- 川崎病による冠状動脈瘤

差がつく知識
- 消化器症状・脱水症状に注意！
- 抗血栓療法では薬剤の内服が重要！
- 免疫グロブリン療法と予防接種

第 5 問　硬膜下血腫患者の看護 (p.37〜p.43)

KEYWORD
- 慢性硬膜下血腫
- JCSとGCS

差がつく知識
- クッシング現象
- 脳ヘルニア

第 6 問　肺がん患者の看護 (p.45〜p.51)

KEYWORD
- 胸腔ドレーン
- 皮下気腫

差がつく知識
- エアリーク
- 硬膜外持続鎮痛法

第 7 問　慢性腎不全患者の看護 (p.53〜p.59)

KEYWORD
- 透析患者さんの食事指導
- 透析療法

差がつく知識
- 血管内脱水

第 8 問　糖尿病患者の看護 (p.61〜p.67)

KEYWORD
- 低血糖

差がつく知識
- 食品交換表とは
- インスリン製剤の種類と作用時間

第 9 問　認知症をもつ高齢者の看護 (p.69〜p.75)

KEYWORD
- 認知機能障害

差がつく知識
- 排尿のしくみ
- 尿失禁の種類とケア

第 10 問　急性骨髄性白血病患者の看護 (p.77〜p.83)

KEYWORD
- 骨髄移植
- GVHD(移植片対宿主病)

差がつく知識
- 抗がん薬の副作用

第 11 問　統合失調症患者の看護 (p.85〜p.91)

KEYWORD
- 入院形態
- 統合失調症の症状
- 隔離室(保護室)

差がつく知識
- 統合失調症急性期の心の状態は？
  (「精神構造」モデル)

第 12 問　食道がん患者の看護 (p.93〜p.99)

KEYWORD
- 食道がんによる低栄養状態
- 痛みの共通理解
- 食道がん根治術後に挿入するドレーン・ライン

差がつく知識
- 手術を受ける患者の術前栄養評価
- 術前の呼吸訓練

第13問 胃がん患者の看護 (p.101〜p.107)

KEYWORD
- 胃がんの術式
- ダンピング症候群
- 胃の機能

差がつく知識
- サードスペース出現による循環血液量の減少
- 術後の血糖値

第14問 冠動脈バイパス術後の看護 (p.109〜p.115)

KEYWORD
- トレンデレンブルグ体位
- 肺水腫
- せん妄

差がつく知識
- 腓骨神経麻痺(ひこつしんけいまひ)
- 肺血栓塞栓症の胸部X線像

第15問 がん患者への緩和ケア (p.117〜p.123)

KEYWORD
- 緩和ケアについて
- 肺尖部がん（パンコースト腫瘍，パンコースト型肺がん）
- WHO方式がん疼痛治療法

差がつく知識
- 転移性脳腫瘍
- レスキュー・ドーズ

第16問 摂食・嚥下障害のある患者の看護 (p.125〜p.131)

KEYWORD
- 嚥下障害者の食事指導
- 自助具

差がつく知識
- スプーンの選択
- 頸部後屈位と頸部前屈位
- 食事姿勢

第17問 ファロー四徴症患児の看護 (p.133〜p.139)

KEYWORD
- ファロー四徴症
- 無酸素発作

差がつく知識
- ファロー四徴症でみられるチアノーゼ
- ファロー四徴症の手術

第18問 乳がん患者の看護 (p.141〜p.147)

KEYWORD
- リンパ浮腫

差がつく知識
- 補正下着・パッド

第19問 ストーマ(人工肛門)造設患者の看護 (p.149〜p.155)

KEYWORD
- ストーマサイトマーキング
- 灌注排便法

差がつく知識
- がん患者指導管理料
- 排尿にかかわる骨盤神経叢
- 内肛門括約筋切除術と一時的ストーマ

第20問 ペースメーカー挿入患者の看護 (p.157〜p.163)

KEYWORD
- 12誘導心電図検査
- アドレナリン受容体
- ペースメーカー治療の種類

差がつく知識
- 冠動脈造影検査(CAG)
- 身体障害者手帳
- デバイス治療

第21問 嘔吐下痢症の小児の看護 (p.165〜p.171)

KEYWORD
- 小児の脱水
- 標準予防策
- 陽圧個室・陰圧個室
- 嘔吐下痢症の小児のスキンケア

差がつく知識
- ロタウイルス

第22問 正常産褥期の看護 (p.173〜p.179)

KEYWORD
- 産褥の経過
- 新生児のビリルビン代謝と生理的黄疸
- 自律授乳

差がつく知識
- ビリルビン光線療法
- 乳汁うっ滞と乳腺炎

第23問 災害時の看護 (p.181〜p.187)

KEYWORD
- 大規模災害時の初動
- START式トリアージ（simple triage and rapid treatment）
- 災害医療の原則

差がつく知識
- 火災が発生した場合

KEYWORDは正答を導くのに必須知識だよ

- 内容に関するお問い合せは，FAXまたはE-mailでお送りください．
  お問い合わせの際には，
  ・お名前　　・ご連絡先（FAX番号またはE-mailアドレス）
  ・書籍名　　・ページ数
  をお書きくださいますようお願いいたします．

  ご提供いただきました個人情報につきましては，お問い合わせに対するご回答を差し上げる目的のために利用し，それ以外には一切使用いたしません．

- 内容に関するお問い合わせ先
  株式会社 学研メディカル秀潤社　Nursing Canvas編集室
  FAX：03-6431-1684
  E-mail：kokushi@gakken.co.jp

Nursing Canvas Book 3
認定看護師が教える！
看護師国家試験 状況設定問題

2015年5月5日　　初　版　第1刷発行
2018年1月31日　　初　版　第2刷発行

監　修　　中田　諭（なかた さとし）
発行人　　影山　博之
編集人　　向井　直人
発行所　　株式会社 学研メディカル秀潤社
　　　　　〒141-8414　東京都品川区西五反田2-11-8
発売元　　株式会社 学研プラス
　　　　　〒141-8415　東京都品川区西五反田2-11-8
印刷・製本所　凸版印刷株式会社

この本に関する各種お問い合わせ
【電話の場合】
- 編集内容については Tel 03-6431-1231（編集部）
- 在庫については Tel 03-6431-1234（営業部）
- 不良品（落丁，乱丁）については Tel 0570-000577
  学研業務センター
  〒354-0045 埼玉県入間郡三芳町上富279-1
- 上記以外のお問い合わせは Tel 03-6431-1002（学研お客様センター）

【文書の場合】
〒141-8418 東京都品川区西五反田2-11-8
　　学研お客様センター
　　『認定看護師が教える！　看護師国家試験　状況設定問題』係

©S. Nakata 2015.　Printed in Japan
- ショメイ：ナーシングキャンバスブックサン　ニンテイカンゴシガオシエル
  カンゴシコッカシケン　ジョウキョウセッテイモンダイ

本書の無断転載，複製，複写（コピー），翻訳を禁じます．
本書を代行業者等の第三者に依頼してスキャンやデジタル化することは，たとえ個人や家庭内の利用であっても，著作権法上，認められておりません．
本書に掲載する著作物の複製権・翻訳権・上映権・譲渡権・公衆送信権（送信可能化権を含む）は株式会社学研メディカル秀潤社が保有します．

JCOPY 〈(社)出版者著作権管理機構委託出版物〉
本書の無断複写は著作権法上での例外を除き禁じられています．複写される場合は，そのつど事前に，(社)出版者著作権管理機構（電話 03-3513-6969, FAX 03-3513-6979, e-mail：info@jcopy.or.jp）の許可を得てください．

本書に記載されている内容は，出版時の最新情報に基づくとともに，臨床例をもとに正確かつ普遍化すべく，著者，編者，監修者，編集委員ならびに出版社それぞれが最善の努力をしております．しかし，本書の記載内容によりトラブルや損害，不測の事故等が生じた場合，著者，編者，監修者，編集委員ならびに出版社は，その責を負いかねます．
また，本書に記載されている医薬品や機器等の使用にあたっては，常に最新の各々の添付文書や取り扱い説明書を参照のうえ，適応や使用方法等をご確認ください．

株式会社 学研メディカル秀潤社